全国医药高职高专护理类专业"十二五"规划教材

康复护理学

主 编 张 洁

中国医药科技出版社

内 容 提 要

　　本书是全国医药高职高专护理类专业"十二五"规划教材之一，依照教育部教育发展规划纲要等相关文件要求，紧密结合卫生部执业护士资格考试特点，根据《康复护理学》教学大纲的基本要求和课程特点编写而成。

　　全书共分 5 章，主要介绍了康复医学与康复护理学的基本概念、基础理论，常用康复护理评定方法，各种常用的康复护理技术，常见病症的康复及护理等内容。书末附有 8 个实训。

　　本书适合医药卫生高职高专、函授及自学高考等护理类专业相同层次不同办学形式教学使用，也可作为医药行业培训和自学用书。

图书在版编目（CIP）数据

康复护理学 / 张洁主编 . —北京：中国医药科技出版社，2013.7

全国医药高职高专护理类专业"十二五"规划教材

ISBN 978-7-5067-6142-0

　Ⅰ. ①康…　Ⅱ . ①张…　Ⅲ . ①康复医学—护理学—高等职业教育—教材　Ⅳ. R47

中国版本图书馆 CIP 数据核字（2013）第 113847 号

美术编辑　陈君杞
版式设计　郭小平

出版　中国医药科技出版社

地址　北京市海淀区文慧园北路甲 22 号

邮编　100082

电话　发行：010 - 62227427　邮购：010 - 62236938

网址　www.cmstp.com

规格　787 × 1092mm 1/16

印张　17 1/2

字数　348 千字

版次　2013 年 7 月第 1 版

印次　2013 年 7 月第 1 次印刷

印刷　北京宝旺印务有限公司

经销　全国各地新华书店

书号　ISBN 978 - 7 - 5067 - 6142 - 0

定价　35.00 元

全国医药高职高专护理类专业"十二五"规划教材
建设委员会

编委会 / *《康复护理学》*

主　编　张　洁

副主编　孟宪国　高　娜　黄学英　王安民

编　委　（以姓氏笔画为序）

马　红（泰安市中医医院）

王安民（泰山护理职业学院）

李　卓（北京卫生职业学院）

李　颖（廊坊卫生职业学院）

张　洁（泰山护理职业学院）

陈　睿（山东医学高等专科学校）

罗光会（山东省泰山疗养院）

孟宪国（山东医学高等专科学校）

段启龙（山东医学高等专科学校）

高　娜（泰山护理职业学院）

黄学英（山东中医药高等专科学校）

编写说明

当前，我国医药高等职业教育教学已步入了一个新的发展阶段，教育部门高度重视，依托行业主管部门规范指导，各学术团体和高等院校也开展了更加深入的医药高等职业教育教学改革的研究。为贯彻落实《国家中长期教育改革和发展规划纲要（2010～2020年）》和全国医学教育工作会议精神，结合我国"十二五"规划关于医疗卫生改革的战略和政策，适应最新颁布的护士执业资格考试新大纲的要求，推动高质量教材进课堂，2012年9月，在卫生计生委人才交流服务中心的指导下，中国医药科技出版社联合中华预防医学会公共卫生教育学会职教分会，在总结"十一五"期间教材建设经验的基础上，组织泰山护理职业学院、广西卫生职业技术学院、北京卫生职业学院、廊坊卫生职业学院、通辽职业学院、济南护理职业学院等十余所院校，启动了全国医药高职高专护理类专业"十二五"规划教材的编写工作。

《国家中长期教育改革和发展规划纲要（2010～2020年）》提出当前我国职业教育应把提高质量作为重点，到2020年，我国职业教育要形成适应经济发展方式转变和产业结构调整要求、体现终身教育理念、中等和高等职业教育协调发展的现代职业教育体系。作为重要的教学工具，教材建设应符合纲要提出的要求，符合行业对于医药职业教育发展的要求、符合医药职业教育教学实际的要求。根据全国医药行业的现状和对护理高技能型人才的需求，医药高职高专教学公共核心知识体系和课程体系的建立、精品课程与精品教材的建设，成为全国医药高职高专院校护理类专业教学改革和教材建设亟待解决的任务。

在编写过程中我们坚持以人才市场需求为导向，以技能培养为核心，以医药高素质实用技能型人才培养必需知识体系为要素，规范、科学并符合行业发展需要为该套教材的指导思想；坚持"技能素质需求→课程体系→课程内容→知识模块构建"的知识点模块化立体构建体系；坚持以行业需求为导向，以国家相关执业资格考试为参考的编写原则；坚持尊重学生认知特点、理论知识适度、技术应用能力强、知识面宽、综合素质较高的编写特点。

本套教材根据全国医药高职高专院校护理类专业教学基本要求和课程要求进行编写，涵盖了护理类专业教学的所有重点核心课程和若干选修课程，可供护理及其相关专业教学使用。欢迎广大读者特别是各院校师生提出宝贵意见。

全国医药高职高专护理类专业"十二五"
规划教材建设委员会
2013年6月

前言 / PREFACE

近年来，随着医学模式的转变和健康观念的更新，人们对康复服务的需求与日俱增，我国的康复医学事业得到了长足的发展，康复医学教育也越来越受到重视。康复护理是康复医学的重要组成部分，随着康复医学与临床医学的不断相互渗透以及整体护理模式在国内各医院的推广普及，康复护理学已经被列为护理本科及专科教育的必修课程。精品教材是职业教育提高技能人才质量的重要抓手，为提高康复护理学教材质量，我们在总结近几年护理专业康复护理学教学经验的基础上，本着突出反映职业教育特点，即体现职业教育培训的针对性和实用性、技术性和技能性、灵活性和多样性的原则，在借鉴大量高职高专、本科的康复护理学及康复治疗技术专业教材的基础上，结合高职高专学生的学习特点、知识结构编写而成。

在编写本教材的过程中，根据"三基"（基本理论、基本知识、基本技能）、"五性"（思想性、科学性、先进性、启发性、适用性）、"三特定"（特定学制、特定专业方向、特定对象）的要求，围绕专业培养目标，突出新理论、新技术的传授，给学生提供科学、规范、实用的康复护理专业知识。本教材重点介绍康复医学与康复护理学的基本概念、康复护理基础理论、常用康复护理评定方法、各种常用的康复护理技术、常见病症的康复及护理。在教材形式上，力求图文并茂、通俗易懂。本书分5章，共33节，每节设有"学习目标"、"引导案例"、"目标检测"。引导案例可使学生真实感受到临床康复护理服务的情景，拉近学生与临床的距离。为增加学生学习兴趣，扩大知识面，在部分章节的正文中增加了知识链接这一栏目。为加强学生技能操作训练，教材后面还安排了8个实训。

本书为高职高专护理类专业学生的专业课教材，也可作为其他相关专业，如临床、预防、医学技术及卫生保健专业教材；还可作为临床护理工作者、社区康复工作者及家庭开展康复护理的参考书。

本书的编写得到了中国医药科技出版社和全体参编人员的大力支持，也得到了各编者所在单位的大力支持，编写过程中学习并引用了许多康复医学界前辈和同行的学术成果，谨此一并致谢。鉴于自身水平有限，也限于时间紧迫，教材肯定存在许多不足之处，恳请广大同仁及读者批评指正。

编　者
2013 年 3 月

目录 / CONTENTS

实 训 / 243

第 一 章

绪 论

第一节 康复与康复医学

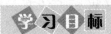

知识目标
1. 掌握康复、康复医学、康复护理学的概念。
2. 熟悉康复医学的工作对象、工作内容及服务方式，康复护理学的工作原则，康复护理与临床护理的异同，康复医学与康复、康复医学与临床医学的区别与联系，康复护理学的内容。

能力目标
1. 能说出康复医学与临床医学的区别。
2. 能说出康复护理与临床护理的异同。

【引导案例】

刘某，男，60岁，因左侧肢体活动不利3天入院，既往有高血压病史10年。患者于3天前晨起发现左侧肢体无力，立即到医院就诊，行头颅CT检查，见右侧基底节区脑梗死，于3天前左侧肢体完全瘫痪，近2天病情无明显变化。发病以来无头痛、恶心、呕吐、意识障碍。①患者有哪些功能障碍？②患者需要进行哪些康复训练？

康复是涉及到医学、教育学、社会学、心理学、工程学、发育学等多个领域的一门综合性学科，是促使残疾人全面回归社会的一切综合措施和手段。康复医学是现代医学的重要组成部分，它与临床医学、预防医学、保健医学并列成为现代医学的四大分支。康复医学的主要服务对象是各种原因导致的暂时性或永久性功能障碍者，康复与康复医学的联系非常密切，但两者内涵又有不同。

一、康复的概念与分类

（一）康复的概念

康复（rehabilitation）的意思是重新恢复与正常人相似的状态、功能，是疾病后的恢复、复原，与现代康复的概念是有区别的。英文 rehabilitation 并非一开始就用在医学上，它最早来源于中世纪的拉丁语，用在宗教上，指违反了教规的教徒被逐出教门，如得到赦免恢复教籍称 rehabilitation；1910 年，康复一词才开始应用于残疾人，欧美国家把残疾人的医疗福利事业综合称为 rehabilitation，意指使残疾人恢复原来的地位、权利、财产、名誉及正常生活的能力。到了第二次世界大战后，其译为"康复"一词的用法才确定下来，1942 年，在美国纽约全美康复会上给康复作出了第一个定义："康复是使残疾者最大限度地恢复其身体的、精神的、社会的、职业的和经济的能力。"受当时生物医学模式的影响，该定义没有体现出使用的措施和患者在康复中的作用。

1969 年，世界卫生组织（WHO）对康复的定义为："康复是指综合地和协调地应用医学的、社会的、教育的和职业的措施，对患者进行训练和再训练，使其活动能力达到尽可能高的水平。"该定义强调了康复方法的多样性。

1981 年，世界卫生组织重新修订康复定义为："康复是指采用各种有效的措施，以减轻残疾的影响和使残疾人重返社会。康复不仅是指训练残疾人使其适应周围的环境，而且也指调整残疾人周围的环境和社会条件，以利于他们重返社会。在拟订有关康复服务的实施计划时，应有残疾者本人、他们的家属以及他们所在的社区的参与。"此概念明确了康复的目标、扩展了康复的措施，对残疾者本人及其家属的权利也给予了充分的尊重。目前，国际上一直沿用这一定义。

1993 年，世界卫生组织又在一份正式文件中提到"康复是一个帮助病员或残疾人在其生理或解剖缺陷的限度内和环境条件许可的范围内，根据其愿望和生活计划，促使其在身体上、心理上、社会生活上、职业上、业余消遣上和教育上的潜能得到最充分发展的过程。"

现代康复的概念体现了"以人为本，全面康复"的思想，由此我们也可以看出康复其实是一项系统工程，依赖于社会的发展、国家经济的振兴和科技的进步。

（二）康复领域内的分类

现代康复必须遵守全面康复的原则，即采用各种有效的措施使残疾人得到整体的康复，并能重返社会。仅依靠医学的方法是很难实现的，而要综合协调地应用医学康复、社会康复、教育康复和职业康复四个方面的措施和手段。

1. 医学康复（medical rehabilitation） 是指通过医疗手段促进康复的方法，包括医学领域内使用的一切治疗方法，如手术治疗、药物治疗、生物治疗、康复工程、物理疗法、作业疗法、言语疗法、中国传统疗法。医学康复是康复的基础，是实现康复目标的根本保证。

2. 教育康复（educational rehabilitation） 主要是通过各种教育和培训，以促进康复，例如对聋哑儿童、弱智儿童、视障儿童的普通教育和特殊教育。

3. 职业康复（vocational rehabilitation） 主要是对残疾人进行职业能力的评定，指导职业训练、促使恢复就业资格，帮助取得就业机会，通过不断挖掘残疾人自身潜能，来实现个人价值和尊严。

4. 社会康复（social rehabilitation） 从社会的角度推进和保证残疾人在就业、环境改造、社会福利等方面的康复，使其适应环境，充分参与社会生活。

以上四个方面的措施和手段，不是独立的，而是紧密联系、互相配合的，但实现全面康复，也不是每一位残疾人都需要社会康复、教育康复或职业康复措施的和手段。

二、康复医学的概念

康复医学（rehabilitation medicine）是研究关于各种功能障碍的预防、评定、治疗的综合性医学学科，是医学的重要分支。广义的康复医学是指应用医学科学及其有关技术，使功能障碍者的潜在能力和残存功能得到充分发挥的医学科学，它贯穿于疾病康复治疗的全过程。狭义的康复医学是指以提高功能为导向，综合应用运动疗法、物理疗法、作业疗法、言语疗法、中国传统疗法、康复工程等，最大限度恢复功能，为其重返社会创造条件的一门学科措施和手段。

三、康复医学的工作对象

康复医学的工作对象主要是由于损伤、急慢性疾病、老龄、先天性发育异常等导致的功能障碍患者。随着社会的变化，人类疾病谱已由过去的以急性感染和急性损伤为主转变为以"慢性病、老年病"为主的分布状况。现代康复医学的工作对象主要是残疾者、慢性病患者、老年病患者。

知识链接

康复治疗的主要病种见表1-1。

表1-1 康复治疗的主要病种

1. 神经系统疾病和伤残	3. 心血管及呼吸系统疾病
脑血管意外（偏瘫及其他）	冠心病
脊髓损伤（截瘫、四肢瘫及其他残疾）	原发性高血压
儿童脑性瘫痪	周围血管疾病
脊髓灰质炎（小儿麻痹）后遗症	慢性阻塞性肺部疾患
周围神经疾病和损伤	4. 感官及智力残疾
颅脑损伤	儿童听力及语言障碍
2. 骨关节肌肉疾病和伤残	弱智、大脑发育迟缓
截肢、断肢再植术后	5. 精神残疾
腰腿痛及颈椎病	精神病
手损伤	精神神经症
关节炎、关节置换术后	6. 其他
骨折后及骨关节其他手术后	烧伤
脊柱侧弯	癌症
进行性肌萎缩	慢性疼痛

四、康复医学的工作内容

（一）康复预防

康复预防是指围绕伤、病、残发生前后采取各种措施，以防止残疾的发生和减轻功能障碍的程度。康复预防就是残疾预防，可分为三级。

1. 一级预防　预防各种致残性伤病的发生，避免致残性损伤、发育畸形、精神创伤等，包括预防接种、预防先天性疾病、防止营养不良、优生优育、安全生产、合理用药等措施。

2. 二级预防　是指伤病发生后，早发现、早诊断、早治疗，为防止伤病发展为残疾所采取的措施，包括定期进行身体检查、控制危险因素、早期康复治疗等措施。

3. 三级预防　是指残疾发生后，为减轻障碍，防止继发性残疾，对病损、残疾进行康复治疗，限制发展，提高生活能力和促使其参加社会活动等，包括开展康复治疗、应用康复工程、调适居住环境、开展职业康复、教育康复、社会康复等措施。

（二）康复评定

康复评定亦称康复功能评定，它是康复治疗的基础，是对功能障碍的原因、性质、部位、范围、严重程度、发展趋势、预后和转归作出客观、准确的评价，来帮助我们了解机体功能障碍的状况，为制订康复治疗计划，评价康复治疗效果，判断残疾程度提供依据。一般分初期评定、中期评定、末期评定，分别在康复治疗前、中、后进行。康复评定要专业化、定量化、自动化。

（三）康复治疗

康复治疗是综合、协调地运用各种治疗手段，来完成康复治疗方案，使功能障碍得到恢复。常用的康复治疗方法有以下七种。

1. 物理疗法（physical therapy，PT）　是康复治疗的基本手段，包括运动疗法和物理因子疗法。运动疗法包括各种主动的、助动的和被动的运动训练方法，常用各种体育运动，包括改善和增加关节活动度及增强肌力的方法，平衡、协调、呼吸练习，有氧运动，神经肌肉易化技术，牵引，手法治疗、气功、按摩及各种保健操和拳术等，以防治肌肉萎缩、关节僵直、骨质疏松、畸形等。物理因子疗法指应用超声、电、光、磁、热、水疗、蜡疗等，改善局部血液循环，起到促进损伤修复、消炎、解除痉挛、镇痛等作用。

2. 作业疗法（occupational therapy，OT）　是利用经过选择和设计的、有目的性的作业活动来改善功能的方法。包括日常生活活动能力训练：如衣食住行、个人卫生等的基本技能；工艺劳动，如编织、绘画等；职业性劳动，如缝纫、木工等；文娱治疗，如园艺、各种娱乐和琴棋书画等。这些技能训练对改善肌肉、关节功能，增强独立生活能力，增进手的精细动作具有重要作用，有利于适应家庭生活、社会活动和参加工作的需要。作业治疗还负责向残疾者提供、选择日常生活的辅助工具，弥补功能缺陷。

3. 言语治疗（speech therapy，ST）　是通过鉴别语音障碍的原因进行相应的言语训练，主要治疗由于脑卒中、脑外伤引起的失语症，脑瘫引起的语言发育障碍，因听觉障碍、构音器官的异常所造成的继发言语障碍，以尽可能恢复其听、说、读、写能力。

4. 康复工程 指通过假肢、矫形器和辅助器具的装配和应用，提高患者的功能。

5. 康复心理治疗 由心理医师对心理、精神、情绪和行为有异常的患者进行个别或集体的心理治疗，具体方法有精神支持疗法、催眠疗法、行为疗法、暗示治疗等。

6. 文体疗法 选择一些患者力所能及的文体活动，提高兴趣，进行功能训练。对运动员，还有专项运动功能恢复训练。

7. 中国传统疗法 包括针灸、按摩、太极拳、气功等。

另外，还有职业康复治疗、康复手术、药物治疗、康复疗养等康复措施。

五、康复医学的服务方式

世界卫生组织提出康复医学工作有医疗机构康复、医疗延伸康复、社区康复三种基本服务方式，三种方式相互联系、相互促进，互为补充。

（一）医疗机构康复

医疗机构康复是指伤病残者在康复医疗机构所进行的康复治疗。康复医疗机构包括康复中心、综合医院的康复科、康复门诊、专科康复医院等。康复治疗采用多专业联合作战的团队服务方式，由多个跨学科的专业人员组成康复治疗组（team），康复医师是该小组的领导者和协调者，成员包括康复护士、物理治疗师（士）、作业治疗师（士）、言语矫治师、心理治疗师、假肢矫形器师、文体治疗师、社会工作者等。医疗机构康复具有人员配备齐全、设备先进、专业技术水平高的优点，但费用高、伤残者不方便、占用大量医疗资源是其缺点。

（二）医疗延伸康复

医疗延伸康复是指康复医疗机构内的专业康复人员，到伤残者家中或社区中提供的上门康复服务，但服务的内容有所限制。

（三）社区康复

社区康复是以社区的人力、物力、技术力量在社区康复站内为本社区的伤病残者提供的就地康复服务。社区康复要充分调动社区、家庭、残疾者本人参与，以实现全面康复的目标。世界卫生组织向世界各国大力提倡社区康复，通过社区康复的形式为广大残疾者提供基本的康复服务。目前社区康复已成为我国医疗卫生事业的重要组成部分，大量的城市社区已建立了功能齐备的社区服务站。

六、康复与康复医学的区别及联系

虽然康复与康复医学联系极为密切，但内涵却有所不同，康复不等同于康复医学，康复医学是康复的组成部分，两者不能混用。康复医学的工作主要是帮助恢复残疾者的功能，促使其尽快重返社会，是以运动障碍及相关的功能损害为中心，研究障碍的本质及治疗方法的一门新兴的医学学科；而康复的范畴很全面，既包括医学康复，也包括教育康复、职业康复和社会康复，例如环境改造、特殊教育、职业找寻等措施。康复与康复医学之间相互配合，密不可分，既有交叉、重叠，也有明显的区别。两者的联系与区别见表1-2。

表1-2　康复与康复医学的区别与联系

	康　复	康复医学
服务对象	一切永久性功能者障碍者	暂时性和永久性功能障碍者
康复目的	使残疾者恢复功能，让他们像健全人一样平等地重返社会	使残疾者恢复功能，为重返社会创造基本条件
康复方法	医学康复、教育康复、康复工程、社会康复、职业康复	康复工程和医学康复
工作人员	包括医护人员、康复工程技术人员、特殊教育者和社会工作者	康复医生、康复护士、治疗师

七、康复医学与临床医学的区别及联系

在现代医学体系中，康复医学是医学的四方面之一，它与保健医学、预防医学和临床医学共同组成全面医学，康复医学与临床医学既有密切的联系，又有区别。

（一）康复医学与临床医学的联系

（1）康复医学的范围已深入到临床医学的多个专科领域，并发展成为多个学科，如骨科康复学、神经康复学、心脏病康复学、儿科康复学、老年病康复学等。

（2）从临床处理的早期就引入康复治疗、训练、护理措施，康复医学介入越早，往往临床治疗效果越好，减少了后遗症，缩短治疗时间，节约医疗费用；现已把康复护理列入临床常规护理内容之一，以利于患者身心功能障碍的康复，康复医学随临床医学早期同步介入，利于制定整体治疗方案，实现全面康复。

（3）康复医学也越来越多地利用临床手段矫治或预防残疾，倡导医院的有关临床科室都要积极开展康复医学工作，开展专科康复治疗，使康复医学贯穿在各个临床学科的整个防病治疗工作中，临床医生与康复人员的跨科性协作不断加强。

（二）康复医学与临床医学的区别

康复医学与临床医学又有明显区别。虽然都是全面医学的重要组成部分，但侧重点不同。临床医学是以疾病为主导，以治愈疾病为目的；康复医学则更关注患者的功能障碍，以通过各种方式提高功能，促进患者回归社会为目的。两者的具体区别见表1-3。

表1-3　康复医学与临床医学的区别

	临床医学	康复医学
服务对象	一般疾病患者	暂时或永久性残疾及功能障碍者
治疗目的	治愈疾病	最大限度地恢复功能，为重返社会创造基本条件
治疗方法	以药物、手术治疗为主，或辅以其他	以物理疗法、作业疗法、言语疗法等功能训练为主，并辅以康复工程，再补充以药物或手术治疗
工作人员	医生、护士、医技人员	康复医生、康复护士、康复治疗师和康复工程人员
医生的作用	行动者、知情者	教育者、促进者
患者的作用	被动接受	主动参与
工作方法	个别进行	以协助组配合工作

第二节　康复护理学

一、康复护理学的概念

康复护理学是研究伤病导致有功能障碍患者的生理、心理康复的护理理论，护理技能的一门学科。康复护理学是康复医学的重要组成部分，是根据总的康复治疗计划，为达到全面康复的目标，护理人员与其他康复专业人员共同协作，对残疾者、老年病、慢性病伴有功能障碍者进行符合康复医学要求的专门护理和各种专门的功能训练，以预防残疾的发生与发展，减轻残疾对患者的影响，最大限度地恢复生活能力，使之重返社会。随着康复医学与临床医学的不断相互渗透以及整体护理模式在国内各医院的推广普及，康复护理学将成为各种老年病、慢性病的常规护理内容。

二、康复护理学的发展概况

我国现代康复医学从20世纪80年代开始发展。1983年我国成立"中国康复医学研究会"，1988年更名为"中国康复医学会"，1984年，卫生部要求有条件的医学院校开展康复医学课程。1988年，集科研治疗和社会服务为一体的中国康复研究中心成立，此后，许多地区纷纷建立起多种形式的康复机构。卫生部于1996年颁发文件，要求在全国二、三级医院中建立康复医学科，并明确规定了康复医学科的人员、设备等应具备的规范条件。1997年和1998年，国家在有关文件中又强调要重视康复医学事业，提出：预防、医疗、保健、康复、健康教育、计划生育技术服务"六位一体"的社区卫生服务方向，大大地推进了社区康复医学的开展。

康复护理学是随着康复医学的发展而发展起来的，1997年，中国康复护理学会的成立，标志着我国对康复护理事业的重视。20世纪90年代末，国内各护理院校相继在本、专科护理课程中增设了康复护理课程，旨在培养护士形成康复意识，增加相关的康复护理知识。近几年各地医院积极开展专科护士康复护理知识培训，临床护士的康复意识逐步提高，并在临床护理中逐步付诸实践。近20年康复护理在我国取得了长足的进步，相信在护理教育和临床护理实践的共同努力下，康复护理的发展前景会越来越广阔。

三、康复护理与一般护理的异同

康复护理与一般临床护理在基础护理、执行医嘱、观察病情方面是相同的，但康复护理的护理对象主要是残疾者、老年病和慢性病患者，他们存在着各种生理上和心理上的残缺，造成生活、工作和社会交往等诸方面的能力障碍，常存在敏感、多疑、悲观、抑郁等多种心理问题，且这种状况处于相对稳定状态，康复护理要为患者提供更多的服务，尊重患者的人格，不能歧视、厌恶患者。在护理目的上，康复护理与一般临床护理也有很大不同，临床护理的重点是抢救生命、解除病因和症状，以治疗疾病，增进和恢复身体健康；康复护理是应用专门的护理技术和训练技术促进残疾者的身心功能重建，最大限度地恢复其生活自理能力，以平等的资格重返社会。

四、康复护理的原则

1. 早期进行功能训练，并贯穿于康复护理的始终 强调功能训练是康复医学核心，早期的功能锻炼可以预防残疾的发生、发展，避免继发性残疾。后期的功能训练可最大限度地保存和恢复机体的功能。康复护理人员应在总体康复治疗计划指导下，结合护理工作特点，持之以恒地指导、督促、帮助患者进行康复功能训练，从而促进功能的早日恢复。

2. 强调自我护理 一般基础护理采取的是"替代护理"的方法照顾患者，患者被动地接受护理人员喂饭、移动、更衣等生活护理。康复护理则强调"自我护理"，即在病情允许的条件下，通过护理人员耐心的引导、鼓励、帮助和训练，使残疾患者充分发挥残余功能和自身潜能，能部分或全部地照顾自己，为重返社会创造条件。对于不能自我护理的患者，可进行"协同护理"，即患者在已经尽力的前提下，护理人员给予完成活动最小量的帮助，同时鼓励家属参与，减少患者对医护人员的依赖。

3. 重视心理护理 残疾者由于自身的缺陷，常常有孤独、自卑、敏感、多疑、急躁乃至绝望的情绪，加上长时间住院，康复效果不显著，心理严重失常，产生焦虑、抑郁等不良心理状态。这要求康复护理人员要重视心理护理，要有足够的耐心，做好心理护理工作，使患者心理、精神处于良好状态，鼓励其坚持不懈地进行训练。只有当患者正视疾病、摆脱了悲观情绪，建立起生活的信心，才能有效地安排各种功能训练和治疗，使各种康复措施为患者所接受。

4. 重视团队协作 康复治疗采用的是多专业联合作战的团队服务方式，康复护理是康复治疗的一部分，康复护理人员应与康复治疗小组的其他成员密切配合，严格执行康复护理计划，共同实施对患者的康复指导，并对患者进行临床护理和预防保健护理，促进患者整体康复，使其早日回归社会。

五、康复护士在现代医学中的地位和作用

康复护士除了承担基础护理中对患者日常生活的服务和管理的工作外，还因其专业的特殊性对患者进行功能训练的指导及实施、组织患者参加各种活动、设计病室环境、进行健康教育等工作。

1. 观察者的作用 在住院患者中，护士与康复对象接触最多，加上护理工作的性质决定，护士通过认真细致的观察为康复护理评定、治疗计划的制订以及实施提供可靠的依据。

2. 协调者的作用 康复护士作为治疗小组的一员，必须与有关科室人员沟通、交流信息、协调工作，使康复过程得到统一完善。

3. 实施者的作用 病房内包括日常生活自理能力的许多功能训练都是在护士的帮助、监督和具体指导下完成的，护士是康复治疗计划方案的重要实施者。

4. 心理护理的先导作用 心理康复是整体康复的先导，护士具有帮助患者克服身体上的障碍、精神上的压抑和社会上的压力的技能，大量的心理康复工作是靠护士的

语言、态度和行为来完成的。

5. 教育者的作用 护士承担了宣传教育的工作，指导患者进行清洁卫生、排泄、压疮预防、保持营养等训练；为患者及其家属提供有关知识咨询和资料。

6. 康复病房管理者的作用 护士不仅要保持好病房的生活环境，而且要协调好医患之间、患者之间、患者与家属之间以及其他人的关系，使患者逐渐适应社会，为患者提供良好的社会环境。

目标检测

1. 简述康复、康复医学的概念。
2. 简述康复的分类。
3. 比较临床医学与康复医学的区别。
4. 什么是康复护理学？
5. 简述康复护理的原则。

（张 洁）

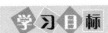

第二章

康复护理的基础理论

第一节 人体发育学

知识目标

1. 熟悉人体发育学定义及研究范围、中枢神经系统及反射的发育，正常人体发育的一般规律、运动功能的发育。
2. 了解知觉功能发育。

能力目标

会判断小儿的运动功能发育是否正常。

【引导案例】

患儿，女，7岁，因至今不能独立行走，以"脑瘫"收入院。有早产窒息史，运动发育迟缓，至入院前尚不会爬，不能站立、行走。查体：神清语利，四肢肌张力高，右侧重。双手灵活性差，右手无主动活动，膝反射亢进，踝阵挛（＋），巴氏征（＋），颈与躯干反正反应（－），降落伞反应（＋）。请用发育学的知识判断该患儿粗大运动、精细运动以及反射发育是否正常？

人体发育学描述了人体运动和感觉在形成过程中的发展规律，有利于指导临床小儿脑性瘫痪和成人中枢性运动障碍的康复。

一、概述

（一）人体发育学的定义与研究范围

人体发育学是研究人的发育全过程的学科。这一过程涉及到人的整个生命过程中生物、心理、社会等各种发育相关要素，即包括人生各阶段运动功能、智能、心理功能、社会功能以及人格特征等变化规律。

（二）人体发育学在康复医学中的地位

康复医学对象是以运动障碍为中心的，不了解运动的形成过程及恢复过程的规律，就不能有效地进行康复治疗。如小儿脑性瘫痪、精神发育迟滞的运动障碍和成人中枢性运动障碍，均需要用运动发育的理论知识来指导康复医疗的全过程，所以人体发育学已成为康复医学的基础学科，对康复治疗具有非常重要的指导意义。

二、人体正常发育规律

（一）小儿年龄分期

小儿生长发育是一个连续的过程，又具有一定的阶段性，每个阶段各有特点，据此，可划分为不同的年龄期。

1. 胚胎发育期　从卵子和精子结合至 8 周内为胚胎期。此期各组织、器官、系统迅速分化发育并初具人形。该期易受内、外环境因素影响，发育受阻，可引致各种先天性畸形。

2. 胎儿期　从妊娠第 9 周到分娩为胎儿期。遗传因素、孕期感染、中毒、孕妇营养、心理状态均为影响胎儿发育的因素。

3. 新生儿期　从胎儿娩出至满 28 天为新生儿期。该期是胎儿出生后生理功能进行调节并适应宫外环境的时期，其问题多由于适应不良所引起，如环境过冷、过热而不相适应，免疫功能不足，易于感染，生长发育快而消化功能差。

4. 婴儿期　自出生 28 天至 1 岁。此期以乳类为主食，生长发育迅速，如身长增长 50%，体重增加 200%，头围增加 30%，开始萌发乳牙，能坐、会爬并开始学走。

5. 幼儿期　1～3 岁。该期生长发育速度减慢，大脑皮质功能进一步完善，语言表达能力逐渐丰富，模仿性增强，智能发育快，要求增多，能独立行走、活动，见识范围迅速扩大，接触事物增多，但仍缺乏自我识别能力。

6. 学龄前期　3～6 岁。此期儿童体格发育速度减慢，智能发育进一步加快，求知欲强，好问，好奇心强，自我控制能力仍差。

7. 学龄期　6～12 岁。学龄期儿童除生殖系统以外大部分器官已发育成熟，脏器功能特别是大脑发育更加完善，记忆力强，智力发育迅速，基本接近成人。

8. 青春期　女孩从 11～12 岁开始到 17～18 岁，男孩从 13～14 岁开始到 18～20 岁称青春期。此期特点为生长发育在性激素作用下明显加快，体重、身高增长幅度加大，第二性征逐渐明显，生殖器官迅速发育并趋向成熟。此时由于神经、内分泌调节不够稳定，常引起心理、行为、精神方面的不稳定；另一方面由于接触社会增多，遇到不少新问题，外界环境起着越来越大的影响。

（二）小儿体格发育

小儿体格发育主要表现为生长、发育。生长是指小儿身体各器官、系统的长大和形态变化，可以用测量方法表示其量的变化，如身高、体重、头围、胸围及各器官的变化；发育是指细胞、组织、器官的分化完善与功能上的成熟。二者紧密相关，生长是发育的物质基础，而身体、器官、系统发育成熟状况又反映在生长的量的变化上。

1. 体重　小儿的体重在刚出生后增长最为显著，随着年龄增加，体重的增长逐渐减慢。正常足月婴儿出生时体重男婴平均为 3.3kg，女婴平均为 3.2kg，体重不足 2.5kg 者称未成熟儿。生后第 1 个月时体重增加可达 1～1.5kg，生后 3 个月体重约等于出生时的体重的 2 倍，12 个月时体重约为出生时的 3 倍。2 岁至青春前期体重可按此公式计算：年龄 ×2（kg）+7（或 8）（kg）。

2. 身长　身长（高）增长有两个高峰期，即婴儿期和青春期。出生时身长平均为 50cm，生后第一年身长增长最快约为 25cm，第二年增长速度减慢，2 岁时约为 85cm。2 岁以后身长（高）的估算公式为：年龄 ×7（cm）+70cm。正常儿童身长与体重的增长速度应平行，即体型发育匀称。

小儿身长是头、脊柱及下肢的总和，但三者的发育速度是不平衡的，如新生儿头长约占身长的 1/4，成人则占 1/8，是因为长骨增长较快所致，见图 2−1。

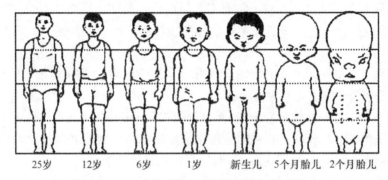

25岁　　12岁　　6岁　　1岁　　新生儿　5个月胎儿　2个月胎儿

图 2−1　胎儿时期至成人时期身躯的比较

（三）小儿神经系统及反射的发育

胎儿的神经系统起源于神经外胚层，由神经管和神经嵴分化而成。人胚第 3 周初，在脊索的诱导下，出现神经板，并逐渐长大形成神经沟，并愈合成管，即神经管。在胚胎第 4 周末，神经管头段形成三个膨大，即脑泡，至第 5 周时，前脑泡的头端向两侧膨大，形成左、右两个端脑，以后演变为大脑两半球。在胚胎期第 3~4 个月时大脑出现脑沟，伴随皮层细胞的分化而分化，至生后 3 岁大致结束，8 岁时基本与正常成人相同。

儿童的正常运动发育是以正常的姿势反射为基础的，人类在胎儿期、出生时及出生后一定时期内，会陆续出现脊髓、脑干、中脑以及大脑皮质水平的反射，该类反射与人体的运动发育过程密切相关，故又将此类反射称为发育性反射和反应。推迟出现或消退，甚至终生保留低水平的神经姿势反射等多属于不正常现象，这在康复功能评定、确定治疗方案等方面有着重要意义。根据反射发育的水平，将反射分为脊髓水平的反射、脑干水平的反射、中脑水平及大脑皮质水平的反射。

1. 脊髓水平的反射　出生 2 个月以内，反应阳性为正常；如果阳性反应持续存在，则为异常表现。

（1）屈肌收缩反射

检查体位：仰卧位，双下肢伸展。

检查方法：迅速刺激足底。

阴性：受刺激侧下肢仍保持伸展位，或因厌烦刺激而退缩。

阳性：受刺激侧下肢失去控制的屈曲。

（2）伸肌伸张反射

检查体位：仰卧位，一侧下肢伸展，另一侧下肢屈曲。

检查方法：迅速刺激屈曲侧足底。

阴性：受刺激侧下肢仍保持屈曲位。

阳性：受刺激侧下肢失去控制的伸展。

（3）对侧伸肌反射

检查体位：仰卧位，一侧下肢屈曲，另一侧伸展。

检查方法：被动地使伸展侧下肢屈曲。

阴性：原屈曲位的一侧下肢仍处于屈曲状态。

阳性：伸展位的下肢屈曲，屈曲位的下肢立即伸展。

（4）莫氏反射

检查体位：患者取半卧位。

检查方法：将头部突然后仰。

阴性：无或出现轻微惊恐。

阳性：上肢外展外旋，各手指伸展并外展。

（5）抓握反射 检查者用棉签或手指分别自新生儿两手的尺侧缘伸进手心，压迫手掌或手指腹侧，患者会紧紧抓住你的手指引起抓握反射。

2. 延髓水平的反射 主要包括阳性支持反应（在小儿生后第3~8个月内出现）和紧张性颈反射（在第4~8个月内出现），正常时应在第8个月后消失。临床上脑性瘫痪小儿的该类反射往往持续较长时间不消失。

（1）阳性支持反应

检查体位：患者呈立位。

检查方法：检查者扶持小儿腋下使呈直立位，双足放在台面上跳数次。

阴性：肌张力无增加（下肢自然屈曲）。

阳性：下肢伸肌肌张力增高，踝关节跖曲。

（2）紧张性颈反射 可分为非对称性紧张性颈反射和对称性紧张性颈反射。

①非对称性紧张性颈反射

检查体位：仰卧位，头部中立位，上、下肢伸展。

检查方法：被动将头转向一侧。

阴性：两侧肢体均无反应。

阳性：头部转向侧上、下肢伸展，后头侧上、下肢屈曲。

②对称性紧张性颈反射

检查体位：检查者取坐位，患者趴在检查者的腿上。

检查方法：使患者头部尽量后伸。

阴性：上、下肢的肌张力无变化。

阳性：两上肢伸展或伸肌的肌张力增高，两下肢屈曲或屈肌的肌张力增高。

（3）紧张性迷路反射

检查体位：仰卧位或俯卧位，头部中立位，上、下肢伸展。

检查方法：保持仰卧位或俯卧位。

阴性：上下肢的肌张力无变化。

阳性：仰卧位时四肢伸展，伸肌的肌张力增高；俯卧位时四肢屈曲，屈肌的肌张力增高。

3. 中脑水平的反射　小儿生后 5～6 月龄后逐渐可以做翻身、起坐等高层次的平衡活动，为此保持空间中头与身体的正常位置关系，翻正反射起着重要作用。颈翻正反射从出生后 6 个月内出现阳性反应为正常，躯干翻正反射在出生后 6～18 个月出现阳性反应，迷路和视觉翻正反射在出生 1～2 个月时出现且持续终生。

（1）视觉翻正反射

检查体位：患者俯卧或仰卧在检查者的双臂上，保持在悬空位置。

检查方法：将患者托起在空间维持俯卧位或仰卧位。

阴性：不能主动地将头部抬起。

阳性：将头部抬起，颜面垂直，口呈水平位。

（2）迷路翻正反射

检查体位：将患者的眼睛蒙上，取俯卧位或仰卧位。

检查方法：检查者用双手将患者呈俯卧位托起。

阴性：不能主动地将头部抬起至正常体位。

阳性：头部抬至正常体位，颜面垂直，口呈水平位。

（3）颈翻正反射

检查体位：仰卧位，头部中立位，上、下肢伸展。

检查方法：被动地将头转向一侧并保持该状态。

阴性：身体无旋转。

阳性：躯干也会按着颈部、胸部及腰部顺序随之转动，与头成为相同的方位。

（4）躯干翻正反射

检查体位：仰卧位，头部中立位，上、下肢伸展。

检查方法：主动或被动地将头转向一侧并保持该状态。

阴性：身体整个旋转（颈的调整反应），不出现分节旋转。

阳性：肩和骨盆之间，身体分节旋转（即头部旋转接着两肩旋转，最后骨盆旋转）。

4. 大脑水平的反射　指人获得立位姿势后的平衡反应，属于全身性的自动反射，出现后保持终生。倾斜反应在出生后 6 个月出现，防御反应包括坐位反应、立位反应和膝立位反应，坐位反应在生后第 7～8 个月时出现，后两者在生后第 15～18 个月时出现，如果上述反应出现延迟，则反映了小儿发育异常，可导致站立及行走等运动障碍。

（1）降落伞反应

检查体位：患者俯卧位，上肢向头部方向伸展。

检查方法：扶持患者的双下肢或骨盆，使头部向下悬在空中，然后突然将小儿向地面方向移动。

阴性：上肢无保护头部的动作而出现非对称性或对称性颈紧张性反射的原始反射。

阳性：上肢迅速伸展，并且手指外展，伸展，出现保护头部的动作。

（2）倾斜反应

①仰卧位倾斜反应　仰卧在倾斜板上，上、下肢伸展。倾斜板向一侧倾斜，倾斜板抬高一侧上、下肢外展，伸展。

②俯卧位倾斜反应　俯卧在倾斜板上，上、下肢伸展。倾斜板向一侧倾斜，倾斜板抬高一侧上、下肢外展，伸展。

（3）防御反应

①坐位反应　坐位牵拉一侧上肢时可出现对侧上肢伸展、外展，以防止摔倒的防御反应。

②跪位反应（膝立位反应）　跪位，牵拉患者的一侧上肢，使之倾斜，可出现对侧上肢伸展、外展，以防止摔倒。

③迈步反应　站立时，突然将身体推向后方，则踝关节、足趾背屈，上肢向前方举起。推力较大时，还可接着产生迈步或跳跃反应。

（四）小儿运动功能的发育

小儿运动功能的发育可分为粗大运动（包括平衡）和精细运动的发育。运动功能的发育是遵循由头端到尾端、由近侧到远侧、由粗到细、由简单到复杂、由不协调到协调、由低级到高级的发展规律进行。正常运动模式发育延迟或不完善，可使小儿的原始运动模式表现时间延长，使主动运动产生受到限制，因此运用正常的发育模式可以评价不同年龄阶段的小儿运动功能发育状况；也可以利用运动发育的顺序指导促通技术的训练，用于小儿脑瘫或成人偏瘫治疗。

1. 平衡与粗大运动的发育　粗大运动是指抬头、翻身、坐、爬、站立、行走等。

（1）抬头　由于颈后肌发育先于颈前肌，故新生儿俯卧位时能抬头 1～2s，3 个月抬头很稳，4 个月时抬头很稳并能自由转动。

（2）翻身　3 个月能完成由仰卧位到俯卧位的翻身动作。

（3）坐　6 个月能双手向前支撑独坐，8 个月能坐稳并能左右转身。

（4）爬　8～9 个月会用上肢向前爬（腹式爬行），12 个月爬时手膝并用（四肢交替爬行），18 个月会爬上小楼梯。

（5）站、走、跳　新生儿直立时出现踏步反射或立足反射；5～6 个月扶立时能上下跳动；8 个月可扶站片刻；10 个月能扶走；11 个月能独站片刻；15 个月独自走稳；18 个月能跑及倒退走；2 岁时能并足跳；2 岁半能单足跳 1～2 次；3 岁时双足交替走下楼梯；5 岁时能跳绳。

2. 精细动作　新生儿两手握拳很紧；2 个月时握拳姿势松开；3～4 个月握持反射消失，开始有意识取物；6～7 个月出现换手及捏、敲等探索性动作；9～10 个月可用拇、示指取物。

（五）小儿知觉运动功能的发育

知觉运动功能的发育是指小儿对获取的外界信息作出反馈，是知觉与其相应的运动变得协调的过程。小儿可通过各种感觉器官从丰富的环境中选择性地取得信息，对大脑各能力区的发育起到重要的促进作用。知觉整合能力可以通过训练加以提高，在康复医学中对改善动作行为、提高智商等具有重要意义。

1. 视知觉的发育　新生儿在 15～20cm 范围内视觉清晰；2 个月头随移动物体水平

转动 90°；3 ~ 4 个月头随移动物体水平转动 180°；5 ~ 7 个月目光垂直方向转动 90°，能认识母亲和常见物品；8 ~ 9 个月出现视深度感觉，能看见小物体；1 岁半能区别物体形状；2 岁可区别垂直线和横线；5 岁能区别颜色；6 岁视深度充分发育，视力达 1.0。

2. 听知觉发育 出生时听力差；生后 3 ~ 7 天听力已相当好，声音可引起呼吸节律的改变；3 ~ 4 个月转向声源；6 个月可区别父母声音；1 岁可听懂自己的名字；2 岁听懂简单的吩咐；4 岁听觉发育完善。

3. 味觉和嗅觉的发育 出生时味觉和嗅觉已发育完善；4 ~ 5 个月婴儿对食物的微小改变已很敏感。

4. 皮肤感觉的发育 新生儿触觉已很敏感，以眼、口周围、手掌、足底等部位最敏感，尤其对冷刺激敏感。

5. 知觉的发育 1 岁末开始有空间和时间的萌芽；3 岁能辨上、下；5 岁开始辨别以自身为中心的左、右方向；4 ~ 5 岁开始有时间概念。

目标检测

1. 简述人体发育学的概念。
2. 小儿年龄分几期？各期有何特点？小儿体重和身长增长的一般规律是什么？
3. 简要说明小儿粗大运动和精细运动形成时间。

（张　洁）

第二节　运动学基础

学习目标

知识目标
1. 掌握作用于人体的力，人体运动的杠杆原理，关节运动的常用语，运动自由度，肌肉收缩形式。
2. 熟悉运动与失用对各系统的影响。
3. 了解开链运动与闭链运动。

能力目标
1. 会分析作用于人体的内力与外力，骨杠杆类型，运动自由度以及肌肉收缩形式。
2. 学会分析运动中各关节的运动。

【引导案例】

患者，男，43 岁，会计，主诉腰骶部疼痛伴腰部活动受限 1 周，发病无明显诱因，既往体健，有反复腰痛发作史 3 年。体检：一般情况可，腰平坦，前凸度减小，腰前屈活动明显受限，弯腰时双手只及膝关节位置，腰骶部轻压痛，双直腿抬高 70°（－），双下肢感觉、肌力、反射正常对称。X 线检查：腰椎曲度减小，L_3 ~ L_5 椎体边缘骨质增生。经过 2 个月的康复治疗，包括物理因子、McKenzie 手法以及医疗体操，患者疼痛症状显著好转，腰椎各方向活动范围明显增加。以该病例为出发点，简述体育运动对人体的影响。

运动是人体的基本功能。运动学可以帮助我们更好地认识康复对象存在的问题及其所具有的代偿能力，正确运用人体力学的原理和规律，有利于指导健康或疾患的人群达到增强体质、改善功能、提高生活质量以及预防并发症的发生，同时也有助于减轻护理人员自身的紧张和疲劳，加强自我保护，提高工作效率。因此，运动学对康复治疗及护理具有重要的指导意义。

一、运动学概念

运动学（kinesiology）是运用力学方法和原理来研究人体节段运动和整体运动时所产生的各种活动以及生理、生化和心理的改变，并阐述其变化的原理、规律或结果的一门学科。它是运动疗法的理论基础之一，是康复医学的重要组成部分。

二、运动生物力学基础

（一）作用于人体的力

力是一个物体对另一个物体的作用，是使物体产生形变或线运动状态改变的原因。运动生物力学是研究运动中的人体和器械的机械运动规律及其与其他运动形式相互转化规律的科学，是康复治疗学的重要理论基础。正确认识运动器官各部分的力学特性及其与运动之间的相互关系，有助于康复人员指导患者进行躯体功能训练。使人体产生运动的力，可分为内力和外力。

1. 内力 内力是指人体内部各组织器官之间相互作用的力，主要有以下几种：①肌肉收缩所产生的力，它是维持人体姿势和产生运动的动力。②各组织器官间的被动阻力，当肢体做屈曲或伸展运动时，其相反方向的组织包括肌肉、筋膜、韧带、关节囊等均受到牵拉，特别是拮抗肌的张力，此时必须做相应松弛，否则可明显限制肢体活动。③内力还包括内脏器官间的摩擦力（如胃肠蠕动、肠袢间的摩擦力），内脏器官和固定装置间的阻力（如胃肠蠕动与腹膜、肠系膜、大血管间的阻力），以及血液、淋巴液在管道内流动时产生的流体阻力等。各种内力总是相互适应和协调，从而维持最佳活动，同时也不断与外力相抗衡，以适应人体生活需要。

2. 外力 外力是指外界环境作用于人体的力，主要有以下几种：①重力，即地球对其表面及附近物体吸引的力，是人体保持直立姿势及活动时必须克服的负荷。当人体携带必要的重物时，这些物体同样受重力的影响并叠加于人体。②支撑反作用力，即在静止状态下，地面或器械通过支撑点作用于人体对重力的反作用力，称为静止支撑反作用力。其大小与重力相同，方向相反。人体做加速运动时所受的支撑反作用力，还要加上与加速运动力的大小和方向相反的反作用力，称为动力支撑反作用力。③摩擦力，即人体或肢体在地面上或器械滑动时所受到的摩擦阻力，其大小因人体或肢体质量及地面或器械表面粗糙程度而异，其方向与运动方向相反。④流体作用力，即人体在流体中运动时所承受的流体阻力，称流体作用力。其大小与运动速度、流体密度呈正比，故在水中运动受到的阻力较空气中大。但因流体的浮力抵消了大部分重力，因此，人体在水中运动比较省力。⑤器械的其他阻力，即肢体推动器械进行锻炼时，除了要克服器械重力，还要需克服器械的惯性力、摩擦力和弹力所产生的阻力，其大小与肢体推力相等，方向相反。各种外力经常被利用作为运动训练的负荷，这种负荷要求肢体运动的方向和力量与之相适应，从而选择投入工作的肌群及其收缩强度，这是肌力训练的理论基础。

（二）人体运动的杠杆原理

在人体，骨可以在肌肉拉力下围绕关节轴转动，其原理与杠杆原理相同，称为骨杠杆。

1. 有关杠杆原理的几个名词　任何一种杠杆都有三个点：力点、支点、重力点或称阻力点。在力的作用下，杠杆可克服阻力围绕支点转动。

（1）动力点（E）　即动力作用点，在骨杠杆上力点是肌肉在骨上的附着点。

（2）支点（F）　指杠杆绕着转动的轴心点，在骨杠杆上支点是关节的运动中心。

（3）阻力点（R）　即阻力的作用点，在骨杠杆上是指运动节段的重力，或是其他物体的阻力（运动器械的重力、摩擦力或弹力），或是拮抗肌的张力，韧带和筋膜的牵拉力等。

（4）力臂（d）　指支点到力作用线的垂直距离，分为动力臂和阻力臂。

（5）力矩（M）　是使杠杆产生运动的原因，其大小等于力和力臂的乘积。

2. 杠杆的分类　骨杠杆与机械杠杆一样也分为平衡杠杆、省力杠杆和速度杠杆。

（1）第一类杠杆　又称平衡杠杆。这类杠杆的支点在力点与阻力点之间，如天平秤和跷跷板等。在人体，这类杠杆较少，如头颅与脊柱的连接，支点位于寰枕关节的冠状轴上，力点（如斜方肌、肩胛提肌、头夹肌、头半棘肌等的作用点）在支点的后方，阻力点（头的重心）位于支点的前方。此类杠杆的主要作用是传递力和保持平衡，见图2-2。

（2）第二类杠杆　又称省力杠杆。这类杠杆的阻力点在力点与支点之间，如一根一端支在地上向上撬动重物的棍棒。在人体，这类杠杆极少，如站立提起足跟时，支点在跖趾关节处，力点在跟骨的小腿三头肌肌腱附着处，阻力点在踝关节小腿重力作用线通过之处。这类杠杆的力臂长，阻力臂短，因而可用较小的力就能克服较大的阻力，比较省力，故称为省力杠杆，见图2-3。

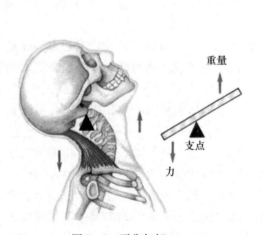

图2-2　平衡杠杆

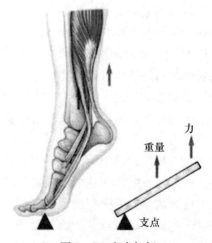

图2-3　省力杠杆

（3）第三类杠杆　又称速度杠杆。这类杠杆的力点在阻力点与支点之间，如镊子的使用。在人体，这类杠杆最为普遍，人体的四肢杠杆大多是速度杠杆。如手拿重物屈前臂时，支点在肘关节中心，力点在屈肘肌的附着点，阻力点则是手及所持重物的重心。这类杠杆是力臂短，阻力臂长，力必须大于阻力才能引起运动，所以不能省力，但可以使阻力点（肢体远端）获得较大的运动速度和幅度，故称速度杠杆，见图2-4。

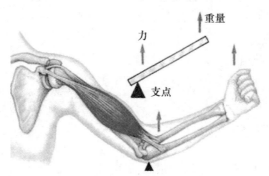

图2-4　速度杠杆

我们了解杠杆的类型，一是为了知道人体各部分运动器官都属于哪一类杠杆；二是为了应用杠杆原理了解在运动中怎样才能省力，怎样才能获得速度，以及如何指导增强肌力的训练，同时防止肌肉损伤。例如，提起重物时，应让重物靠近身体，以缩短力臂而省力。在进行力量性训练时，除了使用增大阻力的方法之外，还要使用增加阻力臂的方法。例如，仰卧起坐训练腹肌的力量的练习，仰卧起坐可有三种姿势，其中将手放在头上的姿势，阻力矩最大（因阻力臂增大），所以腹肌负担最大，而使腹肌得到锻炼；同样原理，在仰卧抬腿练习中，直腿的阻力比屈腿的阻力大，因此肌肉的负担也大。

三、关节的运动学

描述人体运动通常按照解剖学基本姿势位将人体运动方向用三个相互垂直的面和轴来表示。关节的运动发生在构成关节的两骨关节面之间，是关节在一定的运动平面内围绕着一定的运动轴而转动。

（一）人体运动的轴和面

1. 人体的基本姿势

（1）解剖位　也称解剖姿势位，是说明人体局部或器官及结构的位置关系而规定的一种姿势。即身体直立，面向前，两眼向正前方平视，两足并立，足尖向前，两上肢下垂于身体两侧，手掌向前。

（2）中立位　也称立正姿势位，是人体运动的始发姿势体位。中立位与解剖位的惟一区别在于，解剖位时手掌向前，而中立位时手掌贴于体侧。

2. 运动面

（1）矢状面　通过躯干纵轴，按前后方向的垂直平面，将人体分为左、右两部分。

（2）冠状面　又称额状面，通过躯干纵轴，按左右方向，与矢状面呈直角的垂直平面，将人体分为前、后两部分。

（3）水平面　又称横切面，通过人体与地平面平行的任一平面，与矢状面和冠状面相垂直，将人体分为上、下两部分。

3. 运动轴

（1）**矢状轴** 由矢状面与水平面相交所形成的前后向轴，与水平面平行，由前向后贯穿人体的线。

（2）**冠状轴** 又称额状轴，由冠状面与水平面相交所形成的左右向轴，与水平面平行，由左向右贯穿人体的线。

（3）**垂直轴** 又称纵轴，由矢状面与冠状面相交所形成的轴，与人体长轴平行，呈上下位贯穿于人体正中的线，见图 2-5。

（二）关节运动的常用术语

关节运动的形式和范围，取决于关节面的形态及结构、运动轴的多少及方向。描述关节运动的常用术语有以下几个。

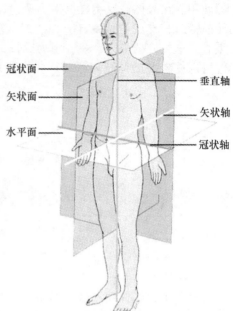

图 2-5 人体运动的轴和面

1. 屈、伸 是指关节以冠状轴为中心在矢状面上进行的运动。两骨之间的角度变小称为屈，角度加大为伸。

2. 收、展 是指关节以矢状轴为中心在冠状面上进行的运动。运动时骨向身体正中矢状面靠近称为收（内收），反之，称为展（外展）。

3. 旋转 是指骨围绕关节以垂直轴为中心在水平面上进行的运动。骨的前面转向内侧的动作称为旋内，反之为旋外。在前臂桡骨转向尺骨为旋前，反之为旋后。在足部，足底转向内侧的运动称为内翻，反之为外翻。

（三）关节的分型

关节的形态及结构决定了关节可能活动的轴，肢体一般都环绕关节轴进行旋转活动，活动轴可反映肢体活动范围和运动方式，自由度与关节活动轴有密切关系，关节有几个活动轴就有几个自由度。关节可根据其运动轴心或自由度多寡分成以下类型。

1. 单轴关节 此类关节只能绕一个运动轴而在一个平面上运动，包括：①滑车关节，如指间关节、肱尺关节，只能沿额状轴在矢状面上作屈伸运动；②车轴关节（圆柱关节），如近侧、远侧桡尺关节，只能绕垂直轴在水平面上作旋转运动。

2. 双轴关节 此类关节可围绕两个互为垂直的运动轴而在两个平面上运动，包括：①椭圆关节，如桡腕关节，可在额状轴和矢状轴上做屈伸、收展和环转运动；②鞍状关节，如拇指腕掌关节，可做屈伸及收展运动，也能做环转运动。

3. 三轴关节 此类关节可围绕三个互相垂直的运动轴而在三个平面上运动，可做屈伸、收展及旋转、环转等多方面的运动，包括：①球窝关节，如肩关节；②杵臼关节，如髋关节；③平面关节，如肩锁关节、腕骨和跗骨间诸关节。关节面曲度小，两关节面大小基本一致，关节囊与关节韧带坚实紧张，活动度小。

（四）运动链

运动链是指几个部位通过关节连接而组成的复合链。在人体，上肢由肩带、上臂、肘关节、前臂、桡腕关节和手等形成上肢运动链，下肢由髋关节、大腿、膝关节、小腿、踝关节和足等形成下肢运动链。在人体运动中，可将各种运动分为开链运动和闭链运动。

1. 开放运动链 其远端在空间上可自由运动，这时可以随意活动某一关节或同时活动几个关节。人体上肢运动多为开放运动链。开放运动链的每一体段都有特定的运动自由度，远端的自由度比近端的更大，在许多情况下，开放链远端部分的自由度由所参与的关节的自由度相加，大大增加了上肢活动范围，从而充分发挥其在日常生活和劳动工作中的作用。

2. 闭合运动链 其远端闭合为闭合运动链，此时不能独立活动某一关节，只能是多关节的协调活动。人体下肢运动多为闭合运动链。如步行、下蹲或弓步时只能同时活动髋关节、膝关节、踝关节，而不能做单一关节的活动。

四、肌肉的运动学

（一）肌肉的类型

肢体的每一动作都需要多组肌肉合作才能完成，骨骼肌按其在运动中的作用不同，可分为原动肌、拮抗肌、固定肌、中和肌和协同肌。

1. 原动肌 指直接引起动作的肌肉。在运动的发动和维持中一直起主要作用的肌肉称为主动肌，如屈肘动作中的肱二头肌和肱肌。协助主动肌完成动作或仅在动作的某一阶段起作用者称为副动肌，如屈肘中的肱桡肌和旋前圆肌。

2. 拮抗肌 指那些与运动方向完全相反或发动和维持相反运动的肌肉。原动肌收缩时，拮抗肌协调地放松或作适当的离心收缩，以保持关节活动的稳定性及增加动作的精确性，并能防止关节损伤。如在屈肘运动中，肱二头肌是原动肌，而肱三头肌是拮抗肌。

3. 固定肌 为了发挥原动肌对肢体的动力作用，需将肌肉近端附着的骨骼做充分固定，这类肌肉即为固定肌。如在肩关节，当上肢下垂时，冈上肌起固定作用。

4. 中和肌 是抵消原动肌产生的不需要的动作的肌肉。如扩胸运动时，菱形肌和斜方肌均为原动肌，但两肌同时收缩又相互使各自产生的肩胛骨的回旋作用抵消，因此又互为中和肌。

5. 协同肌 副动肌、固定肌和中和肌通常统称为协同肌。

在不同的运动中，某块肌肉可担当原动肌、拮抗肌、固定肌、中和肌或协同肌等不同的角色。即使在同一运动中，由于重力的协助或抵抗力不同，同一块肌肉的作用也会改变。

（二）肌肉的收缩形式

骨骼肌的两端附着于骨骼上，随肌纤维的缩短、延长或不变，产生复杂的功能活动，其收缩形式有等张收缩、等长收缩、等速收缩。

1. 等张收缩 肌肉收缩时整个肌纤维的长度发生改变，肌张力基本不变，产生关节运动，故亦称动力收缩。此类肌肉收缩根据肌纤维的长度变化的方向不同又可分为以下两种。

（1）向心性收缩　肌肉收缩时肌纤维向肌腹中央收缩，长度变短，肌肉的起点和止点相互靠近。如进行肘关节屈曲动作时肱二头肌的收缩。

（2）离心性收缩　肌肉收缩时肌纤维的长度变长，肌肉的起点和止点远离。此时的肌肉收缩是为了控制肢体的运动速度。如下楼梯时支撑腿股四头肌的延长收缩。

2. 等长收缩　肌肉收缩时肌纤维长度基本不变，张力改变，亦称静力收缩。如保持半蹲位时股四头肌的收缩。

3. 等速收缩　肌肉收缩引起关节运动的速度保持一定。这不是人类肌肉的自然收缩形式，而是人为地借助等速性肌收缩训练器（如 Cybex 机）将其收缩速度限定在一定范围之内，以便测定关节的活动度及处于任意关节角度时的肌力（肌力矩），并进行训练。

五、运动和失用对机体功能的影响

（一）运动对机体功能的影响

1. 对运动系统的影响　运动可改善骨的血液循环，增强骨的新陈代谢，使骨径增粗，皮质增厚，骨的抗折、抗弯、抗压缩能力提高。运动可使关节周围的肌肉力量增强、关节囊和韧带增厚，韧性、弹性和伸展性提高，因而可使关节的稳固性加强，运动幅度和灵活性增加。运动可使肌肉变得肥厚、体积增大，力量增加。

2. 对循环系统的影响　运动可使心肌兴奋性提高，冠状动脉扩张，心肌纤维增粗，心功能储备能力提高，心肌收缩力量增强。运动可使血管壁的弹性增加，减小血流阻力，提高组织的血流量；同时还可以增加毛细血管的数量及横截面积，从而使心血管功能产生良好的适应性。运动可提高红细胞和血红蛋白的含量，增加白细胞分类中淋巴细胞的数量及血浆中缓冲物质的含量，对运动后产生的酸性物质起缓冲作用。运动可减少脂类物质在血管内的沉积，增加纤维蛋白溶解酶的活力，防止血栓形成。另外，在运动过程中，肌肉的收缩会产生一些对血管有扩张作用的化学物质，从而使血压降低。

3. 对呼吸系统的影响　长期运动锻炼的人，呼吸肌发达，胸廓运动和膈肌收缩幅度增大，胸腔容积增大，从而使肺活量增大，肺通气能力提高（9L/min 增至 70～150L/min）。经常锻炼可使呼吸道毛细血管更加密实，呼吸道黏膜的分泌能力、上皮细胞的纤毛活动能力、肺内吞噬细胞的吞噬能力增强，从而能及时消灭和清除呼吸道的病毒，起到预防和治疗疾病的作用。

4. 对消化系统的影响　运动可促进胃肠蠕动和消化液分泌，提高食欲，改善肝和胰腺的功能，减少胆石症的发生，从而使整个消化系统的功能得到提高。

5. 对泌尿系统的影响　运动可使肾血流量减少，剧烈运动时肾血流量可下降50%。短时间大强度的一次性练习后，可提高肾小管对低分子蛋白质的重吸收；长时间大强度的一次性练习后，肾小球毛细血管扩张、充血，肾小体滤过膜通透性增加，在原尿中出现尿蛋白；在轻强度运动时，尿排钾量稍增；短暂大强度运动时，尿排钾量减少；剧烈运动时，尿排钠量也减少，但血钙无变化。

6. 对神经系统的影响　经常参加体育锻炼可提高神经系统的兴奋性和灵活性，从而对外界刺激的反映更准确、迅速，对体内各器官的活动调节更协调。研究表明：以多种运动形式训练小鼠，可使小鼠大脑皮质某些锥体细胞参与形成突触的树突棘扩大、数量增多，神经元之间突触的数量增加，因而可加快中枢神经系统内信息传递和整合的速度。

7. 对内分泌系统的影响　经常参加体育锻炼可使机体内分泌功能增强，内分泌调节功能更完善，从而促进人体新陈代谢和正常的生长发育、生殖和其他功能活动。剧烈活动时内分泌腺能产生适应性反应，对增强肌肉活动和提高人体运动能力起主要作用。

8. 对代谢的影响

（1）对糖代谢的影响　运动可促进体内组织细胞对糖的摄取和利用能力，增加肝糖原和肌糖原的储存，改善机体对糖代谢的调节能力。

（2）对脂肪代谢的影响　长期坚持体育锻炼能提高机体对脂肪的运用能力，为人体从事各项活动提供更多的能量来源。经常坚持有氧训练，可降低血脂，特别是使三酰甘油（甘油三酯）的含量减少；可使高密度脂蛋白增加，有效限制动脉平滑肌细胞对胆固醇的摄取和蓄积作用，并能将已沉积在平滑肌细胞内胆固醇运出动脉壁，可有效预防冠心病、高血压和动脉硬化等疾病。运动可增加肌肉的能量消耗，并使脂肪分解为自由脂肪酸进入血液，被组织细胞摄取后氧化供能，以达到体脂减少，控制肥胖的目的。

（3）对蛋白质代谢的影响　体育锻炼可加强蛋白质的代谢过程。系统参加速度性和力量性练习者，肌肉中蛋白质明显增加，肌肉中参与无氧代谢的酶系的活性提高，表现为肌肉发达，刚劲有力，体态健美。而系统从事耐力运动锻炼者，肌肉中肌红蛋白和血红蛋白含量增加，而且肌肉中参与有氧代谢的酶系的活性提高。

（二）失用对机体功能的影响及康复策略

1. 失用对机体功能的影响

（1）运动系统　长期制动对肌肉的影响是肌肉萎缩、肌肉力量和耐力的下降、抗应激能力减退。对骨关节的影响是异位骨化、骨赘形成、骨质疏松、脱钙，易导致骨折、关节挛缩、关节软骨坏死，关节活动范围减少。

（2）心血管系统　长期卧床患者其安静心率增加，心肌收缩作功效率降低，心输出量减少，血流缓慢，血容量减少，血液黏稠度增加，导致血栓形成。长期卧床机体最大摄氧量下降，有氧运动能力降低。自主神经功能紊乱易发生体位性低血压。

（3）神经系统　长期制动患者呈现孤独感，不能有效操纵周围环境，表现为心理状态的改变。可出现：①情感障碍，包括焦虑、恐惧、压抑和急速的情绪波动；②感知障碍，患者出现幻觉，痛阈降低，听阈提高；③认知障碍，包括注意力、判断力和解决问题能力下降；④心理合并症，包括压抑、控制力丧失、主动性丧失、无助感、日常生活能力降低、业余爱好和社会活动能力丧失、失业；⑤外周神经压迫症，包括神经肌肉麻痹，肌张力下降、腱反射消失等。

（4）呼吸系统　短期制动可出现横膈上移，胸腔容积降低，体液容量增加，导致咳嗽不良。长期制动可发生肋间肌萎缩，肺膨胀不全，呼吸变浅，呼吸频率增加，支气管纤毛作用降低，咳嗽能力降低，易导致坠积性肺炎和肺血栓形成。

（5）消化系统　制动可引起胃肠蠕动变慢，吞咽时食管和胃过程延长，液体摄入减少引起脱水，导致便秘和血容量降低，便秘可以导致直肠粪便嵌塞，出现排便困难。

（6）泌尿生殖系统　制动可引起尿量减少，高钙血症和高磷酸盐尿症而导致泌尿系统结石和泌尿系统感染。制动可引起腹肌无力导致尿排空困难（无重力作用），而出现尿潴留或残余尿量增加。长期卧床可导致逼尿肌、括约肌无力和充盈性尿失禁。长期制动可减少雄激素分泌，降低精子发生过程和限制精子的活力。

（7）新陈代谢和内分泌系统　长期卧床可使分解代谢增强，合成代谢减退；负氮、负钙、负磷平衡。肾上腺素、肾上腺皮质激素合成和分泌减少，应激能力下降，易发生感染。

2. 康复策略　预防和消除失用对机体功能的影响，最有效的方法包括以下几种。

（1）主动运动　等长收缩适合于牵引或石膏固定等长期制动的患者。患者做最大肌力的练习，每次收缩 3～10s，每组收缩 1～5 次，总共 10～50 次。上肢做等长收缩时，可用力握拳，以使整个上肢肌肉同时收缩。下肢做等长收缩时可以在卧床患者的足底放置一垂直床面的木板，令患者用力蹬板，使下肢和背部的肌肉得到锻炼。等张收缩采用少负荷多次数的方法，取可重复 10 次的最大负荷的 50% 或 75%，每遍 10 次，每日练习两遍，每周练习 3～5d。渐进抗阻训练，开始最大心率的 65% 以下，以后渐增至 70%～80%，可使心血管适应能力增强。

（2）被动运动　中枢与周围神经损伤不能进行主动运动时，可进行关节被动活动，预防关节挛缩，维持肌肉弹性，延缓肌肉萎缩。被动运动时每个关节做各个轴向的全范围运动，每日 1～2 遍，每遍每个关节活动 3～5 次，每次在极限位置停留 1～2s。

（3）保持良好的体位　使关节保持功能位能防止关节挛缩。经常翻身与保持良肢位可防止压疮和坠积性肺炎。

（4）防止体位性低血压　包括腹肌和下肢肌肉收缩练习，下床前将双下肢用弹力绷带包裹，或穿紧身裤袜和腹带。病情许可情况下患者可采取半卧位，逐渐过渡到床沿而垂足位，最后到直立位。瘫痪或某些其他残疾者可采用倾斜床使之直立。倾斜自 30° 维持 3～5min 开始，每日两次，渐增至每次 30min，然后每星期增加 15°，最后达到每次 90° 维持 20min，预防骨质疏松每日必须直立 2～3h。

（5）呼吸训练　长期卧床患者可进行呼吸体操训练，以改善呼吸功能。呼吸体操是每小时进行 3～5 次慢而深的呼吸，应同时使用胸式呼吸和腹式呼吸。为防止坠积性肺炎，可进行定时翻身，体位引流，适当体位下进行拍打和震颤，超声雾化吸入等。

（6）感觉刺激训练　通过被动活动增加感觉输入，增加感觉与运动的联系以及周围与中枢的联系。为防止与社会隔离，提倡患者进行群体治疗，如作业治疗和文体治疗，增加患者之间的接触，增加患者的社交能力和自信心，鼓励患者看电视和参加文娱活动，消除患者的焦虑、抑郁和愤怒情绪。

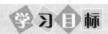

1．何为开链运动、闭链运动，请分别举例说明。
2．简述作用于人体的力有哪些类型？
3．简述人体骨杠杆的分类。
4．关节有哪些类型，其基本运动形式有哪些？
5．简述肌肉收缩的类型。
6．简述肌肉在关节活动中的作用。
7．简述运动和失用对肌肉的影响。

（李　卓）

第三节　神经学基础

知识目标
1. 掌握中枢神经的可塑性。
2. 熟悉影响中枢神经可塑性的因素。
3. 了解神经元的代偿性修复。
能力目标
能说出中枢神经的可塑性原理。

【引导案例】

患者，男，62 岁，因突发右侧肢体不能活动 30min 来急诊科就医，当日急诊头颅
CT 诊断为左侧基底节梗死。由急诊科转入神经内科，经神经内科保守治疗 2 周余，病
情稳定后转入康复科进一步功能治疗。现发病已经 3 周，生命体征稳定。既往有高血
压病史，正规服药。查体：神清合作，言语交流尚可，右侧肢体感觉减退，肌张力增
高，Ashworth 痉挛量表评定：上肢 1$^+$ 级，下肢 2 级，Brunnstrom 肢体恢复分期：上肢
Ⅱ期，下肢Ⅲ期，右侧跟腱反射亢进，Babinski 征（＋），能独自坐，在一人搀扶下可
以站立，但不能行走。经过 1 个月康复治疗后，患侧肢体痉挛程度明显改善，并且可
以独自站立。以该病例为出发点，简述中枢神经系统的可塑性。

中枢神经系统包括脑和脊髓。近年来研究证实，中枢神经系统自身的结构和功能
具有随外界环境变化而不断修饰和重组的能力，即中枢神经的可塑性。中枢神经的可
塑性是神经系统的重要特性，是中枢神经损伤后恢复的基本理论。

一、神经系统的结构和功能

神经系统可分为中枢神经系统和周围神经系统两大部分，前者指脑和脊髓，后者

联络于中枢神经和其他各器官系统之间，包括与脑相连的脑神经和与脊髓相连的脊神经。神经系统内含有神经细胞和神经胶质细胞两大类细胞。神经细胞又称神经元，是构成神经系统结构和功能的基本单位。典型的神经元由胞体和突起两部分组成，胞体是神经元的代谢中心，突起可分为轴突和树突。一个神经元可有一个或多个树突，但一般只有一个轴突。轴突的末端分成许多分支，每个分支末梢的膨大部分称为突触小体，与另一个神经元相接触而形成突触。轴突和感觉神经元的长树突二者统称为轴索，轴索外面包有髓鞘或神经膜，称为神经纤维，其主要功能是传导兴奋。神经纤维末端称为神经末梢。

人类神经系统还含有大量的神经胶质细胞，其数量为神经元的 10 ~ 50 倍，广泛分布于周围和中枢神经系统。神经胶质细胞发挥重要的生理作用：①支持作用，星形胶质细胞的长突起在脑和脊髓内交织成网而构成支持神经元的支架。②修复和再生作用，在脑和脊髓受损时，小胶质细胞可转变成巨噬细胞，清除变性的神经组织碎片；而星形胶质细胞可依靠增生填充缺损。胶质细胞还可释放大量的神经营养因子，刺激神经细胞及其突起生长，有利于脑损伤的再生和修复。③免疫应答作用，星形胶质细胞可作为中枢的抗原呈递细胞，刺激 T 淋巴细胞应答，参与免疫反应。④物质代谢和营养性作用，星形胶质细胞一方面通过血管周足和突起连接毛细血管和神经元，对神经元起运输营养物质和排除代谢产物的作用；另一方面还可产生神经营养因子，维持神经元的生长、发育和功能的完整性。⑤绝缘和屏障作用，少突胶质细胞可形成神经纤维髓鞘，起一定的绝缘作用；星形胶质细胞的周足参与构成血 - 脑屏障。⑥稳定细胞外的 K^+ 浓度，星形胶质细胞上的钠泵活动可将细胞外过多的 K^+ 泵入细胞内，维持细胞外合适的 K^+ 浓度，有助于神经元电活动的正常进行。⑦参与某些递质及生物活性物质的代谢，星形胶质细胞可摄取神经元释放的谷氨酸等神经递质，并将其转运到神经元内，参与神经递质的代谢。同时，星形胶质细胞能够合成和分泌多种生物活性物质，如血管紧张素原、前列腺素、白细胞介素以及多种神经营养因子等。

神经元的主要功能是接受刺激和传递信息，部分神经元还可分泌激素，将神经信号转变为体液信号。神经系统对机体活动的调节是以反射的形式进行的，反射中枢的神经元通过传入神经接收体内外环境变化的刺激信息，并对这些信息加以分析、综合和存储，再经过传出神经把指令传到所支配的器官和组织，产生调节和控制效应。此外，神经系统还有重要的营养性作用，即通过神经末梢释放的营养性因子，调节所支配组织的代谢活动。

二、中枢神经的可塑性

既往认为 CNS 损伤后，功能是不能恢复的。1930 年 Bethe A 首先提出了 CNS 可塑性理论，认为 CNS 损伤后的恢复不是由于再生，而是由于残留部分的功能重组的结果，对传统理论提出了挑战。可塑性就是在内外环境因素的刺激下，神经系统发生结构和功能的改变，并维持一定的时间。简言之，神经系统结构和功能的可塑性即是指神经系统改变的能力，是神经系统的重要特性，是生物体学习新技能、建立新记忆及损伤后修复的基础，同时也是某些病理过程发生、发展的基础。

（一）神经系统的可塑性

神经损伤后可塑性的改变既包括损伤区残存组织细胞的改变，也包括临近脑组织的代偿，并同时受到体内、外多种因素的影响。

1. 突触功能的调节

（1）突触长芽　突触长芽有两种形式：一种为再生长芽，即从损伤轴突的断端向损伤区生长，由于速度慢、距离长，往往尚未长到损伤区，就已被生长迅速的神经胶质细胞包围形成神经胶质瘢痕，使轴突无法进入损伤区，无法恢复神经支配；另一种为侧支长芽，是从最靠近损伤区的正常轴突向侧方伸出分支支配损伤的区域，由于轴突本身正常，且距离近，故可迅速恢复支配。

（2）长时程增强和长时程抑制　神经系统受到刺激后可促使突触内 Ca^+ 浓度发生改变，致使突触传递效率增强或降低，即长时程增强（LTP）或长时程抑制（LTD）。

（3）潜伏通路和突触的启用　指已经存在，但没有发挥作用的通路在主要通路失效时开始发挥作用。这一现象常于伤后数周出现，引发一定的自然恢复，但这种恢复是不充分的。

（4）突触效率的改变　CNS 可塑性的一个重要表现是突触效率的改变。其主要方式有：①侧支长芽时，突触的前端扩大，增加信息传输的面积和效率；②侧支长芽时，使单突触变为双突触；③使新生的突触更靠近细胞体；④增加突触间隙的宽度；⑤增加神经递质的数量；⑥改变细胞膜的通透性，从而改变细胞的兴奋性。

2. 神经递质的改变　神经损伤后 N – 甲基 – D – 天冬氨酸（NMDA）、γ – 氨基丁酸等神经递质及相应受体都发生相应的改变，对神经功能进行调整。

3. 系统间的功能重组　系统间的功能重组形式有以下两种：①古、旧脑的代偿，哺乳类动物的脑在发育上可分为古、旧、新三个部分。新的部分在人脑的最外层，占人脑的大部，位置外露，由终末血管支配，难以形成侧支循环，古、旧脑部分在内层，血运丰富，在新脑部分损伤后，其较粗糙和较低级的功能可由古、旧脑代偿。②临近或对侧脑组织的代偿：已有很多证据证实一侧大脑半球损伤后，其功能可由临侧半球代偿；而在一侧大脑半球部分损伤后，其功能可由邻近脑组织或对侧大脑半球代偿。

4. 内环境因素

（1）神经生长因子（NGF）　神经系统内存在各种神经生长因子，可促进神经元生长发育，增加伤后神经元的存活，对抗神经毒性，保护神经元，促进神经轴突长芽，正常神经环路的形成等。

（2）热休克和早期反应基因　热休克基因编码蛋白多为 72kD 蛋白，故又称热休克蛋白 – 72（HSP – 72）。其一部分存在于正常细胞中，由应激导出；另一部分不存在于正常细胞中，也由应激导出。在脑卒中、颅脑外伤时 HSP – 72 增多，对 CNS 有保护和修复的作用。

（3）血管新生　血管生成素（ANG）及其受体、血管内皮生长因子（VEGF）及其受体等能够介导血管生成，促进血管新生，在侧支循环的形成中发挥非常重要的作用。神经损伤后血管的新生、侧支循环的建立等是神经系统发生可塑性变化的基础，也是生物体功能恢复的基础。

5. 外界因素

（1）促进脑功能恢复的药物　目前已有一些促进脑功能恢复的药物在临床上应用，如神经节苷脂、自由基清除剂、Ca^{2+}拮抗药等。

（2）环境的影响　研究认为，环境强化可促进皮层的发育，有利于脑损伤后神经功能的恢复。目前"卒中单元"的康复模式就应用了这一理论。

（3）功能恢复训练　是影响 CNS 可塑性中极其重要的外界因素，在损伤早期、中期、晚期都有非常重要的作用。功能恢复训练，是通过重新学习恢复原有功能的过程；是通过与他人和环境的相互作用，练习在接受刺激时及时和适当地作出反应；练习适应环境和重新学习生活、工作所需的技能的过程。功能恢复训练可提高新形成突触或潜伏通路的效率，促进临近脑组织代偿相应的功能；功能训练是为机体提供了各种外周刺激和感觉反馈，可促进中枢神经系统功能的恢复，帮助个体适应环境。

（二）影响中枢神经可塑性的因素

1. 脑损伤的情况　中枢神经受损的部位、范围、程度、起因、进展速度等是影响预后的重要因素，但重复的损伤要比一次性伤害更难恢复。

2. 年龄　在中枢神经损伤后期和晚期的功能恢复机制上，神经功能的可塑性随患者年龄的增长而减少，同样部位的脑损伤，成年人的症状常重于年轻个体，故一般认为年龄越小，可塑性越好，功能恢复越好。

3. 再学习与功能训练　脑功能损伤的修复过程是中枢神经系统再学习和再适应的过程。无论是感觉替代，还是神经网络功能的变通都要经过"做"来学习和建立的，而功能训练是重新学习动作，促进脑可塑性的重要因素，也是使患者适应生活、工作环境的一种治疗手段。由于突触的效率取决于使用的频率，运用得越多，效率就越高。因此，要使中枢神经损伤后达到最大限度的恢复，反复持续的功能训练是非常重要的。此外，感觉反馈在促进功能恢复及帮助个体适应生存环境中也具有重要意义。

4. 社会心理及环境因素　乐观向上、勇于面对现实，具有战胜残疾、争取自立的良好心态有助于身心障碍的恢复。良好的康复环境，如温暖的家庭生活，热情的社会支持氛围都是康复的必要条件，如果患者能与他人建立良好的社会交往，效果会更好。

5. 物理因子与药物　某些物理因子与药物可能具有促进轴突生长的作用；适当的物理因子和药物治疗也有助于神经功能的重建。

6. 神经细胞的再生和移植　一般认为神经细胞破坏不能再生，主要通过神经胶质细胞及其纤维修补，形成胶质瘢痕，而轴索损伤或切断时，可不断生长延长。近年来的研究表明：成人脑组织中神经干细胞具有分化为神经元和神经胶质细胞的潜能，并已在体外培养成功。虽然外源性神经干细胞移植的研究倍受重视，但尚未到临床应用阶段。

目标检测

1. 简述中枢神经系统的可塑性原理。
2. 简述影响中枢神经系统可塑性的因素。

（李　卓）

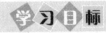

第三章

康复护理评定

学习目标

知识目标
1. 熟悉康复护理评定的作用。
2. 熟悉康复护理评定的方法步骤。
3. 了解康复护理评定的要求。
能力目标
1. 能够较好地与患者交流与沟通。
2. 能够较好地收集患者的基本资料。

【引导案例】

张某，男，5个月，因"运动发育落后3个月"于2010年6月以"小儿脑性瘫痪（早期）、小儿精神发育迟滞、交通性脑积水"收住入院。请问如何运用交谈、观察、检查等方法，学会采集、归纳及综合分析资料。

康复护理评定是康复护理的基础，是制订康复护理计划的前提，也是评定康复护理效果的客观指标，没有评定就无法规划护理计划、评价护理效果。

第一节 概 述

康复护理评定是通过收集患者功能障碍资料，并与正常标准进行比较和分析，准确有效地评定患者功能障碍的种类、性质、部位、范围、残存及潜在能力，并估计其发展、预后和转归，为制定康复护理措施提供依据。康复护理评定是康复护理的重要组成部分，贯穿于康复护理的始终。康复护理是从康复评定开始，又以康复护理评定结束。

一、康复护理评定的作用

康复护理评定是一个反馈过程，通过评定可以为护理诊断提供依据，了解护理计划、实施护理活动的效果以及患者的康复进展情况。

（一）了解患者功能障碍情况，确定护理问题

只有通过对患者的身体功能、家庭情况、社会环境等进行系统的评定，才能了解

患者有哪些功能障碍，程度如何，据此可以提出护理诊断，确定患者存在与潜在的康复护理问题。

（二）制订护理目标与计划

在进行护理评定时，护理人员可根据护理评定结果，使我们了解患者病损的程度及其可逆程度，并按照评定确定解决问题的主次顺序，制订出康复护理的目标与计划。

（三）评价康复护理效果

康复护理评定要在康复护理的前、中、后分别进行，通过评定资料的前后对比可以观察康复治疗及护理的效果，以及是否达到了本阶段的护理目标。如皮肤压疮的修复情况、日常生活活动的能力、使用轮椅与助行器的能力、排便能力等。

（四）比较和调整护理方案

随着康复进程的进展和病情的发展，患者的机体情况不断发生变化，可能出现新的问题或护理诊断的主次发生改变。因此，康复中期的评定作为一种反馈可以确定护理是否达到了预期的目标，并根据评定的结果决定是否继续使用该方案，对其进行调整和修订。

（五）预后评估

通过康复护理评定，对患者的功能障碍程度和预后作出客观预测，以便于使患者及其家属做好必要的思想准备，使其了解哪些功能障碍可以通过康复治疗得以改善，如脊髓损伤的患者，评估其损伤平面，可以了解患者最终能够达到的独立活动的程度，作出合理的工作与日常生活能力的鉴定，也为残疾等级划分提供依据。

二、康复护理评定的内容和分期

（一）康复评定的内容

主要包括躯体、精神、心理、言语和职业、社会功能评定。

1. 躯体功能评定　包括关节活动度评定、肌力评定、上下肢功能评定、步态分析、肌张力的评定、感觉功能的评定、协调与平衡功能的评定、姿势反射与原始反射的评定、日常生活活动能力的评定等。

2. 精神心理功能评定　包括情绪评定、残疾后心理状态评定、疼痛的评定、痴呆评定、认知障碍（失用症、失认症、注意力、记忆、思维）的评定、人格评定等。

3. 言语功能评定　包括失语症评定、构音障碍评定、语言失用评定、吞咽功能评定、听力测定和发音功能的评定等。

4. 社会功能评定　包括社会生活能力评定、生活质量评定、就业能力的医学评定等。

（二）康复评定分期

康复评定分为初期评定、中期评定、末期评定。

1. 初期评定　在患者入院初期完成。目的是全面了解患者功能状况和障碍程度、致残原因、康复潜力，据此确定康复目标和制订康复治疗计划。

2. 中期评定　在康复治疗中进行。目的是经过康复治疗后，评定患者的功能情况，有无康复效果，分析其原因，并据此调整康复治疗计划。中期评定可进行多次。

3. 末期评定 在康复治疗结束时进行。目的是经过康复治疗后，评定患者总的功能状况，评价康复治疗的效果，提出康复治疗的建议。

三、康复护理评定的方法

康复护理评定时，包括使用仪器评定和不使用仪器评定两类方式。

（一）不使用仪器的评定

1. 交谈 通过与患者及家属的交谈，了解患者的主观感受、功能障碍程度、对日常生活和工作带来的影响、对康复治疗和护理的态度、对环境的满意度等，对于一些不方便观察的活动如大小便等，可以与患者进行交流与沟通，了解他们困难所在，取得患者和家属的信任，为康复治疗和训练打下良好的基础。

2. 观察 通过视、嗅、听和触等感觉器官，观察了解患者的全身状态以及功能障碍部位的形态改变，如对于肢体活动障碍的患者，注意观察是否有关节畸形、关节挛缩、瘢痕形成等问题。通过观察患者的行为举止可以了解患者的心理状态、性格、情绪、智力及社交能力。对患者的观察评估可以在实际环境中进行，也可以在社区、医院的评定室内进行。

3. 检查 检查可以量化评定患者的身体状况及残存功能，如肌力、残肢的长度、关节活动度、心功能、肺功能等。可以通过标准化的评估量表的评定方法，收集与护理有关的资料，使护理活动更切合患者需求。

4. 调查 调查是把事先设计好的、有针对性的问题设计成表格，以提出问题的形式收集患者的资料进行评定的方法。调查方式有开放式、闭合式；调查方法有问卷法、电话访问法和信访法。

（二）使用仪器的评定

随着现代科学技术在康复医学中的应用越来越广泛，很多仪器设备应用于康复评定，如肌电图（EMG）、等速运动测定仪（CYBEX）、步态分析仪、诱发电位（EVP）以及计算机评定认知等。

使用仪器和不用仪器评定各有所长。使用仪器进行评定结果较为精确、客观，但部分仪器价格昂贵，检查所需的费用较高且不易普及；仪器的使用也有一定的局限性，一些复杂的思维及情绪的变化等仪器仍无法测出。不使用仪器进行的评定简单易行、实用经济，也较为全面，但客观性和精确性不及仪器检查。

四、护理评定的步骤

护理评定的步骤一般分为收集资料、分析研究以及确立康复目标、制订康复护理计划三个阶段。在每个阶段中都需要根据不同的目的采取不同的方法。

（一）收集资料

护士收集资料可以运用交谈、观察、检查、阅读病历及诊断报告等方法确定患者目前及过去的健康状态、功能情况以及对目前状态改变的反应等，从而对患者的功能障碍、能力和社会障碍三个方面进行评定，为制订护理计划提供依据。收集资料的内容包括以下几个方面。

1. 患者的一般情况 包括姓名、性别、年龄、身高、体重、民族、职业、文化程度及宗教信仰等。

2. 病史 包括患者的主诉、现病史、既往史、社会史和职业史。了解患者治疗经过、有无并发症及目前的功能状态，注意了解患者的药物过敏史。基本生理资料（生命体征、意识、瞳孔、皮肤、口腔、四肢、营养、有无伤口及引流物等）。

3. 日常生活活动能力 了解患者的交流、进食、修饰、沐浴、用厕、穿着、转移等生活自理程度。

4. 器官和系统功能 评定患者的运动功能、感觉功能、心肺功能、排泄功能、吞咽功能等。

5. 心理状态 评定患者的认知能力、情感、性格、思维能力及意志力等。

6. 环境 如居住环境（包括楼梯、门、电梯等出入口；卧室、家具、浴室和厨房、地面、墙等）。工作环境（包括患者完成该项工作的能力、工作单位设施情况等）。社区环境（包括交通状况、道路、学校、商店、医院等社区服务设施）是否利于患者使用等评定。

7. 社会支持 如家庭关系、经济收入、亲戚朋友对患者的关心和支持态度等。

（二）分析资料

通过对资料的分析，找出所存在的护理问题。研究各护理问题之间的联系，确定通过护理所要达到的护理目标。

（三）制订康复护理计划

护理人员根据获得的主观和客观资料，确定患者组织、器官和系统等功能障碍，对患者生活能力、工作能力和社会活动能力的影响程度进行评定，并根据评定结果确定解决护理问题的具体措施。

（四）记录

康复护理记录包括患者和家属的主诉、既往史、体格检查、实验室检查等资料，同时也要记录康复护理诊断、目标、措施、结果等情况，记录内容真实可靠、及时准确。

五、康复护理评定的要求

康复护理评定的方法很多，无论是仪器评定还是非仪器评定都要求有足够的准确性和可靠性，就是要求评定的方法具有一定的效度、信度、灵敏度和统一性。

1. 效度 又称准确性，是指一种评定方法的评定结果与评定目的相符合程度。要确保评定有足够的效度，评定方法必须要经过大群体的试验，确定适当的正常范围、正常与异常的界限等。如为智力发育迟缓的患者设计的一套适应行为量表，应用"适应行为量表"，进行人群评定，可以识别具有智力发育迟

> **知识链接**
>
> 康复评定与临床诊断的区别：由于康复医学的对象是患者及其功能障碍，目的是最大限度地恢复、重建或代偿其功能。康复评定类似于临床诊断，远比诊断细致而详尽。康复评定重于功能，评定功能障碍的原因、性质、部位、范围、严重程度、发展趋势、预后和转归，为康复治疗计划打下牢固的基础。临床诊断重于疾病，查找病因，明确疾病的诊断。

缓的患者，区分他们能在正常人群中生活、还是需要住院治疗。

2. 信度 又称可靠性，是指评定方法的可重复性和稳定性。评定必须要有明确的标准，术语有明确的定义，评定结果可靠，应包括组内比较和组间比较。

3. 灵敏度 进行评定时选择的评定方法应该能敏感地反映评定的内容，也就是能够灵敏地反映出评定内容的微小变化。就是说评定方法应该能充分反映出病情的变化，特别是患者的进步，才能鼓舞患者及增强家属的信心。

4. 统一性 是指选择的评定内容和方法要有全国甚至世界统一的标准，这样可以比较治疗的效果，便于经验的交流。

六、康复护理评定的注意事项

1. 评定目的明确 根据疾病和障碍的不同特点，正确选择评定的内容和方法。

2. 说明目的和方法 评定前要向患者说明，以消除患者的紧张，取得配合。

3. 适宜的环境 根据患者病情和所要评定的内容，应选择适宜的评定环境，以减轻患者心理负担，必要时用屏风遮挡。

4. 避免患者疲劳 评定操作要熟练、迅速，尽量缩短评定的时间。

目标检测

1．康复护理评定的定义。

2．康复评定分期的内容有哪些?

3．不使用仪器的评定方法有哪些?

4．康复评定的内容包括_____、_____、_____、_____。

5．康复评定的步骤包括_____、_____、_____。

（黄学英）

第二节 残疾评定

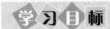

知识目标

1．熟悉导致残疾的常见原因。

2．掌握国际残疾分类和我国残疾的分类标准。

能力目标

1．能够较好地与患者交流与沟通。

2．能够运用残疾的分类标准，划分残疾的类别及程度。

【引导案例】

赵某，女，60岁，因左颞部外伤（无骨折、眼球无损伤）3个月后致左眼失明，半年后右眼失明，严重影响其日常生活和社会参与。请问按照我国残疾分类标准评定，该患者属于哪类残疾？定为几级？

据世界卫生组织和世界银行2011年6月在我国《世界残疾报告》和《社区康复指南》中发布，全世界约有10亿多残疾人，约占全球总人口的15%。随着我国社会经济的发展，人口老龄化不断加快，使人口伤残期延长，残疾发生风险加大。我国于2011年5月1日实施的《残疾人残疾分类和分级》国家标准，规定了残疾人残疾分类和分级的术语和定义、残疾分类和分级及代码等，有利于优化残疾人工作的管理，便于相关行业和部门准确、高效地掌握残疾人工作的相关信息与现状，对残疾人及时、恰当地实施保障和开展服务。

一、概述

残疾评定是通过对残疾人功能状况进行全面、综合的分析，了解残疾的类别、严重程度、残存功能，为制定和调整全面的康复治疗方案、评估治疗效果、判断预后，以及回归社会的计划提供依据。

（一）定义

1. 残疾（disability） 残疾是指因疾病、外伤、精神因素和发育缺陷等因素造成的明显的身心功能障碍，以致于不同程度地丧失正常生活、工作和学习能力的一种状态。

2. 残疾学（disability studies） 是一门研究残疾的各种原因、流行、表现特点、发展规律、后果及评定、康复与预防的学科，是以残疾人及残疾状态为主要研究对象，内容涉及医学、社会学、教育学、管理学、政策法规等学科，是自然科学与社会科学相结合的产物。

（二）致残原因

1. 原发性残疾 是指由于各类疾病、损伤、先天性异常等直接导致的功能障碍。导致原发性残疾的常见原因有以下几点。

（1）疾病 包括致残性传染性疾病（如脊髓灰质炎、乙型脑炎等）、先天性发育缺陷、慢性病和老年病（脑血管意外、白内障等）。

（2）营养不良或营养失调 人体某些必需营养成分缺乏或失调，如小儿营养不良引起的身体、智力发育落后；维生素D缺乏性佝偻病导致的骨骼畸形；维生素A缺乏引起的角膜软化而致盲。

（3）意外伤害 如交通事故、工伤事故、暴力伤害、运动损伤、自然灾害等。

（4）理化因素 如烧伤、药物中毒、有害毒物（铅、汞、砷等）伤害等。

（5）其他因素 与残疾发生有关的精神、心理、社会因素，如重大社会事件等。

2. 继发性残疾 是指由于原发性残疾发生并发症后所导致的功能障碍，即器官、系统功能进一步减退、甚至丧失。常见有肢体活动障碍、肌肉萎缩、关节挛缩、心肺功能失用性改变等继发性残疾。如脊髓损伤后并发的压疮、关节功能障碍、性功能障碍等问题即为继发性功能障碍。

二、残疾的分类

（一）国际残疾分类

1. 国际残疾分类 1980 年，世界卫生组织制定并颁布第一版《国际残损、残疾和残障分类》（International Classification of impairments Disabilities and Handicaps，ICIDH），它根据残疾的性质、程度和影响，将残疾分为残损、失能和残障三个独立类别。

（1）残损（亦称病损） 指疾病或外伤引起的肢体（或器官）的解剖结构、生理功能及心理功能的暂时或永久的丧失或异常，对患者正常的功能活动、生活和工作的速度、效率、质量可能有一定的影响，但实际操作仍可独立完成。属于生物学水平的残疾，如智力残损、听力残损、内脏残损、骨骼残损、肢体畸形等。评估主要采用器官、系统功能的评估，治疗途径主要是通过功能训练而达到改善功能的目的。

（2）失能（亦称残疾） 是由于残损较严重造成的患者不能以正常的行为、方式和范围进行日常独立生活活动及工作的状态，属于个体或整体水平的障碍，如行为残疾、生活自理残疾、运动残疾、环境适应残疾、技能活动残疾等。评估主要采用日常生活活动能力的评估，康复治疗途径除通过功能训练外，还需要强调功能代偿、替代训练及辅助器具的应用。

（3）残障（亦称残废） 由于残损或残疾，使患者不能参与学习、工作及社会生活，而限制或妨碍了其发挥应有的社会作用、享受社会权利、履行社会职责，属于社会水平的残疾，如定向识别（时、地、人）残障、身体自主残障（生活不能自理）、行动残障、就业残障等。评估主要针对社会活动能力和工作能力，康复途径主要通过环境改造，以提高残疾者社会适应性和独立生活的能力。

2. 国际功能分类 随着康复医学的发展，ICIDH 经过 20 年的应用，专家们对这种分类方法有了进一步理解，为了适应人口老龄化、卫生保健系统服务新的需求，2001 年 5 月，在第 54 届世界卫生大会上，通过了新的《国际功能、残疾和健康分类》（International Classification of Functioning，Disability and Health，ICF）标准，其中文版与其他 5 种世界卫生组织正式文字版本同时完成并出版使用。它是从身体功能和结构、活动、参与三个层面来获取有关资料后进行分类的。此分类是一种不仅适用于残疾人，而且还适用于各种文化的所有人群的新模式。

（二）我国残疾分类标准

1. 五类残疾分类标准 1987 年全国残疾人抽样调查将残疾分为五类：①视力残疾；②听力语言残疾；③智力残疾；④肢体残疾；⑤精神病残疾。本分类主要根据残疾部位，暂未包括内脏残疾。

2. 六类残疾分类标准 1995 年 9 月中国残疾人联合会发布《中国残疾人实用评定标准（试用）》将残疾分为：①视力残疾；②听力残疾；③言语残疾；④智力残疾；⑤肢体残疾；⑥精神残疾。此分类将原"听力语言残疾"分列成"听力残疾"和"言语残疾"两类，将"精神病残疾"改称为"精神残疾"。每类残疾都有其定义及分级。

3. 残疾人残疾分类和分级 2011 年 1 月 14 日，国家质量监督检验检疫总局和国家标准化管理委员会发布的、由全国残疾人康复和专用设备标准化技术委员会组织编写的《残疾人残疾分类和分级》于2011年5月1日实施。将残疾分为视力残疾、听力残疾、言语残疾、肢体残疾、智力残疾、精神残疾和多重残疾。本标准适用于残疾人的信息、统计、管理、服务和保障等社会工作。

（1）视力残疾　各种原因导致双眼视力低下并且不能矫正或双眼视野缩小，以致影响其日常生活和社会参与。视力残疾包括盲及低视力两类（表3-1）。按视力和视野状态分级，其中盲为视力残疾一级和二级，低视力为视力残疾三级和四级。

表3-1　视力残疾的分级标准

类别	级别	最佳矫正视力
盲	一级	<0.02~无光感或视野半径<5°
	二级	0.02~<0.05或视野半径<10°
低视力	三级	0.05~<0.1
	四级	0.1~<0.3

注：①盲或低视力均指双眼而言，若双眼视力不同，则以视力较好的一眼为准。如仅有一眼为盲或低视力，而另一眼的视力达到或优于0.3，则不属于视力残疾范围。②最佳矫正视力是指以适当镜片矫正所能达到的最好视力，或以针孔镜所测得的视力。③视野半径<5°或<10°者，不论其视力如何均属于盲。

（2）听力残疾　各种原因导致双耳不同程度的永久性听力障碍，听不到或听不清周围环境声及言语声，以致影响其日常生活和社会参与。按平均听力损失、听觉系统的结构、功能、活动和参与，环境和支持因素等分四级（表3-2）。

表3-2　听力残疾的分级标准

级别	平均听力损失（dBspL）	言语识别率（%）
一级	≥91（好耳）	<15
二级	81~90（好耳）	15~30
三级	61~80（好耳）	31~60
四级	41~60（好耳）	61~70

注：3岁以内儿童，残疾程度一、二、三级的定为残疾人。

（3）言语残疾　各种原因导致的不同程度的言语障碍，经治疗1年以上不愈或病程超过两年，而不能或难以进行正常的言语交流活动，以致影响其日常生活和社会参与，包括失语、运动性构音障碍、器质性构音障碍、发音障碍、儿童言语发育迟滞、听力障碍所致的言语障碍、口吃等。按各种言语残疾不同类型的口语表现和程度，脑和发音器官的结构、功能、活动和参与，环境和支持等因素分四级（表3-3）。

表3-3　言语残疾的分级标准

级别	语音清晰度（%）	言语表达能力
一级	≤10%	未达到一级测试水平
二级	11%~25%	未达到二级测试水平
三级	26%~45%	未达到三级测试水平
四级	46%~65%	未达到四级测试水平

注：3岁以下不定残。

（4）智力残疾 智力显著低于一般人水平，并伴有适应行为的障碍。智力残疾包括在智力发育期间（18岁之前），由于各种有害因素导致的精神发育不全或智力迟滞；或者智力发育成熟以后，由于各种有害因素导致智力损害或智力明显衰退，按0～6岁和7岁及以上两个年龄段发育商、智商和适应行为分级（表3-4）。

表3-4 智力残疾的分级标准

级别	智力发育水平		社会适应能力	
	发育商（DQ）0～6岁	智商（IQ）7岁及以上	适应行为（AB）	WHO-DASⅡ分值
一级	≤25	<20	极重度缺陷	≥116
二级	26～39	20～34	重度缺陷	106～115
三级	40～54	35～49	中度缺陷	96～105
四级	55～75	50～69	轻度缺陷	52～95

注：智商（IQ）是指通过某种智力量表测得的智龄和实际年龄的比，不同的智力测验，有不同的IQ值，诊断的主要依据是社会适应行为。

（5）肢体残疾 人体运动系统的结构、功能损伤造成的四肢残缺或四肢躯干麻痹（瘫痪）、畸形等导致人体运动功能不同程度丧失以及活动受限或参与的限制。肢体残疾主要包括：①上肢或下肢因伤、病或发育异常所致的缺失、畸形或功能障碍；②脊柱因伤、病或发育异常所致的畸形或功能障碍；③中枢、周围神经因伤、病或发育异常造成躯干或四肢的功能障碍。以残疾者在无辅助器具帮助下，对日常生活活动的能力进行评价计分。日常生活活动分为八项，即：端坐、站立、行走、穿衣、洗漱、进餐、入厕、写字。能实现一项算1分，实现困难算0.5分，不能实现的算0分，据此划分三个等级（表3-5）。

表3-5 肢体残疾的分级标准

级别	程度	计分
一级肢体残疾	完全不能完成日常生活活动	0～2
二级肢体残疾	基本不能完成日常生活活动	3～4
三级肢体残疾	能够部分完成日常生活活动	5～6
四级肢体残疾	基本上能够完成日常生活活动	7～8

注：下列情况不属于肢体残疾范围。①保留拇指和示指（或中指），而失去另三指者；②保留足跟而失去足前半部者；③双下肢不等长，相差小于5cm；④小于70°驼背或小于45°的脊柱侧凸。

（6）精神残疾 各类精神障碍持续1年以上未痊愈，由于存在认知、情感和行为障碍，以致影响其日常生活和社会参与。按患者自理能力和需要他人帮助的程度分四级。应用"精神残疾分级的操作性评估标准"，即五项评分内容：个人生活自理能力、家庭生活职能表现、对家人的关心与责任心、职业劳动能力、社会活动能力（表3-6）。

表3-6 精神残疾的分级标准

级别	程度	计分
一级肢体残疾	完全不能完成日常生活活动	0~2
二级肢体残疾	基本不能完成日常生活活动	3~4
三级肢体残疾	能够部分完成日常生活活动	5~6
四级肢体残疾	基本上能够完成日常生活活动	7~8

注：评定精神残疾的等级。重度（一级），五项评分中有三项或多于三项评为2分；中度（二级），五项评分中有一项或两项评为2分；轻度（三级），五项评分中有两项或多于两项评为1分；无精神残疾，五项总分为0或1分。

（7）多重残疾　同时存在视力残疾、听力残疾、言语残疾、肢体残疾、智力残疾、精神残疾中的两种或两种以上残疾。

目标检测

1．解释残疾的定义。

2．解释原发性残疾和继发性残疾的定义。

3．简述致残的原因有哪些？

4．请填写：我国2011年5月1日实施的《残疾人残疾分类和分级》中，将残疾分为包括视力残疾、_____、_____、_____、_____以及多重残疾七个种类。

（黄学英）

第三节　运动功能评定

学习目标

知识目标

1．掌握关节活动度、肌力、肌张力、步行周期、平衡、协调的概念。

2．掌握6级肌力分级标准，肌张力手法检查改良的的Ashworth分级标准，常见异常步态的类型及表现，平衡功能的分类，协调障碍的分类。

3．熟悉关节活动度、肌力、肌张力、步态、平衡、协调的评定方法。

能力目标

1．能够较好地与患者交流与沟通。

2．会用常用的运动功能评定方法对运动功能障碍患者进行评定。

【引导案例】

刘某，男，70岁，5个月前突感左侧肢体无力、头晕，当时神志清楚。无头痛、呕吐，头部CT示右基底节区出血，经对症治疗1个月，病情逐渐稳定，为进一步康复来院治疗。请问：①该患者可能存在哪些功能障碍？②针对患者目前的功能情况应评定哪些内容，如何评定？

运动功能评定包括关节活动度评定、肌力评定、肌张力评定、步态分析、平衡与协调功能评定，是康复护理评定的重要内容。

一、关节活动度评定

（一）概述

关节活动度评定是肢体运动功能检查中最常用的项目之一。很多原因如疾病、创伤、关节制动、手术等，都可能会造成患者关节运动功能障碍。通过关节活动度评定可以发现患者有无关节活动范围受限及受限的程度，客观地评价患者的关节活动功能。

1. 关节活动度定义 关节活动度又称关节活动范围（range of motion，ROM）是指关节运动时所通过的最大弧度或转动的最大角度，通常用度数表示。关节活动度有主动与被动之分，主动的关节活动度（active range of motion，AROM）是指作用于关节的肌肉随意收缩使关节运动时所通过的运动弧；被动的关节活动度（passive range of motion，PROM）是指由外力使关节运动时所通过的运动弧。通常 PROM 略大于 AROM。

2. 影响关节活动度的因素 关节活动度的大小受到很多因素的影响，主要有以下几个方面。

（1）关节面弧度差 构成关节的两个关节面的弧度差越大，关节的活动度就越大。例如在结构和功能上很相似的肩关节与髋关节，因构成肩关节的两关节面的弧度差比髋关节的弧度差大，所以肩关节的活动度比髋关节要大。

（2）关节周围软组织状态 关节的关节囊薄而松弛，关节活动度就大；关节囊厚而紧张，关节活动度就小。如膝关节前后壁关节囊较薄而松弛，使膝关节屈伸的活动度大。关节周围韧带少而弱，则关节活动度大，反之则关节活动度小。如肩关节周围的韧带比髋关节少而弱，所以肩关节的活动度比髋关节大。如关节周围脂肪组织多，也会影响关节的活动度。

（3）关节周围肌肉的生理状态 关节周围肌肉的弹性和伸展性影响关节的活动度。肌肉的弹性和伸展性越好，肌力越大，主动关节活动度就越大，反之关节活动度就越小。但肌肉萎缩、无力或机体在昏迷、麻醉、疲劳状态下，主动关节活动度变小，被动关节活动度变大。

（4）性别、年龄及训练水平 通常女性比男性的关节活动度要大；儿童比成年人及老年人的关节活动度大；经过训练的运动员或舞蹈演员比普通人的关节活动度大。

3. 引起关节活动度异常的常见原因

（1）关节本身的原因 关节骨性解剖结构异常（如关节内骨折或软骨损伤）、关节内积血或积液、关节内游离体、关节腔粘连、先天性关节畸形引起的关节疼痛等可导致关节活动度下降。

（2）关节外的原因 关节周围软组织损伤、挛缩、粘连或疼痛、肌肉痉挛、肌肉萎缩、瘫痪、关节周围水肿等也可导致关节活动度下降。

4. 关节活动度评定的目的

（1）判定患者关节活动有无障碍及障碍的程度。

（2）发现关节活动障碍的原因。

（3）为制订康复治疗目标、计划和方案及选择适当的康复护理技术提供依据。

（4）有助于科学评价康复治疗和护理的效果，并通过疗效观察为患者提供训练动力。

（5）为科学研究提供客观资料。

（二）关节活动度评定的工具与方法及步骤

1. 测量工具 关节活动度评定的工具常用的有通用量角器、方盘量角器、电子测角计和带刻度的尺子等。

（1）通用量角器 通用量角器由金属或塑料制成，基本结构由一个带有半圆形或圆形角度计的固定臂及一个移动臂组成（图3-1），两臂的交点用铆钉固定，称为轴心。通用量角器长度从7.5cm至40cm不等，检查者应根据所测关节的大小，选择合适的量角器。如测量较大关节像髋关节、膝关节等应选择40cm长臂的量角器，而测量手或趾等小关节时，应选7.5cm短臂的量角器。固定臂与移动臂以轴心为轴，可自由转动，按照各关节测量时的具体要求，即可测出关节活动的范围。由于通用量角器使用简单，携带方便，在临床中应用最为广泛。

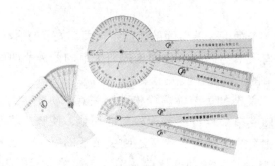 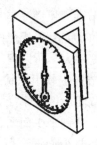

图3-1 通用量角器　　　　　　图3-2 方盘量角器

（2）方盘量角器 方盘量角器为每边长12cm的正方形，上有圆形带刻度和指针的木盘，加一把手构成（图3-2）。在木盘刻度面处于垂直位时，方盘中心的指针由于重心在下而自动指向正上方。使用时使待测关节肢体处于水平位或垂直位，以方盘量角器的一条边紧贴运动端肢体，同时使"0"点对着规定方向，另一端肢体在垂直于地面的平面上做待测方向的运动至最大幅度，即可在刻度盘上读出关节所处的角度。该方法结果较精确，不必确定骨性标志，操作方便迅速，重复性好，但是对小关节测量如手部关节的测量会有一定困难。

（3）电子测角计 电子测角计由导线，显示器和传感器组成（图3-3）。传感器固定于被测的关节，其原理是根据运动角度的变化，其传感器的电阻发生变化而在显示器上显示运动角度，测量迅速、准确，操作简单。

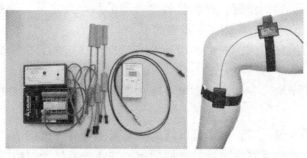

图 3 - 3 电子测角计

（4）带刻度的尺子 带刻度的尺子可用于测距离，适用于没有运动轴心不能用测量角度的办法测量的关节。如拇指对掌的运动是拇指从基本位做外展、回旋、屈曲三种运动的复合运动，是拇指尖端靠近小指尖的运动，可用带刻度的尺子测拇指指尖到小指掌指关节的距离表示。

2. 关节活动度评定的方法 临床上评定关节活动度应用最多的工具是通用量角器，以下介绍用此工具评定关节活动度的方法。测量时应严格按照规定进行，多数关节活动度测量以解剖学立位时的肢位位置作为零起始位。量角器的轴心一般应与关节的运动轴一致（参照一定的骨性标志），固定臂与构成关节的近端骨长轴平行，移动臂与构成关节的远端骨长轴平行。固定臂与关节近端肢体保持固定不动，移动臂随着关节远端肢体的移动而移动到关节活动的终末端，最后在量角器刻度盘上读出关节活动度。如测量肘关节屈曲运动时，量角器轴心对着肱骨外上髁，固定臂与肱骨长轴平行，移动臂与桡骨长轴平行，固定臂与上臂保持固定不动，移动臂随着前臂移动到最大范围，最后在量角器刻度盘上读出肘关节屈曲活动度，并记录下来。检查者应熟练掌握各关节测量时固定臂、移动臂、轴心的具体规定，如测量肩关节各方向活动度时，参考表 3 - 7。

表 3 - 7 肩关节活动度测定法

部位名	运动方向	正常活动范围	量角器的用法		
			固定臂	移动臂	轴心
肩关节	前屈	0°～180°	腋中线	肱骨长轴	肩峰
	后伸	0°～50°	腋中线	肱骨长轴	肩峰
	外展	0°～180°	通过肩峰的垂直线	肱骨长轴	肩峰
	内收	0°～45°	通过肩峰的垂直线	肱骨长轴	肩峰
	外旋	0°～90°	垂直地面	尺骨长轴	鹰嘴
	内旋	0°～90°	垂直地面	尺骨长轴	鹰嘴
	水平屈曲	0°～135°	通过肩峰的冠状面投影线	外展90°后进行水平面移动的肱骨长轴	肩峰
	水平伸展	0°～30°	通过肩峰的冠状面投影线	外展90°后进行水平面移动的肱骨长轴	肩峰

3. 关节活动度评定的步骤　在测量各个关节的活动度之前，治疗师应清楚各个关节活动度的正常活动范围。具体评定步骤如下。

（1）首先做好解释工作，向患者说明关节活动度评定的目的、方法和要求，利于患者配合。

（2）暴露待测关节，女性患者应准备单房间和更衣室，如为异性检查，须有第三者在场。

（3）被动活动测量关节，以了解可能的活动范围和有无抵抗感。

（4）确定测试体位及测量关节的骨性标志，并使关节处于起始位。

（5）治疗师示范待测关节如何活动，并在被测关节外侧放置量角器，其轴心对准骨性标志，通常固定臂与构成关节的近端骨长轴平行，移动臂与构成关节的远端骨长轴平行，记录下起始位置的度数。

（6）治疗师固定患者被测关节的近端，要求该关节远端肢体进行规范动作运动（屈、伸、旋转等），并使量角器移动臂随着关节远端肢体的移动而移动到最大幅度后，记录终末位置的度数。

（7）PROM 测量时，由治疗师施加适当的外力被动运动待测关节，体会运动终末感的性质，并记录运动范围。

（三）关节活动度评定的原则与注意事项

（1）让患者采取正确的体位，并协助患者保持体位的固定，防止因代偿动作对测量结果产生影响。

（2）测试前，可使患肢稍做准备活动，但应避免在按摩、运动及其他康复治疗后立即进行检查。

（3）同一患者每次测量应由同一治疗师进行，并采用相同方法、相同体位。

（4）测试时应严格地按规范进行测试操作，以减少误差，如量角器要正确摆放，其轴心要对准规定的标志点，并避免移动。

（5）关节活动范围有个体差异，各关节 ROM 的正常值仅供参考，评定时宜做健侧、患侧对比。

（6）通常应将关节的主动及被动活动度同时测出，因主动活动度受关节外因素影响较多，衡量关节本身的活动功能，应以被动关节活动度为准。被动运动关节时要注意手法柔和、速度均匀，对伴有疼痛和痉挛的患者不能做快速运动。当主动和被动活动度不一致时，往往提示肌肉肌腱存在瘫痪等问题，应分别记录主动和被动活动范围。

（7）测量的同时注意观察和记录关节和肌肉存在的问题及有无外伤等情况。有疼痛者要注意记录疼痛的部位和范围。

（8）以下情况应禁止或慎用测量：关节脱位或关节损伤未愈、关节邻近骨折未允许受力、关节周围的软组织术后早期等情况。

在测试时必须注意以上几点才能使测试结果更加准确、可靠。

二、肌力评定

（一）概述

肌力评定是测定受试者在主动运动时肌肉或肌群收缩所产生力量的大小，以评定肌肉的功能状态。常用于肌肉、骨骼、神经系统病损的评定，尤其对周围神经系统病损的功能评定十分重要。

1. 肌力的定义 肌力（muscle power）是指肌肉或肌群主动运动时所产生的最大收缩力量。肌力的大小直接影响到肢体的活动能力。

2. 影响肌力的因素 影响肌力的因素包括肌肉本身的因素和机体因素。

（1）肌肉因素 包括肌肉生理横断面大小、肌肉初长度、肌肉的募集率、肌纤维类型、肌肉收缩速度、收缩形式等。

（2）机体因素 有性别、年龄、职业、训练情况、优势侧、心理因素等，此外，机体缺氧、酸中毒、营养不良、疲劳、疼痛、病损及用药等原因也可影响肌力。

3. 肌力评定的目的

（1）判断患者有无肌力下降及肌力下降的程度与范围。

（2）发现导致肌力下降的原因。

（3）为制订康复治疗目标、计划及选择适当的康复护理技术提供依据。

（4）检验康复治疗和护理的效果，并为科学研究提供客观资料。

（二）常用的评定方法

肌力评定根据是否使用器械分为徒手肌力评定（manual muscle test，MMT）和器械肌力评定。

1. 徒手肌力评定 徒手肌力评定是一种不借助任何器材，仅靠评定者徒手对受检者进行肌力测定的方法。徒手肌力评定于1912年由Lovett提出，至今仍在全世界广泛应用。

（1）评定方法 根据受检肌肉或肌群的解剖及功能，让受检者处于不同的受检位置，让其在减重、抗重力或抗阻力的状态下做一定的动作，并使动作达到最大的活动范围，根据肌肉活动能力及抗重力或抗阻力情况来评定肌力的级别。

（2）评定程序 评定的具体程序如下。

①向患者说明评定的目的、方法与步骤，以取得配合。

②让患者处于正确的受检体位和位置，充分暴露受检部位。

③检查受检部位肌肉轮廓，比较两侧肢体同名肌肉的对称性，触摸肌腹，必要时测量两侧肢体的周径大小。

④固定好患者受检肌肉肢体近端，让受检肌肉用力收缩，使远端肢体做标准的测试动作（减重、抗重力或抗阻力的状态下）；在减重时，可由测试者用手支托测试部位或让测试部位在水平而光滑的表面活动或用悬吊带吊起悬空等方法，抗阻时由测试者用手在肢体远端施加阻力。

⑤观察受检肌肉完成测试动作的能力，根据Lovett肌力分级标准，判断该肌肉的收缩力量，并予以记录。

（3）分级标准 目前多应用Lovett分级法，依据受试肌肉收缩时所产生的肌肉活动、带动的关节活动范围、抵抗重力和阻力的情况，将被测试肌肉的力量分为0~5级，具体标准见表3-8。

表 3 - 8   Lovett 肌力分级标准

级别	名称	判定标准	相当于正常肌力的百分比(%)
0	零（zero, Z）	无可测知的肌肉收缩	0
1	极差（trace, T）	有轻微肌肉收缩，但不能引起关节活动	10
2	差（poor, P）	在无重力状态下能做关节全范围运动	25
3	尚可（fair, F）	能抗重力做关节全范围运动，但不能抗阻力运动	50
4	良好（good, G）	能抗重力运动，并能抗部分阻力运动	75
5	正常（normal, N）	能抗重力运动，并能抗充分阻力运动	100

为使评分更细、更精确一些，每一级还可以用"＋"和"－"号进一步细分。如测得的肌力比 3 级稍强时，可在该级的右上角加"＋"号，记作 3^+ 级，测得的肌力比 3 级稍差时，则在右上角加"－"号，记作 3^- 级，以补充分级的不足，这对于体现肌力恢复很有意义。徒手肌力评定虽较粗糙，并有一定的主观性，但目前仍被认为是最方便可靠的肌力评定方法而被广泛应用。

举例：肩关节前屈肌群肌力评定（图 3 - 4）。

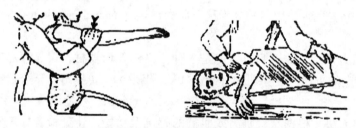

图 3 - 4   肩关节前屈肌力评定

【主要受检肌肉】三角肌前部纤维及喙肱肌。

【运动范围】0°~180°。

【检查体位与方法】患者取坐位，上肢垂于体侧，前臂旋前位（手掌面向下），做肩关节前屈动作。检查者一手固定患者肩胛骨，另一手于患者上臂远端均匀施加压力。

【评级】

5 级与 4 级   如果患者能充分克服阻力完成全范围肩关节前屈动作，肌力为 5 级；如能克服部分阻力完成上述动作，肌力为 4 级。

3 级与 2 级   上肢不能抵抗阻力，但能抗重力完成上举动作，肌力为 3 级；不能抗重力，可令患者侧卧，检查者用手支托上臂远端或让受检上肢在滑板上滑动，完成肩关节屈曲，肌力为 2 级。

1 级与 0 级   如患者不能在滑板上滑动，但可触及三角肌前部肌纤维及喙肱肌的收缩，肌力为 1 级；未触及肌肉收缩，肌力为 0 级。

（4）徒手肌力评定的特点

①不需特殊的检查器具，不受检查场所的限制，简便、易行。

②可分别测定各个肌肉、肌群肌力，其测试幅度包括 0~5 级肌力的全范围，而一

般器械测试仪只适用于 3 级以上肌力测定。

③以自身各肢体的重量作为肌力评价基准，能够表示出个体相对应的力量，比用测力计等方法测得的肌力绝对值更具有实用价值。

④徒手肌力检查也有局限性 评定的级别只能表明肌力的大小，不能表明肌肉收缩的耐力和协调性；其分级标准较粗略；受评定者与被测试者的主观影响较大；一般不适用于由上运动神经元损伤（如脑外伤、脑卒中和脑瘫等）引起的肌痉挛患者。

（5）徒手肌力评定的注意事项

①检查者应熟悉肌肉的解剖结构、生理功能及收缩时所产生的肢体运动方向。

②做好解释工作，取得患者配合，进行规范化操作，必要时给予示范。

③保持正确的检测位置，稳定地固定近端关节，防止出现替代动作影响结果判定。

④全身肌力检查时要按一定的顺序进行，以避免遗漏和不必要的重复，检查结果及时记录，并注明检查日期，有肿胀、疼痛或痉挛也应在记录中注明。

⑤选择适当的测试时机，疲劳时、运动后或饱餐后不宜进行肌力测试。

⑥尽可能减少体位变换，以避免不必要的体力消耗。

⑦避免引起患者的不良反应，如肌力检查中长时间的等长收缩会引起患者血压升高、心脏负荷增加，故对有明显心血管疾病的患者慎用。

2. 器械肌力评定 当患者肌力 >3 级时，为了进一步作较准确的定量评定，可用专门的器械进行测试。常用的器械（图 3-5）主要有握力计、捏力计、背拉力计、四肢肌群肌力综合测力器、等速肌力测试仪等。器械肌力评定根据测试时肌肉的不同收缩方式分为等长肌力检查、等速肌力检查、等张肌力检查。

（1）等长肌力检查 是指在标准姿势或体位下用特制测力器测定一块或一组肌肉的等长收缩所能产生的最大张力。常用的检查项目有握力测定、捏力测定、背肌力测定、四肢肌力测定等。

①握力测试 用握力计测试，用于测量手屈肌等长收缩的肌力。握力指数为评定指标，握力指数 = 握力（kg）/体重（kg）×100，握力指数 >50 时为正常。

②捏力测试 用捏力计测试，该测试反映拇指对掌肌的肌力及指屈肌肌力，正常值约为握力的 1/3。

③背肌力测定 用拉力计测定，拉力指数为评定指标。进行背肌力测试时，腰椎应力大幅度增加，易引起腰痛发作，故不适用于有腰部病变的患者及老年人。拉力指数 = 拉力（kg）/体重（kg）×100，拉力指数正常值为：男 150~200，女 100~150。

④四肢肌群的肌力测定 用钢丝绳和滑车装置牵拉固定的测力计，测定四肢各组肌群的肌力。

（2）等速肌力测定 是采用等速测力器（Cybex、Biodex 等）测定肌肉做等速运动时的肌力大小和肌肉功能，见图 3-5。测定范围包括四肢大关节运动肌群及腰背肌的力量大小，可提供运动功能评定、运动系统伤病的辅助诊断及疗效评价的确切指标，是目前肌肉功能评定及肌肉力学特性研究的最佳方法，但是因仪器价格昂贵，操作复杂、费时，目前难以普及。

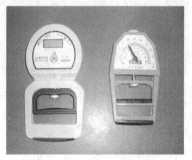
握力计

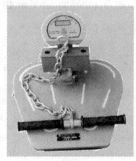
拉力计

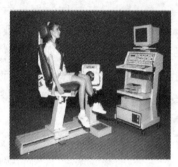
等速测力器

图3-5 测力器

（3）等张肌力检查 是在标准姿势或体位下测定一组肌肉等张收缩使关节全范围运动时所能克服的最大阻力，只适用于3级以上的肌力测定。此法需对试用阻力作适当估计，一般以试举重物（如哑铃、沙袋）来进行测试，作1次运动的最大阻力称1次最大阻力（1RM），完成10次连续运动所能克服的最大阻力为10次最大阻力（10RM）。

器械肌力评定是比较客观准确的定量评定，现已在临床医疗和运动机构被广泛应用。

三、肌张力评定

（一）概述

身体各种姿势的维持及协调有序的动作都要求肌肉要有一定的肌张力，过高或过低的肌张力都会影响动作的质量，甚至无法完成动作。肌张力正常与否主要取决于中枢神经系统和周围神经的支配情况，当支配该肌群的神经系统的功能发生改变时，会导致肌张力过高、过低、肌张力障碍等问题。肌张力异常是中枢神经系统或周围神经损伤的重要特征，是判定神经系统功能状况的重要依据，肌张力的评定在脑卒中、脑损伤、脑性瘫痪、脊髓损伤等中枢神经系统损伤后运动控制障碍的评定中被广泛应用。

1. 肌张力的定义 肌张力是指肌肉在静息状态下一种不随意的、持续的、细小的收缩，使肌肉保持一定紧张度。

2. 正常肌张力的特征 正常的肌张力依赖于完整的神经系统调节机制、肌肉组织本身的物理特性、肌肉或结缔组织内部的弹性和延展性以及肌肉的收缩能力等因素，具有以下特征。

（1）将肢体被动地放置于空间某一位置上时，突然松手后，肢体有保持该肢位不变的能力。

（2）具有维持主动肌和拮抗肌间平衡的能力。

（3）具有完全抵抗肢体重力或外来阻力的运动能力，可以随意使肢体由固定状态到运动状态或由运动状态到固定状态。

（4）可以同时进行近端关节周围的主动肌和拮抗肌有效的收缩，以固定关节。

（5）被动运动时肢体有一定的弹性和轻度抵抗感。

3. 异常肌张力　根据患者肌张力与正常肌张力的比较，将肌张力异常分为：肌张力增高、肌张力低下和肌张力障碍三种情况。

（1）肌张力增高　是指肌张力高于正常静息水平。肌张力增高有如下特征：①对被动运动产生抵抗，并诱发伸张反射；②主动肌和拮抗肌的肌张力平衡破坏；③关节可动范围减小，患者主动运动减少或消失。根据表现不同又分为肌肉痉挛和肌肉强直两种。

①肌肉痉挛　是一种由牵张反射的高兴奋性导致的、在牵拉肌肉的速度增加时痉挛的程度也增加的运动障碍，伴阵挛、腱反射亢进。常由大脑锥体系的病变所致，且肌肉痉挛分布也有规律，例如偏瘫患者瘫痪侧肢体上肢的屈肌痉挛，下肢的伸肌痉挛。

②肌肉强直　是一种主动肌和拮抗肌的肌张力同时增加的状态，无论对关节做哪个方向的被动活动，运动起始时和终末时阻抗感是相同的。常由锥体外系的病变所致，例如帕金森病，患者表现为静止性震颤、肌肉强直、运动迟缓及姿势异常等。

（2）肌张力低下　是指肌张力低于正常静息水平。此时触诊肌肉变软，肌力低下，肌肉萎缩，牵张反射减弱或消失，运动功能受损，常伴有肢体瘫痪；被动关节活动范围扩大、阻力消失。可见于下运动神经元损伤或周围神经的损伤，例如脊髓灰质炎、臂丛神经损伤。肌张力低下有如下特征：①主动肌和拮抗肌同时收缩减弱或消失；②肢体抗重力能力减弱或消失；③肌力降低或消失。

（3）肌张力障碍　是一种以张力损害、持续的和扭曲的不自主运动为特征的运动功能亢进性障碍。表现为肌肉张力紊乱，或高或低，无规律地交替出现。肌肉收缩可快可慢，且表现为重复、模式化动作，身体可呈扭转畸形。可见于中枢神经系统缺陷、神经退行性病变等疾患。

4. 影响肌张力的因素

（1）中枢神经系统兴奋时肌张力增高，睡眠状态下肌张力降低。

（2）在不合适的姿势和肢体位置下可使肌张力增高。

（3）存在紧张、焦虑等不良心理因素时可使肌张力增高。

（4）合并有感染、便秘、膀胱充盈、疼痛等问题时，可使肌张力增高。

（5）发热、感染、代谢和（或）电解质紊乱时，也可影响肌张力。

（6）患者应用不同的药物后会出现肌张力的变化，例如应用胆碱类药物可使肌张力增高，应用镇静类药物可使肌张力降低。

（7）不同的环境温度也会影响肌张力，例如快速的低温刺激，会致肌肉痉挛。

（二）常用评定方法

进行肌张力评定时，除了对被检查者进行详细的体格检查外，还要结合被检查者当时的状况、临床病史、功能评定等方面来分析，尤其应从功能评定的角度来判断肌张力异常对日常生活活动能力的影响。结合视诊、反射检查、被动运动及主动完成运动情况来分析。常用评定方法有手法检查、仪器评定法等。

1. 手法检查 手法检查是临床上最常用的检查方法，不需要任何仪器和设备，操作简单方便。检查时要求患者尽量放松，由检查者支持和移动肢体。

常用的手法检查评估方法有神经科分级和 Ashworth 分级，是根据关节被动运动时所感受的阻力来判定是否存在肌张力过强、低下，并分级评定的；其他方法还有按自发性肌痉挛发作频度分级的 Penn 分级法和按踝阵挛持续时间分级的 Clonus 分级法，但不常用。四种方法见表 3 - 9。

表 3 - 9 几种常用的肌张力分级评价方法

分级	神经科分级	Ashworth 分级	Penn 分级	Clonus 分级
0	肌张力降低	无肌张力增高	无肌张力增高	无踝阵挛
1	肌张力正常	轻度增高，被动活动时有一过性停顿	肢体受刺激时出现轻度肌张力增高	踝阵挛持续 1~4s
2	稍高，肢体活动未受限	增高较明显，活动未受限	偶有痉挛，<1 次/小时	踝阵挛 5~9s
3	肌张力高，活动受限	增高明显，被动活动困难	经常痉挛，>1 次/小时	踝阵挛持 10~14s
4	肌肉僵硬，被动活动困难或不能	肢体僵硬，被动活动不能	频繁痉挛，>10 次/小时	踝阵挛持续 >15s

上述 Ashworth 原始痉挛 5 级分级法评定时易出现集束效应，即大部分患者集中在低、中级水平，存在一定缺陷，1987 年将 Ashworth 原始痉挛 5 级分级法进行改良，在 1 级和 2 级中添加了一个中间等级，以降低处于中间等级附近的集束效应，并且考虑出现阻力的关节活动范围，检查时要求将被动运动的速度控制在 1s 内通过全关节活动范围。改良的 Ashworth 分级评定标准见表 3 - 10。

表 3 - 10 改良的 Ashworth 痉挛评价量表

等级	标准
0	肌张力不增加，被动活动患侧肢体在整个范围内均无阻力
1	肌张力轻度增加，被动活动患侧肢体时，在关节活动范围之末有轻微的阻力或突然出现卡住和释放
1[+]	肌张力轻度增加，在关节活动范围后 50% 范围内出现突然卡住，在关节活动范围后 50% 均有较小阻力
2	肌张力中度增加，在关节活动的大部分范围内有明显的阻力，但受累部分仍能比较容易进行被动活动
3	肌张力显著增高，被动活动患侧肢体比较困难
4	肌张力极度增加，患侧肢体不能被动活动，肢体僵硬于屈曲或伸展位

对于脑瘫婴儿肌痉挛，可通过抱持、触诊、姿势观察和被动运动来进行评估。肌痉挛的婴儿抱持时有强直感和抵抗感，同时有姿势不对称，主动运动减少和动作刻板，触诊时有肌肉紧张，被动活动有不同程度的抵抗。

2. 仪器评定法 仪器评定法有摆动试验和屈曲维持试验、电生理评定、等速被动测试等方法，可以比较客观准确地定量评定，现已在临床医疗和运动机构被广泛应用。

（1）摆动试验 是一种在肢体自抬高位沿重力方向下落过程中，观察肢体摆动然后停止的过程，通过分析痉挛对自由摆动的影响来进行评定的方法，痉挛越重，摆动受限越显著。摆动试验常用于下肢肌痉挛的测定，尤其是股四头肌和腘绳肌。方法为：患者取仰卧位或坐位，膝关节于检查床缘屈曲，小腿下垂于床外，尽量放松肌肉。然后将患者膝关节抬高至充分伸展位，当小腿自伸展位自由落下时，通过电子量角器（或肌电图）记录小腿钟摆样的摆动情况。该方法重测信度高，与 Ashworth 分级法相关性好。

（2）屈曲维持试验 用于上肢痉挛的测定。方法为：患者取坐位，患肩屈 20°～30°，外展 60°～70°，肘关节置于支架上，前臂旋前固定，用一被动活动装置使肘关节在水平面上活动，用电位计、转速计记录肘关节位置角度和速度，用力矩计记录力矩。

（3）电生理评定 电生理评定方法也可用于评定肌肉痉挛，一般作为痉挛临床评定的补充方法和科研手段。主要方法有表面电极肌电图、H 反射、F 波、紧张性振动反射、屈肌反射反应、腰骶激发电位和中枢传导。

（4）等速被动测试 它是一种在等速装置上完成的类似 Ashworth 评定的量化评定方法，等速测试器可以对肌肉在被动牵张时所表现的阻力增高做较精确的测定，并能较好地体现痉挛速度依赖的特征，用该方法可以更好地控制被动运动速度，重复性好。用等速测试器，低速状态下的被动运动不至于诱发牵张反射，测的阻力成分仅代表肌肉肌腱单位硬度增加这一非反射成分，高速状态下的被动运动可诱发牵张反射，测得的阻力增高既包括反射亢进成分，也包括非反射成分。

（三）评定注意事项

（1）评定前应向患者说明检查目的、方法、步骤和感受，让患者了解评定的过程，消除紧张。

（2）检查评定时，患者处于舒适体位，一般采用仰卧位，充分暴露检查部位，先检查健侧同名肌，再检查患侧，对双侧进行比较。

（3）避免在运动后、疲劳时、情绪激动及服用影响肌张力的药物时进行检查。

（4）在记录评定结果时，应注明测试的体位、是否存在影响肌张力的外在因素（如环境温度、评定时间等）、是否存在异常反射、痉挛分布的部位、对患者 ADL 的影响等。

四、步态评定

步态是指人步行时的姿势。利用力学原理和人体解剖学、生理学知识对人体行走功能的状态进行客观的定性和（或）定量分析的过程，称为步态分析。临床中多种疾病均可导致步态异常，有效的步态分析，可以确定步态异常的性质和程度，为明确步态异常的原因、制定矫正方案提供相应的依据。

（一）正常步态

正常的步行有赖于神经、骨骼和肌肉间的密切配合，正常步态具有稳定性、周期性、方向性、协调性，同时存在个体差异。

1. 步行周期及基本构成 步行周期（gait cycle）是指行走过程中一侧足跟着地到该侧足跟再次着地的过程。步行周期是行走的基本功能单元，包括支撑相（stance phase）和摆动相（swing phase）两个阶段。

（1）支撑相 步行中足与地面始终有接触的阶段，占步行周期的60%，包括以下三期。

①早期 本期下落足首次触地，下肢向前运动减速，重心由足跟开始向全足转移，

同时接受地面的反作用力,占步行周期的10%~20%。此期因双足均在地面,故称双支撑相,是步行周期中最稳定的时期,但也是支撑相异常最常见的时期,其时间与步行速度呈反比,与步行稳定性呈反比。

②中期 本期下落足全部着地支撑,而对侧足开始摆动,为单支撑相,此期通过控制胫骨前向的惯性,保持膝关节稳定,为下肢向前推进做准备。正常步速时为步行周期的38%~40%。

③末期 本期始于足跟抬起,终于足离地,占步行周期的10%~12%。此阶段身体重心向对侧下肢转移,又称为摆动前期。

(2)摆动相 步行中足与地面始终无接触的阶段,占步行周期的40%,包括以下三期。

①早期 本期足刚离地,通过屈髋带动屈膝的动作,肢体加速向前摆动,占步行周期的13%~15%。当廓清障碍(如足下垂),或有加速障碍(髂腰肌和股四头肌肌力不足)时,将影响下肢前向摆动,出现步态异常。

②中期 迈步的中间阶段,本期足廓清仍然是主要任务,占步行周期的10%。

③末期 本期迈步即将结束,下肢前向运动减速,足将落地,占步行周期的15%。

2. 步行运动学 行走是人类一项基本生理功能,虽然在正常情况下步行不需思考,但事实上其控制机制十分复杂,包括中枢指令、身体平衡和协调控制,涉及下肢各关节和肌肉的协同运动,同时还与上肢和躯干的参与有关。

(1)人体重心的移动 正常站立位时,人体重心位于第二骶骨前缘,两髋关节中央。人在步行时,重心随着身体上下、左右的摆动和向前移动。

①纵向摆动 人体重心垂直方向的摆动,在一个步行周期中出现两次,最高点在单足支撑相,最低点在双足支撑相,上下摆动幅度约5cm。

②侧向移动 人体重心侧向移动,在一个步行周期中左、右各出现一次,最大移动度是在左、右足处于支撑中期时出现,其振幅约3cm。

(2)廓清机制 廓清是指步行摆动相时,下肢适当离开地面,以保证肢体向前行进,包括摆动相早期——中期髋关节屈曲;摆动相早期膝关节屈曲(60°左右);摆动相中期——后期踝关节背屈。

(3)骨盆的运动

①骨盆旋转 步行周期中,骨盆在水平面上有左、右旋转的运动。旋前、旋后角度大约分别为4°。

②骨盆倾斜 步行周期中,骨盆在额状面上有左、右倾斜的运动,倾斜的角度为5°左右。

③骨盆侧向移动 步行周期中,骨盆向支撑腿方向移动,髋关节内收,维持身体平衡。移动的幅度约4cm。

(4)步行中下肢的运动

①髋关节 正常步行中髋关节主要通过屈、伸动作完成自身使命,其中屈伸运动中最大屈曲可达30°(摆动相中期),最大伸展可达20°(足跟离地),总活动范围约50°。

②膝关节 一个步行周期中,膝关节轻度屈伸和大范围屈伸共两次,其屈伸运动中最大屈曲约65°(摆动中期),最大伸展0°(足跟着地),总范围约65°。支撑相足跟

着地和足跟离地时膝关节基本处于伸直状态，支撑相中期约有15°屈曲。

③踝关节 一个步行周期中踝关节分别跖屈、背伸两次，其中最大跖屈约20°，最大背伸约15°，总活动范围约35°。此外，踝关节尚有旋转、内外翻运动。

（5）步行中身体其他部位运动

①躯干 步行中，躯干沿脊柱纵轴做与骨盆运动方向相反的旋转动作，此外，躯干尚有上、下垂直及左、右侧方的运动。

②上肢 步行中，双上肢交替前后摆动，其摆动方向与同侧下肢摆动方向、骨盆旋转方向相反。

3. 步态基本参数 步态基本参数包括时间参数与距离参数，时间参数包括：步频、步速、步行周期时间，距离参数包括：步长、步幅、步宽、足角（图3-6）。

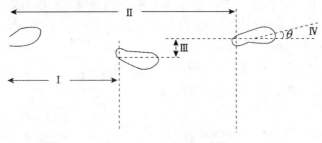

图3-6 步态的基本参数

（1）步长 指一侧着地足至对侧着地足间的平均距离。正常人一般为50~80cm，步长的个体差异主要与腿长有关，腿长则步长也大。步行中，若左、右步长不等，提示步行的对称性破坏。

（2）步幅 亦称跨步长，指一足着地至同一足再次着地时两者间的距离。

（3）步宽 指步行时两侧足中线之间的距离，正常人为5~10cm。步行中若步宽变小，则步行的稳定性下降。

（4）足角 指步行时足跟中点到第二足趾的连线与前进方向之间的夹角，约为6.5°。

（5）步行周期时间 一侧足着地到该侧足再次着地所用的时间。

（6）步频 指单位时间内行走的步数，正常人为95~125步/分。

（7）步速 指单位时间内行走的距离，步速=步幅/步行周期时间，正常人为65~100m/min。

（二）评定方法

1. 定性分析法 步态的定性分析是指检查者运用肉眼观察受检者的行走过程，通过与正常步态比较，结合以往临床经验，判断步态异常存在与否及其特征的检查方法。

（1）评定内容 步态分析需在详细询问患者病史和全面体格检查的基础上进行。

①病史 通过病史询问，可以获知患者有无疼痛、肌无力、关节不稳等方面问题，了解患者既往神经系统及运动系统病史。

②检查 主要包括与行走有关的身体各部肌力、肌张力、关节活动度、本体感觉及周围神经功能的检查等。

③步态观察 用肉眼对患者步行状况做最直接的观察。为保证观察质量对观察环

境、受试者、观察内容和程序有一定要求。

环境：光线充足，场地面积适中，至少6m×6m。

受试者：着装适当，尽量少穿衣服，以便能够清晰观察。根据观察要求，嘱受试者分别做快速和减慢速度行走，并可做立停、拐弯、转身、上下坡或上下楼梯、绕障碍物、缓慢踏步、单足站立等动作，必要时尚可做闭眼步行，使轻度异常步态表现得更明显。

内容：步态的总体情况包括步行节奏、流畅性、对称性，身体重心有无偏移，躯干的趋向性，上肢摆动，辅助器具的使用情况，行走中的神情变化；分辨步行周期的时相，了解各期特点：如首次着地方式、摆动相是否有足拖地、支撑相足着地情况等；观察身体各部协调情况：了解髋关节、膝关节、踝关节及足趾、骨盆、躯干、肩及头颈部在步行周期的不同时相的变化情况，判断其有无异常。

（2）观察方法 分别从正、侧、背面对步态进行观察。正面可发现躯干和骨盆是否有侧方倾斜，上肢摆动是否与同侧骨盆和下肢运动方向不协调，髋、膝、踝关节运动情况等；臀中肌步态时可从背面观察骨盆位置和髋关节内收、外展情况；侧面观察可了解脊柱、髋、膝、踝关节的屈伸情况。

2. 定量分析 定量分析是借助器械或专用设备对步态进行运动学和动力学分析的方法。简单的检查方法如足印法仅需要卷尺、秒表、量角器及滑石粉、墨水等。复杂的方法可借助步态分析系统、足底压力系统、动态肌电图等。运用不同方法可获得相应的运动学、动力学参数，在此基础上分析步态的特征。

> **知识链接**
>
> 步态分析系统：步态分析系统由运动捕捉系统、测力平衡系统和表面肌电系统三个部分组成，可以运用各种测试手段对行进中的各种参数进行适时采集和处理（如脚与地面之间的相互影响力，各关节点在空间的坐标位置等）并在此基础上计算出某些反映人体步态特点的特征参数（如关节角度，质心位移，肌肉产生的内力矩及肌肉功率等），从而实现对人体运动功能进行定量分析。步态分析系统具有安全、无创、可靠、精度高等优点。

（三）常见异常步态

异常步态主要表现为活动障碍、安全性降低和疼痛。异常步态的代偿导致步行能量消耗的增加。造成异常步态的原因有肌肉、骨关节因素，也有神经系统疾病。

1. 中枢神经损伤引起的异常步态

（1）偏瘫步态 见于脑卒中、脑外伤。患者在向前迈步时腿经外侧回旋向前，出现划圈步，上肢常出现屈曲内收，停止摆动。

（2）截瘫步态 见于脊髓损伤。双下肢可因肌张力高而始终伸直，甚至足着地时伴有踝阵挛，出现交叉步或剪刀步。

（3）脑瘫步态 见于痉挛型脑瘫患儿。由于髋内收肌痉挛，行走中两膝互相靠近摩擦，而呈剪刀步或交叉步。

（4）蹒跚步态 见于小脑损伤导致的共济失调。行走时摇晃不稳，不能走直线，步幅不一状如醉汉，又称酩酊步。

（5）慌张步态 见于帕金森病。上肢无摆动动作，步幅短小，行走快速，不能随意停止或转向，又称前冲步态。

2. 肌无力引起的异常步态

（1）臀大肌无力步态 由于伸髋肌群无力，患者在足跟着地后常用力将躯干与骨盆后仰，使重力线落在髋后以维持被动伸髋，同时绷直膝部，形成仰胸凸肚的姿态。

（2）臀中肌无力步态 一侧臀中肌软弱时不能维持髋的侧向稳定，行走时上身向患侧弯曲，防止对侧髋部下沉并带动对侧下肢提起及摆动。两侧髋外展肌损害时，步行时上身左右摇摆，形如鸭子走路，又称鸭步。

（3）股四头肌无力步态 由于伸膝肌无力，膝关节被动伸直，并使躯干向前倾斜。如果同时有伸髋肌无力，患者需要俯身用手按压大腿使膝伸直。

（4）胫前肌无力步态 由于踝背伸肌无力，下肢在摆动期呈现足下垂，患者通过增加屈髋和屈膝来防止足尖拖地，呈现跨门槛步或跨栏步。

3. 其他原因引起的步态异常

（1）短腿步态 如一腿缩短超过 3cm 时，患腿支撑时可见同侧骨盆及肩下沉，呈现斜肩步，摆动期则出现足下垂。

（2）疼痛步态 当各种原因引起患腿负重疼痛时，患者会尽量缩短患肢的支撑期，使对侧下肢跳跃式快速前进，步幅缩短，又称短促步。

五、平衡和协调运动功能评定

（一）平衡功能评定

平衡是指人体所处的一种稳定状态以及不论处在何种位置，当运动或受到外力作用时，能自动地调整并维持姿势的能力。人体在坐、站以及进行日常生活活动和其他运动中，均需要保持良好姿势控制和稳定性。正常情况下，当人体重心垂线偏离稳定基底时，即会通过主动的或反射性的活动使重心垂线返回到稳定基底内，这种能力就称为平衡功能。

1. 分类 可分为静态平衡和动态平衡。

（1）静态平衡（一级平衡） 是指人体在无外力的的作用下，使身体或身体某一部位保持稳定状态的过程，需要肌肉的等长收缩（静力性运动）来完成。

（2）自动动态平衡（二级平衡） 是指人体在无外力的作用下姿势调整的过程中维持平衡的能力，需要肌肉的等张收缩来完成。

（3）他动动态平衡（三级平衡） 是指人体在外力的作用下（包括加速和减速），当身体重心发生改变时，通过姿势的调整，保持身体平衡的过程。

2. 影响人体平衡的常见因素 影响平衡的因素主要有三点：重心的高低、支撑面的大小、支撑面的稳定性。一般说来，重心越低、支撑面积越大、支撑面越稳定，平衡也就越好，反之亦然。

3. 评定目的 平衡功能评定的对象主要是平衡功能障碍者，主要目的有判定是否存在平衡功能障碍，确定其程度及类型，分析引起平衡功能障碍的原因，为制订康复治疗和护理计划提供依据。另外，也常用来预测跌倒风险。

4. 常用的平衡功能评定方法 临床上对平衡功能的评定主要分为以下三类：①观察法，如三级分法；②量表评定法，如 Fugl - Meyer 平衡量表、Berg 平衡量表等；③平衡仪测试，有静态平衡仪测试和动态平衡仪测试。下面对临床中较为常用的几种平衡功能评定方法分别介绍。

（1）三级分法 常用平衡功能三级分法，是临床上应用最广泛的平衡功能评定法之一。三级分法将人体平衡分为坐位平衡和立位平衡两种状态，每一种体位下又都按照相同的标准分为三个级别进行评定，具体评定方法如下。

①一级平衡 属静态平衡，被测试者在不需要帮助的情况下能维持所要求的体位（坐位或立位）。

②二级平衡 即自动态平衡，被测试者能维持所要求的体位，并能在一定范围内主动移动身体重心后仍维持原来的体位。

③三级平衡 即他动态平衡，被测试者在受到外力干扰而移动身体重心后仍恢复并维持原来的体位。

（2）Fugl－Meyer 平衡量表 Fugl－Meyer 平衡反应测试记录表主要适用于偏瘫患者的平衡功能评定，此种评定法对偏瘫患者进行七个项目的检查，每个检查项目都分为 0~2 分三个级别进行记分，最高分 14 分，最低分 0 分，少于 14 分，说明平衡功能有障碍，评分越低，表示平衡功能障碍越严重。具体评定项目及评分标准如下。

表 3－11 Fugl－Meyer 平衡反应测试记录表

姓名： 性别： 年龄： 诊断： 测评员：

评定内容	评分标准	评定得分		
		年 月 日	年 月 日	年 月 日
Ⅰ无支撑坐位	0 分：不能保持坐位 1 分：能坐，但少于 5min 2 分：能坚持坐 5min 以上			
Ⅱ健侧展翅反应	0 分：肩部无外展或肘关节无伸展 1 分：反应减弱 2 分：反应正常			
Ⅲ患侧展翅反应	0 分：肩部无外展或肘关节无伸展 1 分：反应减弱 2 分：反应正常			
Ⅳ支撑下站立	0 分：不能站立 1 分：在他人的最大支撑下可站立 2 分：由他人稍给支撑即能站立 1min			
Ⅴ无支撑站立	0 分：不能站立 1 分：不能站立 1min 以上 2 分：能平衡站立 1min 以上			
Ⅵ健侧站立	0 分：不能维持 1~2s 1 分：平衡站稳 4~9s 2 分：平衡站立超过 10s			
Ⅶ患侧站立	0 分：不能维持 1~2s 1 分：平衡站稳 4~9s 2 分：平衡站立超过 10s			

（3）平衡仪测试

①静态平衡仪测试 采用高精度传感器，利用计算机测量技术，将人体重心的移

动距离，沿水平平面内 X、Y 轴移动速度等指标实时地以图形的形式显示，并采用自动优化的计算方法，评定测试者平衡能力。

②动态平衡仪测试 动态平衡仪由测试平台、中央处理器、显示器组成。测试平台可以进行向前或向后、向两侧或向中央运动，还可倾斜，最大倾斜角度为 20°，用来开展各种测试，评定测试者的动态平衡能力。

（二）协调运动功能评定

协调是指人体产生平滑、准确、有控制的运动的能力。正常的随意运动需要有若干肌肉的共同协作运动，当在主动肌收缩时，拮抗肌松弛、固定肌支持固定和协同肌协同收缩，才能准确地完成一个动作，肌肉之间的这种配合运动称为协调运动，主要表现为产生平滑的、准确的、有控制的运动，同时所完成运动的质量，应包括按照一定的方向和节奏，采用适当的力量和速度等几个方面。中枢神经系统中参与协调控制的部位有 3 个，包括小脑、基底节、脊髓后索。协调运动的产生需要有深感觉、前庭、小脑和锥体外系的参与。

1. 分类 协调功能障碍又称为共济失调，根据中枢神经中不同的病变部位分为小脑共济失调、基底节共济失调、脊髓后索共济失调。

（1）小脑共济失调 常见表现有：①辨距不良；②姿势性震颤；③意向性震颤；④轮替运动障碍；⑤运动分律。

（2）基底节共济失调 常见表现为：①震颤；②运动不能；③偏身舞蹈症；④手足徐动；⑤肌张力障碍。

（3）脊髓后索共济失调 常见表现为：①当闭眼或房间太黑时易倾斜、易跌倒；②异常步态；③辨距不良。

2. 评定的目的 明确有无协调障碍及其程度、类型、原因，评估肌肉或肌群共同完成一种作业或功能活动的能力，对康复治疗效果进行评估，为康复计划的制订、实施与修改提供论据。

根据协调活动完成情况，常分为 5 级。

Ⅰ级：正常完成。

Ⅱ级：轻度残损，能完成活动，但较正常速度和技巧稍有差异。

Ⅲ级：中度残损，能完成活动，但动作慢、笨拙、明显不稳定。

Ⅳ级：重度残损，仅能启动动作，不能完成。

Ⅴ级：不能完成活动。

3. 常用评定方法

（1）观察法 观察受试者动作的质量或日常生活活动。

（2）协调试验 可分为平衡性与非平衡性协调试验两类。下面主要讲述后者：检查时主要观察动作的完成是否直接、精确，时间是否正常，在动作的完成过程中有无辨距不良、震颤或僵硬，增加速度或闭眼时有无异常。

①指鼻试验 患者肩外展，伸肘，用示指尖触及自己的鼻尖；也可以让患者用自己的示指先接触自己的鼻尖，再去接触检查者的示指。检查者可以通过改变患者肩的位置或自己示指的位置来评定患者在不同平面内完成该测试的能力。

②指－指试验　检查者与患者相对而坐，将示指放在患者面前，让患者用自己的示指去触检查者的示指。检查者可以通过改变示指的位置来评定患者对方向、距离改变的应变能力。

③轮替试验　患者屈肘90°，双手张开，一手向上，一手向下，交替转动，也可以在肩屈90°，伸肘的位置上进行。

④示指对指试验　患者先双肩外展90°，伸肘，再向中线运动，双手示指相对。

⑤握拳试验　患者双手握拳、伸开，可以同时进行或交替进行（一手握拳，一手伸开），速度可以逐渐增加。

⑥跟膝胫试验　患者仰卧，抬起一侧下肢，先将足跟放在对侧下肢髌骨（膝）上，再沿着胫骨前缘向下推移。

⑦拍地试验　足跟触地，抬起脚尖，做拍地动作，可以双脚同时做或分别做。

⑧画圆试验　患者抬起上肢或下肢，在空中画出想象中的圆。

目标检测

1. 简述关节活动度概念与分类。
2. 关节活动度评定最常用的评定工具是什么，其评定的基本方法是什么？
3. 简述肌力的概念及影响肌力的因素有哪些。
4. 简述徒手肌力评定的程序及分级标准。
5. 简述器械肌力评定的类型。
6. 简述肌张力的概念及异常肌张力的分类。
7. 简述肌张力评定改良的Ashworth分级标准。
8. 简述步行周期的概念与基本构成。
9. 简述临床常见的异常步态类型及临床表现。
10. 简述平衡与协调功能的定义。
11. 简述平衡的分类。
12. 简述协调功能障碍的表现及协调功能评定方法。

（王安民）

第四节　心肺功能评定

学习目标

知识目标
1. 熟悉心肺功能的相关概念。
2. 熟悉心肺功能常用的评定指标及方法。

能力目标
学会心肺功能评定的实际应用。

【引导案例】

　　男性，50岁，因中央型肺癌行一侧全肺切除术。患者年龄偏大，有吸烟史，有慢性阻塞性肺病病变，术后呼吸道感染及呼吸衰竭的可能性大，加之由于该术式较多减少呼吸床和血管床而对呼吸及循环功能产生较大影响，因而应该在术前、术中、术后进行什么评定尤为重要？此患者康复护理评定包括哪些方法？

　　心肺功能是人体进行新陈代谢的基础，是人体运动耐力的基础体现，呼吸系统和循环系统虽然是两个系统，但是关系密切，两个系统的功能障碍在临床表现上相似，治疗上相互关联，所以在功能评估时也合为一起称为心肺功能评定。

一、代谢当量

（一）概念

　　代谢当量（METs）是以清醒、安静、坐位时的能量消耗为基础，表达各种活动时相对能量代谢水平的常用指标。1METs 相当于 VO_2 3.5ml/（kg·min），稍高于基础代谢［约 3.3ml/（kg·min）］，是能量代谢的另一种表达方式。METs 的最大优点是将人体所消耗的能量标准化，从而使不同年龄、性别、体重的个体进行比较。

（二）METs 在康复医学中具有极其重要的应用价值

　　1. 判断体力活动能力和预后　关键的最高 METs 判断值如下。

　　（1）＜5METs　65 岁以下的患者预后不良。

　　（2）5METs　日常生活受限，相当于急性心肌梗死恢复期的功能储备。

　　（3）10METs　正常健康水平，药物治疗预后与其他手术或介入治疗效果相当。

　　（4）13METs　即使运动试验异常，预后仍然良好。

　　（5）18METs　有氧运动员水平。

　　（6）22METs　高水平运动员。

　　2. 判断心功能及相应的活动水平　由于心功能与运动能力密切相关，因此最高 METs 与心功能直接相关。

　　3. 表示运动强度，制定运动处方　可以用 METs 来表示任何一种活动的运动强度。计算时可以先确定每周的运动总量以及运动训练次数或天数，将每周总量分解为每天总量，然后确定运动强度，查表选择适当的活动方式，将全天的 METs 总量分解到各项活动中，形成运动处方。

　　4. 区分残疾程度　一般将最大 METs ＜5 作为残疾标准。

　　5. 指导日常生活活动与职业活动　心血管疾病患者需要在确定其安全运动强度后，根据 METs 表选择合适的日常生活活动或职业活动。

二、心脏功能评定

　　心脏具有多方面功能，如：①机械功能；②神经分泌功能；③电生理功能。一般所说的心功能主要指心脏机械功能，即狭义的心脏功能。康复医学侧重于心功能容量的测定，主要评定方法为心电运动试验（ECG exercise testing）。

（一）心电运动试验

是通过逐步增加运动负荷，以试验前、中、后的心电图变化作为评价手段，判定心脏储备力的大小和病变的程度。

1. 心电运动试验的目的

（1）协助临床诊断　冠心病诊断；鉴定心律失常；鉴定呼吸困难或胸闷的性质。

（2）确定功能状态　判定冠状动脉病变严重程度及预后；评定心功能、体力活动能力和残疾程度。

（3）评定康复治疗效果　运动试验时的心率、血压、吸氧量以及患者的主观感受等均可以作为康复治疗效果定量评判的依据。

（4）指导康复治疗　确定患者运动的安全性；为制定运动处方提供定量依据；协助患者选择必要的临床治疗；使患者感受实际活动能力，去除顾虑，增强参加日常活动的信心。

2. 适应证与禁忌证

（1）适应证　①对已知冠心病，尤其是在急性发作后，如心绞痛或心肌梗死后、冠脉成形术或冠脉搭桥术后判断其预后。②了解功能情况，如抗心绞痛治疗、心律失常药物和冠脉成形术及搭桥术的效果。③对患者适宜进行的体力活动和日常活动的工作负荷量作出个体化的定量指导。

（2）禁忌证　病情不稳定者均属于禁忌证，主要包括以下几方面：①严重心脏病变，如急性心肌梗死、不稳定型心绞痛、病毒性心肌炎、感染性心内膜炎等；②严重的高血压和低血压；③肺栓塞；④任何急性或严重疾病。

3. 心电运动试验方式　目前常用的运动试验方式有活动平板、踏车运动、简易运动试验等。

（1）活动平板（treadmill）　又称踏板或跑台，活动平板运动因其参与作功的肌群多，是目前常用的器械运动中引起心肌氧耗最高的运动方式。活动平板的优点是接近日常活动的生理状态，可以逐步增加负荷量；缺点是由于肌肉活动及软组织的弹性作用使心电图记录有一定的干扰。

（2）踏车运动（bicycle ergometer）　是采用固定式功率自行车，患者在踏车运动时，可以采用电磁刹车或机械刹车的方式逐步增加踏车的阻力，从而加大受试者的运动负荷。优点是运动时无噪声，运动中心电图记录较好，血压测量比较容易；缺点是对于体力较好者，往往不能达到最大心脏负荷。

（3）简易运动试验　简易运动试验是指采用定量步行（定时间或定距离）的方式进行心血管功能评定的试验方法。定时间行走试验主要包括6min或12min行走试验，对于重症患者也可以采用2min步行，它通过对患者运动耐力的检测，反映心脏的功能状态。6min步行试验是一种简便、易行、安全有效的方法，要求患者在走廊里尽可能行走，测定6min内步行的距离。6min内，若步行距离<150m，表明心衰程度严重，150～425m为中度心衰，426～550m为轻度心衰。6min步行试验结果是独立的预测心衰致残率和病死率的因子，可用于评定患者心脏储备功能，评价药物治疗和康复治疗的疗效。

4. 仪器设备 心肺运动测试仪，由计算机、专用分析软件、测量通气的流速传感器和测量 O_2 和 CO_2 浓度的气体分析器、十二导联运动心电图仪组成。根据选用不同的运动方式，运动器械可采用功率自行车、上肢功率计、活动平板或轮椅活动平板等。

5. 基本步骤

（1）心电运动试验开始前测量安静时心率、血压及心电图。

（2）试验中按运动方案逐级增加负荷，同时测定如下指标：心率或脉搏、血压、心电图、VO_2 和 CO_2 排出量（VCO_2）和主观感觉。每一级最后 1min 指标测完后，应即刻进行分析。如果没有终止试验的指征，则将负荷加大至下一级。

（3）试验终止后达到运动终点或出现中止试验的指征而终止运动后，于坐位或卧位描即刻（30s 以内）、2min、4min、6min 的心电图并同时测量血压。以后每 5min 测定一次，直至接近试验前的水平或患者的症状或其他严重异常表现消失为止，试验结束。

6. 心电运动试验方案 根据试验目的、病史以及运动器官的功能状况选择合适的运动试验，如固定活动平板试验、蹬踏车运动试验、上肢功率计运动试验。

（1）活动平板运动试验 固定活动平板运动试验是通过增加速度和坡度来增加运动负荷或强度。固定活动平板的运动强度以 VO_2 表示。改良 Bruce 方案如下（表 3 – 12）。

表 3 – 12 改良 Bruce 方案

分级	速度（km/h）	坡度（%）	时间（min）	METs
0	2.7	0	3	2.0
1/2	2.7	5	3	3.5
1	2.7	10	3	5.0
2	4.0	12	3	7
3	5.5	14	3	10
4	6.8	16	3	13
5	8.0	18	3	16
6	8.9	20	3	19
7	9.7	22	3	22

（2）踏车运动试验 受试者坐在功率自行车上进行原地踏车运动。功率自行车可以用机械的或电动的方式逐步增加踏车的阻力，从而加大受试者的运动负荷。功率自行车的运动强度以功率表示，单位为瓦特（W）或千克·米/分（kg·m/min）。$1W = 6.12kg·m/min$。踏车功率从 15W 开始，每隔 3min 增加 15～25W，直到受试者不能保持 50r/min 的速度时结束运动，试验控制在 8～12min 内完成。

7. 心电运动试验终止的标准 在运动试验过程中，发现以下情况之一时应终止运动试验，必要时给予相应治疗。具体标准为：

（1）出现胸痛、头晕、疲乏、心悸、呼吸困难等症状；

（2）有冷汗、苍白、步态不稳、低血压等体征；

（3）有意义的 S－T 段偏移，有室性心律失常、房室或室内传导阻滞等心电图改变；

（4）收缩压≥225mmHg，舒张压较休息时升高 20mmHg 以上；

（5）血压不升或下降 10mmHg 以上；

（6）被试者不愿意继续进行试验。

（二）注意事项

（1）向患者介绍心电运动试验方法、过程及目的，取得合作。

（2）室内温度最好为 22℃左右，湿度小于 60%，空气要流通、新鲜。

（3）受试者于饭后 2～4h 进行试验。

（4）试验前 2h 禁止吸烟、饮酒，停用影响试验结果的药物，包括洋地黄制剂、硝酸甘油、潘生丁、咖啡因等。

（5）感冒或其他病毒、细菌性感染后 1 周内不宜参加试验。

（6）试验前 1 天内不参加重体力或剧烈活动，适当休息 30min 左右。

（7）试验室内应备有急救药品和设备，并对出现的严重并发症需及时处理。

三、肺功能评定

肺功能评定对于早期发现肺与支气管疾病并判断其损害程度，评价肺与支气管疾病的治疗效果及判断预后，选择胸、腹部手术适应证，鉴别呼吸困难的原因、诊断和监护呼吸功能不全以及鉴定职业病和劳动耐力都有着十分重要的价值。肺功能评定包括主观的呼吸功能障碍感受分级和客观检查，从简单的肺活量测定到比较高级的呼吸生理试验。

（一）评定目的

（1）了解呼吸功能障碍的程度；

（2）为制订康复治疗方案提供依据；

（3）判断疗效。

（二）评定方法

1. 询问病史、家族史、吸烟史和职业及症状　如咳嗽、咳痰、憋闷、气喘等；体检包括姿势和体位、胸廓类型、呼吸形式、呼吸音等；了解患者胸部 X 线。

2. 体格检查　重点是呼吸系统，可按视、触、叩、听的顺序进行，还应注意心血管系统及全身营养状态的检查。

3. 呼吸功能徒手评定　让评定对象做一些简单的动作或短距离行走，再根据其出现气短的程度来对呼吸功能作出初步评定，分为 0～5 级。

0 级：日常生活能力和正常人一样。

1 级：一般劳动较正常人容易出现气短。

2 级：登楼、上坡时出现气短。

3 级：慢走 100m 以内即感气短。

4 级：说话、穿衣等轻微动作即感气短。

5 级：安静时也觉气短，不能平卧。

4. 肺功能测定 有条件应进行此项检查，包括肺容量和肺通气功能。

（1）肺容量测定 常用指标有：潮气量（TV）、深吸气量（IC）、补吸气量（IRV）、补呼气量（ERV）、肺活量（VC）、功能残气量（FRO）及残气量（RV）、肺总量（TLc）。其中最为常用的是肺活量，肺活量指尽力吸气末，从肺内所能呼出的最大气量，等于潮气量、补吸气量和补呼气量之和。肺活量反映了肺一次通气的最大能力。正常成年男性约3500ml，女性约2500ml。测量呼吸气量一般是用肺量计来进行的，而肺量计的种类很多，以水封桶式最简单。呼吸时将浮筒升降幅度描绘在按一定速度水平走向的记录纸上，所得曲线称肺量图。

（2）肺通气功能测定 肺通气量是指单位时间内进出肺的气量，可以反映通气功能，常用测定指标包括以下几项。

①静息通气量（VE） 是静息状态下每分钟出入肺的气量，等于潮气量乘以每分钟呼吸频率，正常男性为（6663 ± 200）ml，女性为（4217 ± 160）ml。

②最大通气量（MVV） 指以最快的速度和最大的幅度进行呼吸时，得到的每分钟通气量。

③用力肺活量（FVC） 又称时间肺活量（TVC），是尽力最大吸气后以最大用力、最快速度所能呼出的最大气量。

5. 呼出气体分析 通过心肺运动试验测定气流及呼气中的 O_2 和 CO_2 的含量，推算出每分钟通气量、呼吸储备、VO_2、O_2 通气当量、CO_2 通气当量、呼吸商等参数。它们反映了动态肺功能水平。

6. 血气分析 抽取动脉血，测定血液中 PaO_2、$PaCO_2$ 及动脉血 O_2 含量，并以此推算全身的气体代谢和酸碱平衡情况。

7. 行走试验 平地行走试验包括12min、6min、100m行走，用于评价慢性肺部疾病对于运动耐受性的影响。

知识链接

目前肺叶切除或肺段切除仍是非小细胞型肺癌的最佳治疗方案。肺减容术则是近年来治疗严重肺气肿又一新途径。但此类手术对现有肺功能造成进一步损害，且有较高术后并发症率（长期机械通气，住院时间延长，死亡等），尤其是术前已存在心肺功能不全的患者手术后严重并发症率高达15% ～20%。故此类手术前必须对患者进行准确的心肺功能评估以预测患者能否耐受围术期应激，从而把握最佳手术适应证，既不保守也不冒险。

目标检测

1. 简述心肺功能评定常用的指标。
2. 简述心肺功能常用的评定方法及步骤。

（孟宪国）

第五节 感觉功能评定

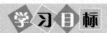

知识目标

熟悉感觉的定义、分类。

熟悉躯体感觉障碍的评定。

熟悉疼痛的评定。

能力目标

1. 学会感觉的检查方法。

2. 理解感觉障碍评定的临床目的和意义。

【引导案例】

张某，男性，56岁。脑出血入院1个月，被动卧位，右侧肢体瘫痪，轻度肿胀，自述患侧感觉迟钝。此患者是否存在感觉障碍？如何进行检查，属于什么类型感觉障碍？护理过程中应该注意哪些方面？

感觉功能评定的目的在于及时发现患者是否存在感觉障碍以及感觉障碍的类型、程度等，从而为患者治疗、康复、护理提供依据，预防继发损害，制定正确康复方案。

一、概述

（一）概念

感觉是大脑对直接作用于感受器的客观事物的个别属性的反应。感觉分为特殊感觉和躯体感觉两大类，本节主要介绍躯体感觉的评定。躯体感觉又分为浅感觉、深感觉和复合感觉。

（二）躯体感觉的分类

1. 浅感觉 浅感觉是皮肤、黏膜的感觉，包括温度觉、痛觉、触觉和压觉。

2. 深感觉 深感觉又叫本体感觉，是肌肉、肌腱、骨膜和关节的感觉，包括关节觉、震动觉。

3. 复合感觉 复合感觉又称皮质感觉，是大脑皮质对浅、深等各种感觉进行分析比较和综合后形成的，包括实体觉、重量觉、图形觉、定位觉、两点辨别觉等。

（三）感觉评定的目的及意义

（1）确定机体有无感觉障碍，并判断其性质、程度、范围，并作出神经损伤的定位诊断。

（2）确定感觉障碍对运动功能及日常生活活动的影响。

（3）诊断和评定周围神经及中枢神经疾患。

（4）根据评定结果，制订相应的治疗和护理计划。

（5）预防继发性损害的出现，如烫伤、压疮等。

（6）评定康复医疗及感觉训练效果。

二、感觉的检查步骤与方法

（一）感觉的检查步骤

在感觉检查时，为了力求结果准确可靠，应遵循一定的步骤。

（1）向患者介绍检查目的、方法和要求，取得患者的配合。

（2）先检查健侧，使患者知道"正常"的感觉，再检查患侧。

（3）检查时让患者闭眼，在两个测试之间，让患者睁眼告诉其新的指令。

（4）先检查浅感觉，再检查深感觉和复合感觉。

（5）给予刺激后观察患者反应。

（6）记录检查结果。

（二）感觉检查的方法

1. 浅感觉检查

（1）触觉检查　让患者闭眼，检查者用棉花或软毛笔等轻刷患者皮肤。先健侧再患侧，并询问其有无感觉，注意两侧对比。检查顺序为面部、颈部、上肢、躯干、下肢。

（2）痛觉检查　让患者闭眼，检查者用大头针尖端轻刺患者皮肤。先健侧再患侧，并询问其有无疼痛感觉，注意两侧对比。先检查头面部，后上肢、下肢。

（3）压觉检查　让患者闭眼，检查者用大拇指适度用力挤压其肌肉或肌腱。请患者指出其感觉。

（4）温度觉检查　包括冷觉与温觉。冷觉用装有 5～10℃的冷水试管，温觉用装有 40～45℃的温水试管。在患者闭眼的情况下，交替接触其皮肤，请患者说出冷或热的感觉。检查时注意两侧对比。

2. 深感觉检查

（1）关节觉检查　包括位置觉与运动觉。①位置觉：患者闭眼，检查者将其肢体被动摆放在一个位置上，让患者说出肢体所处位置，或用另一侧肢体模仿出来。②运动觉：患者闭眼，检查者在一个较小的幅度内被动活动其肢体，让患者说出肢体运动的方向。

（2）震动觉检查　让患者闭眼，检查者用每秒震动 128 或 256 次的音叉置于其骨骼突出部位上，通常选择胸骨、锁骨、肩峰、鹰嘴、桡骨或尺骨小头、棘突、髂前上棘、股骨粗隆、腓骨小头或内、外踝等，询问患者有无震动感和持续的时间，并注意两侧对比。

3. 复合感觉检查

（1）实体觉检查　让患者闭眼，将日常生活中熟悉的某物品放于患者手中（如手表、手机、刀子、钱包、钢笔等），让患者说出该物品的名称、大小及形状等，两手比较。注意先检查患侧。

（2）重量觉检查　检查者将形状、大小相同但重量逐渐增加的物品放在患者手上，或者双手分别放置不同重量的上述检查物，请其比较、判断各物品的轻重。

（3）图形觉检查　让患者闭眼，检查者用铅笔或火柴棒在患者皮肤上写数字或画图形（如圆形、三角形、方形等）询问患者能否感觉并辨认，注意两侧对照。

（4）定位觉检查　让患者闭眼，检查者用手指或棉签轻触其皮肤，让患者说出或指出受触的部位。正常误差手部 < 3.5mm，躯干部 < 1cm。

（5）两点辨别觉检查　让患者闭眼，用特制的两点辨别尺或双脚规或叩诊锤两尖端，两点分开至一定距离，同时轻触患者皮肤，患者在闭眼的情况下，若感到两点时，再缩小距离，直至两个接触点被感觉到为一点为止。测出两点间最小的距离。两点必须同时刺激，用力相等。正常人全身各部位的数值不同，正常值：口唇为 2 ~ 3mm，指尖为 3 ~ 6mm，手掌、足底为 15 ~ 20mm，手背、足背为 30mm，胫骨前缘为 40mm，背部为 40 ~ 50mm，上臂和大腿部距离最大，约为 75mm。

三、感觉障碍的定位诊断

由于感觉通路各部位损害后，所产生的感觉障碍有其特定的分布和表现，故可根据感觉障碍区的分布特点和改变的性质，判定感觉通路损害的部位。临床上对感觉障碍可分为以下几型。

1. 周围神经型

（1）末梢型　表现为双侧对称性以四肢末端为主的各种感觉减退、消失或过敏，呈手套、袜子型分布，常伴有运动及自主神经功能障碍。

（2）神经干型　表现为该神经干受损时，其支配区皮肤出现片状或条索状分布的感觉障碍。

（3）后根型　表现为呈节段性带状分布的感觉障碍，各种感觉减退或消失，范围与神经节段分布一致，常伴有放射性疼痛，即神经根痛。

2. 脊髓型

（1）脊髓横断性损害　脊髓横断性病时，可表现受损节段平面以下各种感觉障碍，同时伴随截瘫或四肢瘫，大小便障碍。

（2）脊髓半切损害　在脊髓半切损害时，受损节段平面以下出现同侧深感觉障碍伴中枢性瘫痪，对侧痛、温觉障碍，触觉正常。

（3）脊髓后角损害　表现为病变同侧的节段性痛、温觉丧失，而触觉大致正常，深感觉存在，即分离性感觉障碍，疼痛可不明显。

（4）脊髓传导束损害　表现为损害平面以下的感觉障碍：①后索损害，损害水平以下同侧深感觉减退或消失，同时出现感觉性共济失调；②脊髓侧索损害，损害水平以下对侧的痛、温觉障碍。

3. 脑干型　延髓及桥脑下部一侧损害时，出现同侧面部和对侧半身交叉性感觉障碍。

4. 丘脑型　丘脑病变时可表现为对侧偏身深、浅感觉缺失或减退。尚可出现感觉过敏或倒错，以及严重的偏身自发性疼痛（丘脑痛），以定位不准、疼痛性质难以形容为特点。

5. 内囊型 内囊病变时，因损害经内囊后肢丘脑皮质束而产生对侧偏身（包括面部）深、浅感觉减退或消失，常伴有瘫痪和偏盲。

6. 皮质型 由于顶叶感觉区的范围较广，因此感觉障碍可局限于对侧的某一部位，如面部、上肢或下肢。皮质型感觉障碍的特点是出现复合感觉的障碍，如实体觉、图形觉、两点辨别觉、定位觉的障碍。

四、疼痛评定

（一）概述

1. 疼痛的概念 疼痛（pain）是一种复杂的生理心理活动，是临床上最常见的症状之一。较严重的疼痛对人们的学习、生活、精神将构成非常大的影响。1986 年国际疼痛学会提出的定义为：疼痛是由实际的或潜在的组织损伤引起的一种不愉快的感觉和情感经历。

2. 疼痛的分类 目前疼痛的分类尚未统一标准。一般可根据疼痛部位、病因、发作频率、强度、持续时间和病理进行分类。临床上最为常用的分类方法则以疼痛的持续时间作为依据，据此可将疼痛分为急性疼痛、慢性疼痛、亚急性疼痛和再发性急性疼痛。

（1）急性疼痛 由于有效的治疗和（或）疾病损伤的自限性结果，急性疼痛及其伴随反应通常在数天或数周内消失，普遍可以接受的急性疼痛的时间标准通常为 <30d，若治疗不当，则会引起疼痛的持续存在，病理生理学改变增加，致使疼痛发展为亚急性或慢性疼痛。

（2）亚急性疼痛 疼痛持续时间介于急性疼痛和慢性疼痛之间，这一过程被视为疼痛可完全治愈的最后机会。

（3）慢性疼痛 一般标准为疼痛持续 6 个月以上。慢性疼痛与急性疼痛比较具有 3 个方面的差别，即心理反应不同，产生疼痛之外的各种障碍，一旦形成，疼痛完全缓解的可能性较小。

（4）再发性急性疼痛 为一种间隔较长一段时间后再度发作的"孤立"的疼痛模式。它往往是在慢性病理基础上由外周组织病理的急性发作所致。与慢性疼痛和亚急性疼痛不同，它是不连续的急性发作的再现。持续数周以上的疼痛可能为亚急性疼痛，而在数月或数年中数次有限的发作（例如头痛、脊柱退行性椎间盘和关节疾病）即为典型的再发性急性疼痛。

（二）评定方法

1. 疼痛部位的评定 一般可应用疼痛示意图等方法，以量化疼痛区域的大小、评定不定期疼痛部位的改变，同时可以评定疼痛强度和性质。常用的方法为 45 分区体表面积评分法，此法把人体表面分成 45 个区域，见图 3 - 7，每个区域内标有该区号码，让患者将自己的疼痛部位用不同颜色或符号在图中标出。涂盖一区为 1 分（每个区不论大小均为 1 分，即便只涂盖了一个区的一小部分也评为 1 分），未涂处为 0 分，总评分反映疼痛区域，用不同颜色或符号表示疼痛强度。适用于疼痛范围相对较广的患者，如颈痛、腰痛等。

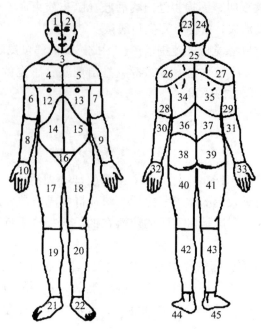

图 3-7　人体表面积 45 分区

2. 疼痛强度的评定

（1）视觉模拟量表法（visual analogue scale，VAS）又称目测类比量表法。VAS 通常采用 10cm 长的直线（可为横线或竖线），按毫米划格，两端分别表示"无痛"（0）和"极痛"（100）。被测者根据其感受程度，用笔在直线上画出与其疼痛强度相符合的某点，从"无痛"端至记号之间的距离即为痛觉评分分数。一般重复两次，取两次的平均值。VAS 是目前最常用的疼痛强度评定方法。

　　　VAS　　无痛I——I——I——I——I——I——I——I——I——I极痛
　　　　　　 0　　　　　　　　　　　　　　　　　　　　　　 100

VAS 也可采用游动标尺进行评定。游动标尺评定时，游动标尺正面为在 0～10 之间可游动的标尺，背面为从 0～10 数字的 VAS 游动标尺（相应长度的厘米数，可精确到毫米）。患者移动游动标尺至自己认定的疼痛位置时，医生立即在尺的背面看到具体数字。

若在线上的两端分别标上"疼痛无缓解"、"疼痛完全缓解"，则成为疼痛缓解目测类比评分法，用于评价疼痛的缓解情况。

（2）口述分级评定法（VRS）　由一系列用于描述疼痛的形容词组成，也称为言语评价量表，描述词以疼痛从最轻到最强的顺序排列。有 4 级评分法、5 级评分法等方法。如将疼痛用"无痛"、"轻微痛"、"中度痛"、"重度痛"和"极重度痛"表示。

（3）数字评分法（NRS）　包括 11 点数字评分法（以无痛的 0 依次增强到最剧烈疼痛的 10 的 11 个点来描述疼痛强度）、101 点数字评分法（与 11 点数字评分法相似，在从 0～100 共 101 个点的直尺上，渐次从无痛增强到最剧烈疼痛）。0 表示无痛，10或 100 表示最痛。被测者根据个人疼痛感受在其中一个数作记号。

目标检测

1．简述感觉障碍评定的目的及意义。
2．简述疼痛的分类。
3．简述感觉检查的方法。

（罗光会）

第六节　认知心理评定

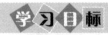

知识目标
1. 掌握知觉、注意、记忆的概念。
2. 熟悉知觉障碍、注意障碍、记忆障碍及心理的评定方法。

能力目标
能进行常用的认知心理评定。

【引导案例】

　　李某,男,67岁,因左侧肢体的不利3d入院。既往有高血压病史10年。患者于3d前晨起突然出现昏迷,急被送诊,行头颅CT检查,见右侧基底节区脑梗死。请问当患者清醒后,除了肢体功能、活动功能的评定以外,还可以做哪些认知心理功能方面的评定?

　　认知功能障碍是指当中枢神经系统损伤后,导致大脑对感知的信息处理过程出现了障碍,从而改变了患者对刺激的反应方式而干扰其日常生活。认知功能评定主要是对智力、知觉、注意、记忆等高级脑功能障碍进行评定。心理评定能准确掌握患者心理状况,帮助患者采取积极应对措施。

一、认知功能评定

认知是指人的大脑获得信息、加工信息、储存信息、回忆和应用信息的过程，是人认识外界事物的过程。它包括知觉、注意、记忆、思维等，认知过程是高级脑功能活动，是通过脑这一特殊物质实现的。

（一）智力测验

智力是人们认识客观事物并运用知识解决实际问题的能力。智力的高低通常用智力商数（简称智商）来表示，用以标示智力发展水平。智力测验是通过测验的方式衡量个体智力水平高低的一种科学方法。常用的智力测验的方法有韦氏智力量表、简易精神状态评定法（MMSE）等。

1. 韦氏成人智力测验 智商评价主要是采用 Wechsler 成人智力评价量表（WAIS，韦氏）。此评价量表适用于 16 岁以上成人。它包括了许多"子试验"项目，既可以评价一般智能，还可以评价言语智商和行为智商。WAIS 能够为临床诊断提供依据，确定病变部位，如 WAIS 测定言语智商下降说明患者左半球有损伤，若行为智商降低，则说明患者多半有右侧大脑半球的损伤。WAIS 方法诊断智商水平比较全面，但对患者的要求较高，且费时，对轻度认识功能障碍的患者效果比较好。

2. 简易精神状态评定法（MMSE） 对成人智力残疾者，难以完成韦氏成人智力测验，可用 MMSE 对痴呆筛选，MMSE 的优点是简便、实用、有效。

（1）评定内容及方法 有 30 个项目，正确回答或完成 1 项记 1 分，如表 3 - 13。

表 3 - 13　MMSE 表

项目	分数	
（1）今年是哪个年份	1	0
（2）现在是什么季节	1	0
（3）今天是几号	1	0
（4）今天是星期几	1	0
（5）现在是几月份	1	0
（6）你现在在哪一个省（市）	1	0
（7）你现在在哪一个县（区）	1	0
（8）你现在在哪一个乡（镇、街道）	1	0
（9）你现在在哪一层楼上	1	0
（10）这里是什么地方	1	0
（11）复述：皮球	1	0
（12）复述：国旗	1	0
（13）复述：树木	1	0
（14）计算：100 - 7	1	0
（15）辨认：铅笔	1	0
（16）复述：44 只石狮子	1	0
（17）闭眼睛（按卡片上的指令动作）	1	0

续表

项目	分数	
（18）用右手拿纸	1	0
（19）将纸对折	1	0
（20）手放在大腿上	1	0
（21）说一句完整句子	1	0
（22）计算：93 − 7	1	0
（23）计算：86 − 7	1	0
（24）计算：79 − 7	1	0
（25）计算：72 − 7	1	0
（26）回忆：皮球	1	0
（27）回忆：树木	1	0
（28）回忆：国旗	1	0
（29）辨认：手表＊＊	1	0
（30）按样作图	1	0

注：＊按卡片上书写的指令动作（闭眼睛）。

＊＊辨认，出示手表问是不是刚才让他看过的物品。

（2）结果判断 30 项的得分相加即为总分。痴呆的评定标准依文化程度而不同：文盲 < 17 分，小学程度 < 20 分，中学以上程度 < 24 分为痴呆。

知识链接

智商有两种：一种是年龄智商（也叫比率智商），即 $IQ = \dfrac{MA}{CA} \times 100$，MA 为智龄，CA 为实龄，它是以一个人的年龄为参照尺度对智力进行衡量。当智龄和实龄相等时，$IQ = 100$，说明智力发育达到了该年龄阶段应该达到的智力水平，属于正常状态。当智龄大于实龄时，$IQ > 100$，说明智力水平较高。当智商小于实龄时，$IQ < 100$，说明智力水平偏低。由于人的智力在成年时不会随着生理年龄持续增长，因此，年龄智商的应用受到一定限制，目前多被另一种离差智商所取代。即 $IQ = \dfrac{15\,(x - M)}{S} \times 100$，X 为某人测得的原始分数，M 为某人所在年龄组的平均分数，S 为该年龄组分数的标准差。$\dfrac{x - M}{S}$ 实际上就是一般教育与心理统计中常用的标准分数。

（二）知觉障碍评定

知觉是人脑将当前作用于感觉器官的客观事物的各种属性综合起来以整体的形式进行反映，即将感觉组织起来成为有意义的类型。知觉障碍是指在感觉传导系统完整的情况下，大脑皮质联合区特定区域对感觉刺激的解释和整合障碍，见于各种原因导致的局灶性或弥漫性脑损伤患者。其损伤部位和损伤的程度不同，障碍的临床表现也不相同。临床上常见的知觉障碍有视觉空间认知障碍、失认证和失用症。

（三）视觉空间认知障碍的评定

视觉空间认知障碍是观察两者之间或自己与两个或多个以上物体之间的空间位置关系上表现障碍，包括空间定位障碍、地理定向障碍、方向距离的判断障碍、半侧空间忽略等，本节只介绍临床较为常见的半侧空间忽略。

半侧空间忽略又称单侧忽略、单侧不注意，表现为对大脑损伤灶对侧身体或空间物品忽视以及对该侧身体或空间的刺激不能作出相应反应或反应迟缓。是脑部损伤尤其是脑卒中后最常见的知觉障碍。

1. 临床表现　单侧忽略的临床表现不一。患者在进餐、穿衣、行走以及与人交流等时只注意到健侧，忽视患侧的身体，比如不刮患侧的胡子，不吃患侧的饭菜，不穿患侧的衣服等现象。

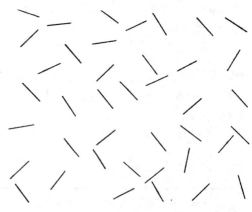

图 3 - 8　Albert 划线测验

2. 评定方法

（1）Albert 线段划销测验　在一张 16 开白纸上均匀画有 40 条 2.5cm 线段，见图 3 - 8。将这些线段按不同方向有规律的分布在这张白纸左、中、右面，要求患者划掉所看见的每一条线段，最后分析被划销的线条数目及偏向。不能划掉所有线段或者被划掉的线段均偏在纸的一侧为阳性。

（2）高声朗读测验　给患者一篇从左到右占满数行的短文。请患者高声朗读，观察患者是否读完全整行文字，还是只读每行文字的一部分。

（3）绘图测验　请患者临摹已经画好的表盘或房子，也可以请患者在画好的圆圈内填写表盘上的数字和指针，并要求指针指向十点十二分。只画图形的一半或临摹的图画在纸的一侧，或者只画出圆圈一侧者为异常。

（四）失认症的评定

失认症（agnosia）指在特定感觉正常的情况下，对物品、声音、人、形状或气味的识别能力丧失的总称，患者不能通过该感觉方式认识以往熟悉的事物，但可以利用其他感觉途径对其识别的一类症状。根据感觉方式不同，失认证又分为视觉失认、听觉失认、触觉失认。

1. 视觉失认　视觉失认是指在没有以失语症为首的语言障碍、智力障碍、视觉障碍等的情况下，不能认知、肯定眼前的视觉对象为何物的一种状态，即可以看到眼前的客观实体，却不知是什么。而如果借助视觉以外的感觉系统（如听觉、触觉、嗅觉等），则能够理解其特征。视觉失认又可分为以下几种类型：物体失认、相貌失认、色彩失认等。

（1）物体失认

①临床表现　物体失认是失认症最常见的症状，指在视力和视野正常的情况下，患者不能通过眼睛来识别常用物品。患者表现为能看见呈现在面前的物品，却不认识

它是什么，却可以通过其他感觉如触、听觉识别该物品。

②评定方法

事物的命名及其使用说明：将一些常用的物品，如镜子、铅笔、杯子、牙刷等实物或者照片——呈现，要求患者命名并说明其用途，如患者有命名性失语症，可由检查者说出物品名称，再请患者指出该物品。

画物品图形：交给患者一件结构较简单的物品，请患者在一张纸上临摹该物品。

描述物品的性状：要求患者对实际物品或照片上的物品做特征性描述，包括物品的形状、颜色、大小、表面特征及用途。

触觉性命名：当患者不能正确完成上述测验时，要求患者闭目后用手触摸物品对其命名。

（2）相貌失认

①临床表现 患者不能通过面容认知自己熟悉的家人、亲戚、朋友，而通过其说话的声音却可以分辨出来。

②评定方法

面部识别和命名：辨认并说出患者的亲人、朋友的照片。

面部特征描述：要求患者描述某人的面部特征。

面部匹配：要求患者在多张照片中选出两张相同的照片。

其他特征识别：当患者不能正确完成上述测验时，要求患者从声音、姿势、服装等来辨别熟人。

（3）色彩失认

①临床表现 患者虽然不能说出物品的颜色，也不会再听到色名后指出该颜色的物品，但可以区分出两种不同颜色，其与色盲不同，因此在使用色盲检查表时表现正常。

②评定方法

颜色辨别：将两种不同色彩的图片放在一起，请患者回答是否相同。

颜色分类：检查者说出一种颜色，要求患者从图片中选出该颜色的物品。

颜色命名：要求患者给所看到的颜色命名。

颜色知识：检查者向患者提问常见物品的颜色，如橘子是什么颜色，香蕉是什么颜色等，并给出该物品无颜色的线条图形请患者填充适当颜色。

2. 听觉失认 是指听力保留，但对所能听到的原本知道的声音的意义不能辨别和肯定的一种状态。这里的声音是指言语音或有意义的非言语音。可根据失认的对象将听觉失认分为：语聋、环境音失认。

（1）临床表现 语聋是指虽能听到说话声，却不能明白说话内容的意义的一种状态。环境音失认是指听力正常，但不能明白对听到的非言语音的意义的一种状态，如对熟悉的鸟叫、鸡鸣虽能听到，但却不知道是什么声音。

（2）评定方法

①听觉检查 主要是排除由于外听力障碍所引起的对声音的辨别障碍。

②非言语听觉认知检查 检查者在患者背后发出各种不同的声响，如敲门、打鼓、

鼓掌等，要求其辨别。

③言语听觉试验　此检查项目包括书写、听写、听理解、阅读理解、自发言语、复述等。

3. 触觉失认

（1）临床表现　触觉失认是指在触觉、温度觉、本体感觉以及注意力均无障碍的情况下，不能通过触摸来识别从前早已熟悉的物体的意义，如不能命名，不能说明该物品的用途和意义等。

（2）评定方法

①深、浅感觉及复合感觉检查　目的是排除由于感觉异常所造成的不能通过触觉辨别物体。

②命名检查　请患者看几件常用物品并为其命名，以除外命名性失语。

③物品的触觉性选择　先请患者闭眼或用屏风遮挡视线，然后请患者用手触摸摆放在桌上若干日常用品中一件，再交还给检查者放回桌上。这时再请患者睁开眼或移开屏风，在桌上物品中找出刚才触摸过的那一件物品。

④物品的触觉性命名　先请患者闭眼或用屏风遮挡视线，用手触摸一件日常用品后说出其名称并说明其用途。

（五）失用症的评定

失用症（apraxia）是指执行器官在没有异常的情况下，不能执行有目的的动作行为。即指患者在没有麻痹、肌张力异常、共济失调、不随意运动、听力障碍等情况下，不能按照要求完成动作，即不能正确地运用后天习得的技能运动的表现。常见失用症包括结构失用、意念性失用、意念运动性失用。失用症多发生于脑卒中患者和痴呆患者，常见于老年人。

1. 结构失用

（1）临床表现　是指组合或构成活动障碍。结构性失用的患者不能按指令或自发复制、临摹、构造二维或三维的空间结构。患者虽然认识物体的每一个部件，却不能将它们正确地组合在一起，这是因为结构性失用患者丧失对任务的空间分析能力，不理解部分与整体的关系。

（2）评定方法

①画空心十字　给患者纸和笔，请患者照着画一个空心十字图形。

②用火柴棒拼图　请患者按照已经拼好的图形，用火柴棒模仿拼图。

③临摹几何图形　请患者在白纸上临摹指定的几何图形。正常者应能正确地将图形画出，没有漏画和加线，空间位置关系正常。

2. 意念运动性失用

（1）临床表现　意念运动性失用是指运动记忆的存储受到破坏，导致运动记忆的计划和编排障碍。表现为有意识的运动不能进行，无意识行为却能进行，即患者虽然不能正确地按照口令用手势演示或模仿使用某种工具的活动，但仍然能够在适当的时间与地点下意识地完成从前熟练操作的技能性动作，并能够描述动作的过程。

（2）评定方法

①按口头命令动作 根据检查者的口令自己能够演示（哑剧性表演）一个动作，如"做一个刷牙的动作"。该检查要求患者能够理解口令和能够在没有实物的情况下正确地运用和运动。不能执行者为阳性。

②实际观察 观察患者晨起时洗脸、刷牙、写字、吃饭等习惯动作是不是正常下意识地自发完成，如正确为阳性。

③模仿动作 检查者向患者示范一种动作，如举起一手伸示指、无名指和小指，将中指和拇指对掌或伸中指、无名指、小指，将示指和拇指对掌，让患者模仿。不能完成者为阳性。

④手势表演使用工具动作 比如用锤子将钉子敲进墙上、用螺丝刀拧螺丝、用锯子锯木头、用剪刀剪纸、削土豆皮、使用牙刷、用吸管喝水、鞠躬等等。上述动作均不能执行者为阳性。

3. 意念性失用

（1）临床表现 意念性失用指意念或概念形成障碍，是动作的构思过程受到破坏而导致的复杂动作的概念性组织障碍。患者对于做一件事的目的和做成一件事需要做什么、怎样做和用什么做都缺乏正确的认识和理解。

（2）评定方法 包括：①备好钥匙、抽屉锁等，请患者用钥匙将锁打开；②备好脸盆、毛巾等，请患者将脸洗干净，然后用毛巾将脸上的水擦干；③备好香烟、火柴等物品，请患者用火柴将香烟点燃。如患者在完成上述动作时将顺序颠倒为阳性。

二、心理评定

心理评定是运用心理学理论和技术对人的各种心理特征进行量化，检查患者是否存在心理功能障碍以及表现在哪些方面。常用评定方法有人格测验、情绪测验等。

（一）人格测验

人格又称个性，是一个人与其他人相区别的特质或特征。人格评定在康复工作中进行心理鉴定、评价和诊断方面具有重要的意义，目前采用的人格测验方法有多种，最为常用的有艾森克人格问卷（EPQ）。

EPQ 是一种自陈测验，在成人问卷中有 90 题，青少年问卷中有 81 题。每种形式都包含四个量表，即 E、N、P、L，前三个是人格的三种维度，E 量表为外向 – 内向量表；N 量表为神经质量表，又称情绪稳定性量表；P 量表为精神质量表，又称倔强性量表，它们彼此独立。L 量表为掩饰性量表，是效度量表也代表一种稳定的人格功能。

（二）情绪测验

残疾人心理最明显的变化表现在情绪方面，由于残疾，伴有形象的破坏，因而对自我形象产生不满、自卑、羞愧、孤独、焦虑、抑郁，有的失去了康复信心，个别的出现厌世和轻生行为。一般情绪状态有积极与消极之分，临床上常见的消极状态有焦虑和抑郁两种。

1. 焦虑评定 焦虑是对事件或内部想法与感受的一种不愉快的体验，它涉及轻、重不等，但性质相近而相互过渡的一系列情绪。对焦虑状态的评定，最常使用的是汉密尔顿焦虑量表（HAMA），每一次评定需要10～15min。

（1）评定内容　此表包括14项内容见表3-14。

表3-14　汉密尔顿焦虑量表（HAMA）

症状	分数选择
（1）焦虑心境	0　1　2　3　4
（2）紧张	0　1　2　3　4
（3）害怕	0　1　2　3　4
（4）失眠	0　1　2　3　4
（5）认知功能	0　1　2　3　4
（6）抑郁心境	0　1　2　3　4
（7）躯体性症状：肌肉系统	0　1　2　3　4
（8）躯体性症状：感觉系统	0　1　2　3　4
（9）心血管系统疾病	0　1　2　3　4
（10）呼吸系统症状	0　1　2　3　4
（11）胃肠道症状	0　1　2　3　4
（12）生殖泌尿系症状	0　1　2　3　4
（13）自主神经症状	0　1　2　3　4
（14）会谈时的行为表现	0　1　2　3　4

（2）评分标准　1分：症状轻微；2分：有肯定的症状，但日常生活与活动不受影响；3分：症状严重，需要处理，或者已影响生活和活动；4分：症状极重，严重影响日常生活。最高分为56分，评定结果可按以下来分级：①<7分，无焦虑；②7～14分，可能有焦虑；③15～21分，肯定有焦虑；④22～29分，肯定有明显焦虑；⑤>29分为可能为严重焦虑。

2. 抑郁评定　抑郁是指显著而持久的情绪低落。抑郁常见症状有：情感低落、忧郁悲伤、兴趣索然、沉默不语、自责感、自卑感、自罪观念等等，严重时可出现自杀念头和行为。目前国际上最常使用的是汉密尔顿抑郁量表（HAMD）。

（1）评定内容　此表包括24项内容见表3-15。

表3-15　HAMD项目及分数选择

项目	分数选择
（1）抑郁情绪	0　1　2　3　4
（2）有罪感	0　1　2　3　4
（3）自杀	0　1　2　3　4
（4）入睡困难	0　1　2
（5）睡眠不深	0　1　2
（6）早睡	0　1　2
（7）工作和兴趣	0　1　2　3　4
（8）迟缓	0　1　2　3　4

续表

项目	分数选择
（9） 激越	0 1 2 3 4
（10） 精神性焦虑	0 1 2 3 4
（11） 躯体性焦虑	0 1 2 3 4
（12） 胃肠道症状	0 1 2
（13） 全身症状	0 1 2
（14） 性症状	0 1 2
（15） 疑病	0 1 2 3 4
（16） 体重减轻	0 1 2
（17） 自知力	0 1 2
（18） 日夜变化　　A. 早	0 1 2
B. 晚	0 1 2
（19） 人格或现实解体	0 1 2 3 4
（20） 偏执症状	0 1 2 3 4
（21） 强迫症状态	0 1 2 3 4
（22） 能力减退感	0 1 2 3 4
（23） 绝望感	0 1 2 3 4
（24） 自卑感	0 1 2 3 4

（2）评分标准　大部分项目采用0～4分的5级评分法，各级的标准为：0分无抑郁；1分轻度抑郁；2分中度抑郁；3分重度抑郁；4分极重度抑郁。总分超过35分，可能为严重抑郁；超过20分，可能是轻或中等度的抑郁；如小于8分，患者就没有抑郁症状。

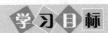
目标检测

1. 什么是单侧忽略，如何进行评定？
2. 失认症、失用症常见的种类及相应的评定手段有哪些？

（马　红）

第七节　日常生活活动能力评定

学习目标

知识目标
1. 掌握ADL的概念及分类，ADL评定的常用工具及其使用方法。
2. 熟悉ADL评定的内容。
3. 了解ADL评定的目的。

能力目标
学会ADL的实际应用。

【引导案例】

女，46岁，因外伤颈6节段完全性脊髓损伤住院治疗，通过佩戴腕手夹板将腕手部固定在功能位，并重点进行了双侧腕背伸肌群及双上肢其他各残存肌群的肌力的康复训练，那么，在佩戴腕手夹板前以及出院前应进行哪些评定，了解患者生活能力上的康复治疗效果？

日常生活活动能力反映了人们在家庭、医疗机构内和社区中生活最基本能力，因而是康复医学中最基本和最重要的内容。要改善康复对象的自理能力，就要首先进行ADL的评定，这对康复护理计划的制订和康复训练中指导、督促、安装支具以及康复疗效的评价起着极为重要的作用。

一、概述

（一）基本概念及分类

1. 基本概念 日常生活活动（activities of daily living，ADL）是指一个人为了满足日常生活需要每天所进行的必要活动。ADL有狭义、广义之分，狭义的ADL指人们为维持生存、适应环境每天所必须反复进行的、最基本、最具有共性的活动，如衣、食、住、行、个人卫生等；广义的ADL指个人在家庭、工作机构及社区内自我管理的能力，这其中除了基本生活能力外，还包括个体的社会交往能力以及参加社会活动和执行社会任务的能力等。

2. 分类 ADL包括基础性日常生活活动和工具性日常生活活动。

（1）基础性日常生活活动（basic ADL，BADL） 指人们为维持最基本的生存、生活需要而必须每日反复进行的活动，包括功能性移动和自理活动两大类，主要反映个体的粗大运动功能。功能性移动包括翻身、坐起、由坐到站、行走、上下楼梯、驱动轮椅等。自理活动包括穿衣、进食、洗漱、洗澡、如厕等。

（2）工具性日常生活活动（instrumental ADL，IADL） 指人们为维持独立生活所需要的高级技能，因常需要借助各种工具，故称之为工具性ADL，主要反映个体的精细运动功能，包括使用电话、洗衣、做饭、购物、使用交通工具、社区休闲以及处理突发事件等。

一般BADL评定多适用于医疗机构内的住院患者，而IADL评定则多适用于社区内的老年人或伤残者。

（二）ADL评定目的、方法

1. ADL评定的目的

（1）明确个体的日常生活活动独立程度，分析其原因；

（2）判断个体日常生活活动是否需要帮助，帮助的内容、类型和量，为制定康复护理目标和康复护理方案提供依据；

（3）观察疗效，评价医疗服务质量；

（4）判定功能预后；

（5）为制定环境改造方案提供依据；

（6）比较不同康复护理方案的优劣，改进护理方案，促进学术交流。

2. ADL 评定的方法 常用方法包括提问法、观察法和量表检查法。

（1）提问法 是通过提问获取资料，了解患者 ADL 状况的方法。常用有口头提问和问卷提问两种。本法具有节省时间、空间，节约人力、物力的优点，适用于对患者残疾状况的筛查。提问时问题内容应从概括到具体，尽量让患者本人回答，若患者因体力虚弱、情绪低落或存在认知功能障碍，可请患者家属或知情者回答。

（2）观察法 是检查者通过直接观察患者 ADL 实际完成情况而进行的评定。观察场所有实际环境和实验室两种，实际环境是指患者日常生活中进行各种活动的场所，一般社区康复多在此环境中观察；而住院患者因各种客观条件制约，其 ADL 观察一般在模拟家庭或工作环境构造的实验室中进行。评定过程中应注意将环境因素对 ADL 的影响考虑在内，以保证观察结果的真实准确。

（3）量表检查法 是采用经过标准化设计、具有统一内容和统一评定标准的检查表进行 ADL 评定的方法，检查表对 ADL 检查项目进行科学设计并系统分类，每项活动的完成情况被量化，最终以分数形式表示。本法是临床和科研中常用的评定手段。

二、常用的评定工具及使用方法

量表检查法是 ADL 评定的常用方法，临床常用 ADL 评定量表有 Barthel 指数、Katz 指数、功能独立性评定（functional independence measure，FIM）、修订的 Knney 自理评定及 Puleses 等。

1. Barthel 指数评定（BI） 为临床应用最广的一种 ADL 评定方法，操作简单易行，可信度、灵敏度均较高，既可评定治疗前后的功能状况，又可预测治疗效果、住院时间及判断预后。BI 包括进食、洗澡、穿衣、转移、大小便、上下楼梯等十项评定内容，根据每项内容的完成情况评分，按是否需要帮助及帮助程度分为 0、5、10、15 四个等级，总分 100 分，患者得分越高，依赖性越小，独立性越强。这里需要注意的是，即使 BI 达 100 分也并不意味患者能完全独立生活，可能患者生活能够自理，不需要照顾，但不能自己料理家务，如患者能自己吃饭，但不能做饭。BI 评分详见表3－16。

表 3－16 Barthel 指数评定等级

姓名　　　　性别　　　　年龄　　　　床号　　　　诊断　　　　　　　　住院号

项目	评分	标准	评估日期		
大便	0	失禁或昏迷			
	5	偶有失禁（每周＜1 次）			
	10	控制			
小便	0	失禁或昏迷或需由他人导尿			
	5	偶有失禁（每24h＜1 次）			
	10	控制			
修饰	0	需要帮助			
	5	自理（洗脸、梳头、刷牙、剃须）			

续表

项目	评分	标准	评估日期		
用厕	0	依赖他人			
	5	需部分帮助			
	10	自理（去和离开厕所、使用厕纸、穿脱裤子）			
进食	0	较大或完全依赖			
	5	需部分帮助（切面包、抹黄油、夹菜、盛饭）			
	10	全面自理（能进各种食物，但不包括取饭、做饭）			
转移	0	完全依赖他人，无坐位平衡			
	5	需大量帮助（1~2人，身体帮助），能坐			
	10	需少量帮助（言语或身体帮助）			
	15	自理			
活动	0	不能步行			
	5	在轮椅上能独立行动			
	10	需1人帮助步行（言语或身体帮助）			
	15	独立步行（可用辅助器，在家及附近）			
穿衣	0	依赖他人			
	5	需一半帮助			
	10	自理（自己系开纽扣，关、开拉锁和穿鞋）			
上下楼梯	0	不能			
	5	需帮助（言语、身体、手杖帮助）			
	10	独立上下楼梯			
洗澡	0	依赖			
	5	自理（无指导能进出浴池并自理洗澡）			
		总得分			
		评估人			

结果判断：满分100分为生活能够自理

           <20分为极严重功能缺陷，生活完全需要依赖

           20~40分为生活需要很大帮助

           40~60分为生活需要帮助

           >60分为生活基本自理

           Barthel指数得分40分以上者康复治疗的效益最大

2. 功能独立性评定（functional independence measure，FIM） 是近年来提出的更为全面、客观的ADL能力评定方法，不仅包括躯体功能评定，还包括交流、社会认知功能评定，适于所有残疾者，且在反映残疾水平或需要帮助的量等方面较BI更详细、精确、敏感。FIM包括6方面内容，共18项，其中运动型ADL 13项，认知型ADL 5项，见表3-17；评分采用7分制，每项最高7分，最低1分，见表3-18，总分最高126分，最低18分，得分多少以患者独立程度、对辅助具或辅助设备的需求程度以及他人给予帮助的量为根据。

表 3 – 17 功能独立性评定（FIM）量表

姓名　　性别　　年龄　　床号　　诊断　　　　住院号

项目				评估日期		
运动功能	自理能力	1	进食			
		2	梳洗修饰			
		3	洗澡			
		4	穿裤子			
		5	穿上衣			
		6	上厕所			
	括约肌控制	7	膀胱管理			
		8	直肠管理			
	转移	9	床、椅、轮椅间			
		10	入厕			
		11	盆浴或淋浴			
	行走	12	步行或轮椅			
		13	上下楼梯			
	运动功能评分					
认知功能	交流	14	理解			
		15	表达			
	社会认知	16	社会交往			
		17	解决问题			
		18	记忆			
	认知功能评分					
FIM 总分						
评估人						

结果判断：126 分为完全独立

　　　　　108 ~ 125 分为基本独立

　　　　　90 ~ 107 分为极轻度依赖或有条件的独立

　　　　　72 ~ 89 分为轻度依赖

　　　　　54 ~ 71 分为中度依赖

　　　　　36 ~ 53 分为重度依赖

　　　　　19 ~ 35 分为极重度依赖

　　　　　18 分为完全依赖

表 3-18　FIM 评分标准

独立：自己独立完成所有活动

7 分	完全独立	活动完成规范，无需矫正，不用辅助设备和帮助，并于合理时间内完成
6 分	辅助独立	活动需要辅助设备（假肢、辅助具），或超过合理时间，或活动不够安全
		依赖：需要他人身体帮助或监护，或不能活动
5 分	监护或准备	需要他人准备支具或物品，口头提示或诱导、监护，但不需身体接触帮助
4 分	小量接触	给患者帮助限于辅助，或患者在活动中用力程度 >75%
3 分	中量接触	需给患者较大辅助，患者在活动中用力程度为 50%～75%
		完全依赖：患者用力 <50%，需要最大或全部帮助
2 分	大量帮助	患者在活动中的用力程度为 25%～50%
1 分	完全依赖	患者在活动中用力程度 <25%

知识链接

日常生活活动能力（ADL）是指人们日常照料自己的衣食住行，保持个人卫生清洁和进行独立活动的基本能力。ADL 量表由美国的 Lawton 和 Brody 制定于 1969 年，Barthel 指数为目前临床应用最大、研究最多的一种 ADL 评定法。康复护理 ADL 评定量表对评估脑卒中、脑外伤、阿尔茨海默症等患者和提高 ADL 能力具有指导作用，脑卒中患者经康复护理干预、康复训练后 ADL 能力显著提高。ADL 评估量表也可以用于神经内科、康复科等科室的患者日常护理中，使护理服务有的放矢，有利于护理资源的合理利用，提高患者满意度。

目标检测

1. ADL 的概念及分类。
2. ADL 评定的目的。
3. ADL 评定的方法。
4. ADL 评定的工具及使用方法。

第八节　言语功能评定

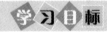
学习目标

知识目标

1. 掌握失语症、构音障碍的概念，失语症的常见类型及各类失语症的临床特点。
2. 熟悉失语症及构音障碍量表的使用方法，熟悉言语功能评定的注意事项。
3. 了解言语-语言功能障碍的概念及分类。

能力目标

1. 学会与言语障碍患者沟通的方法。
2. 能对失语症、构音障碍患者进行简单评定。

【引导案例】

金某，男性，72 岁。脑梗死住院 2 个月，意识清醒，右侧肢体瘫痪，舌体僵硬，活动不灵活，失语，听力、理解力正常。患者需要进行哪些方面的言语功能评定？采用什么评定方法？

言语障碍的表现多种多样，其中以失语症和构音障碍最为常见，针对此类患者，临床可采用以量表为主的多种方法对其功能进行评定，如西方失语成套测验、汉语失语成套测验量表、Frenchay 评定法等，通过不同评定方法的使用，判断患者语言功能障碍类型和程度，为制订康复治疗目标和计划提供依据。

一、概述

言语和语言是两个不同的概念，两者既有区别，又有密切联系。

（一）基本概念

1. 语言 是社会生活的一种客观现象，是一种社会上约定俗成的符号系统，是一种交际工具，如汉语、英语、俄语等。

2. 言语 是人运用语言材料和语言规则所进行的交际活动的过程，它不仅指开口说话，还包括听话、写作和阅读。

（二）言语和语言的区别与联系

1. 区别 语言是一种客观存在的交际工具，而言语则是指用这一工具进行交际活动的过程。

2. 联系 一方面，语言是在言语活动中形成和发展起来的，语言的价值也只有在言语活动中才能体现出来。另一方面，言语活动是以对语言的掌握为基础的，而且对语言的掌握程度制约着个人言语活动的效能。

二、言语 – 语言障碍的分类

言语 – 语言障碍是指构成言语的听、说、读、写四个主要功能部分受损或发生功能障碍。言语 – 语言障碍可分为听觉障碍、语音障碍和言语障碍。

（一）听觉障碍

听觉障碍指听觉通路任何一处发生病变，造成听力减退或丧失，听觉障碍根据发病时期分为先天性和获得性听觉障碍。获得性听觉障碍可以通过使用助听器进行听觉补偿，先天性听觉障碍除进行听觉补偿外，还需进行言语治疗。

（二）语言障碍

1. 语言发育迟缓 是指发育过程中的儿童，其语言发育没有达到与其年龄相应的水平。常见的原因有智力低下、自闭症等。

2. 失语症 失语症是指由于大脑半球的器质性损伤，使原来已获得的语言功能受损或丧失的一种语言障碍综合征。患者在意识清醒、无精神障碍、无严重智能低下、无感觉缺失和发音肌肉瘫痪，能听见声音，但丧失了对语言的理解或表达能力，常见的病因有脑卒中、颅脑损伤、脑肿瘤和颅内感染等。失语症的分类及各类失语症的表现如下，见表 3 – 19。

表 3 - 19 失语症的分类

失语类型	听理解	言语表达	复述	命名
运动性失语（Brocas 失语）	相对好	非流畅，电报式	有障碍	有障碍
感觉性失语（Wernicke 失语）	差	流畅，错语极多	有障碍	有障碍
完全性失语	差	非流畅，言语极少	有障碍	有障碍
传导性失语	相对好	流畅	有障碍	正常
命名性失语	相对好	流畅	较好	有障碍
经皮质运动性失语	相对好	非流畅	较好	有障碍
经皮质感觉性失语	差	流畅	较好	有障碍
经皮质混合性失语	差	非流畅	较好	有障碍

（1）Broca 失语 又称运动性失语，临床以口语表达障碍最为突出，表现为讲话费力，找词困难，言语不流利，对简单口语的理解基本正常，但对复杂句式理解困难，复述、命名、阅读和书写有不同程度损害。病变部位在大脑优势半球额下回后部的 Broca 区。

（2）Wernicke 失语 又称感觉性失语，临床以听理解障碍最突出，表现为听力正常，但不能听懂别人和自己的话语；口语表达流利，语量增多，但言语混乱、割裂，多无实质意义，难于理解。复述、命名、阅读和书写有不同程度损害。病变部位在大脑优势半球颞上回后部 Wernicke 区。

（3）完全性失语 最严重的失语类型。临床上表现为所有语言功能均严重障碍或几乎完全丧失，患者语言刻板，听理解严重缺陷，命名、复述、阅读、书写不能。

知识链接

语言中枢：语言中枢是人类大脑皮质所特有的，临床实践证明，右利手者，其语言中枢在左侧半球，大部分左利手者，其语言中枢也在左侧，只少数位于右侧半球。语言中枢所在的半球称为优势半球。儿童时期如在大脑优势半球尚未建立时，左侧大脑半球受损伤，有可能在右侧大脑半球皮质区再建立其优势，而使语言功能得到恢复。语言中枢主要有 4 个：运动性语言中枢、听觉性语言中枢、视运动性语言中枢（书写中枢）、视性语言中枢（阅读中枢），见图 3 - 9。

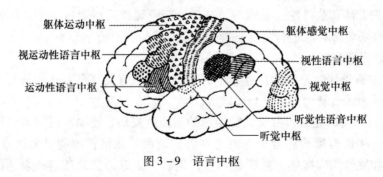

图 3 - 9 语言中枢

（4）传导性失语 患者自发谈话流利，但言语中错词较多，因其能够感知错误，故常于纠正时略显口吃。复述障碍较自发谈话和听理解障碍严重是本症突出特点。命名、阅读及书写可有不同程度损害。多见于大脑优势半球缘上回或弓状束损害。

（5）命名性失语 又称遗忘性失语，主要特点为命名不能，对指定物品不知其名，仅能叙述其性质和用途，但对别人告知的名称能辨别对错；自发谈话流利，但赘话、空话较多。听理解、复述、阅读和书写障碍轻，多见于大脑优势半球颞中回后部的病变。

（6）经皮质性失语 共同特点为复述功能相对较好，病灶位于大脑分水岭区，根据具体位置不同又可分为经皮质运动性失语、经皮质感觉性失语、经皮质混合性失语。

（三）言语障碍

1. 构音障碍 构音是指自胸腔呼出的气流，经过声带的震动，再经唇、舌、腭、咽等器官的摩擦或阻断作用，发出语音的过程。在构音过程中，由于构音部位错误，或是气流的方向、压力、速度不准确，构音动作不协调，以致语音发生省略或其他不准确的现象，称为构音障碍。常表现为发声困难，发音不准、咬字不清，声响、音调、速度及节律等异常和鼻音过重等言语听觉特征的改变。分为以下三类。

（1）功能性构音障碍 指构音障碍呈固定状态，但构音器官的形态、运动功能无异常，听力正常，多数通过构音训练可以完全治愈。

（2）器质性构音障碍 指构音器官的形态结构异常造成的言语异常。常见的病因有：先天性唇腭裂、巨舌症等。

（3）运动性构音障碍 指由于中枢、周围神经或两者同时损伤而导致言语肌控制紊乱所引起的言语障碍。常见的病因是脑卒中。

2. 口吃 是一种常见的功能性言语障碍，特点是开始的字音多延长，字词重复言语不畅，一般还伴有情绪紧张。

3. 发声障碍 发声障碍是由于呼吸及喉头调节存在器质性或功能性异常引起的，常见于声带和喉的炎症、新生物以及神经功能失调。

三、言语功能评定方法

主要介绍失语症和构音障碍的评定方法。

（一）失语症的评定

对于失语症的检查，目前国际尚无统一标准，一般英语国家常用波士顿失语检查法和西方失语成套测验（the western aphasia battery，WAB），我国常用的有原北京医科大学汉语失语成套测验（aphasia battery of Chinese，ABC）。

1. 波士顿失语检查法 由5大项26个分项测验组成，各大项分别针对言语行为的一个主要功能侧面，而各分测验按难易程度设计。其中5大项分别包括：①会话性交谈和阐述性言语，检查综合的言语交往能力；②听理解，检查口语的接受能力；③口头表达，反映口语表达能力；④书面语言理解，检查对书面语言的接收功能；⑤书写：检查书面语言的表达功能。本检查法较为全面，有利于病变部位和失语症类型的判断，在英语国家应用较为广泛。

2. 西方失语症成套检查法（WAB） 西方失语症成套检查法是波士顿诊断性失语

症检查法缩简版，可在 1h 内完成检查，比较省时。因其内容受语言和文化背景影响较小，稍作修改即可用于我国。其检查内容包括自发言语、理解、复述、命名四部分，根据各部分检查结果可计算失语商（AQ）。

AQ＝2×（自发言语分＋理解分/20＋复述分/10＋命名分/10）

AQ 满分为 100 分，98.4～99.6 为正常，小于 93.8 可评为失语，93.8～98.4 可能为弥漫性脑损伤、皮质下损伤。根据各分测验评分，还可判断失语的类型。

3. 汉语失语成套测验 本检查法参考西方失语成套测验，结合我国国情和临床经验，经过探索、实践由高素荣等在 1988 年编制而成。此法按规范化要求制定统一指导语，统一评分标准，统一图片、文字卡片及统一失语症分类标准，内容以国内常见词、句为主，适量选择使用频率较少的词、句，无罕见词、句及难句，适于小学二年级以上文化水平的成人。具体内容如下。

（1）一般检查 包括语言相关资料、语种、利手、注意力、记忆力等的检查。

（2）谈话 从问答、系列语言和回忆三方面进行评定，可通过流利性评分表界定患者语言流利程度，评价口语表达的信息量。

（3）理解 可从听是否理解、听辨认和口头指令三方面进行评定。其中听是否理解是指检查时初始对熟悉的事以简单陈述句提问，然后以包括语法词的句子提问，患者只需回答是或否即可；听辨认检查是让患者听名称后从一组物、画或身体部位进行正确指认；口头指令是给患者指令，让其执行，指令内容应从简单到复杂。

（4）复述 列举词或句子让患者复述，复述内容涉及常用词和不常用词，具体和抽象词、短句、长句、超长复合句和无意义词组。

（5）命名 含词命名、颜色命名、归类命名和反应命名等。

（6）阅读 包括视－读、听字辨认、字－画匹配、读指令并执行及读句选词填空。

（7）书写 包括写姓名和地址、抄写示例、系列书写、听写、看图书写及自发书写等。

（8）结构与视空间 包括照画例图和摆方块检查。

（9）运用 包括面部、上肢和复杂动作运用，分析执行、模仿和运用实物的情况。

（10）计算 包括加、减、乘、除等运算能力检查，可通过视觉和听觉途径进行检查。

根据以上语言功能和非语言功能的测验结果，绘制患者语言功能测验结果曲线，结合 ABC 诊断流程图及患者影像学检查结果，明确患者失语症类型。

（二）构音障碍的评定

1. 中国康复研究中心制定的构音障碍评定法 它包括构音器官检查和构音检查两大方面，通过检查可以判断患者是否存在构音障碍及其种类和程度，并且推定疾病或损伤的部位，为制订治疗计划提供依据。

（1）构音器官检查 目的是通过检查构音器官的形态及粗大运动，确定构音器官是否存在器质性异常和运动异常。方法是在观察安静状态下构音器官的同时，通过指示或模拟让患者做粗大运动。

（2）构音检查 是以普通话为标准音，结合构音类似运动对患者的各个言语水平及其异常进行系统评定，以发现异常构音。

2. Frenchay 构音障碍评定法 通过对构音器官的解剖、生理和感觉检查，多方面描述构音的状况。它的内容包括咳嗽反射、吞咽反射、呼吸、唇、舌、颌、软腭、喉、言语、可理解读等项目26个分测验，每项检查的结果可以分成9级，并把结果画在总结图上，由此可以清晰地看出哪些功能受损及受损程度。

四、言语功能评定注意事项

（1）意识障碍、严重痴呆、情绪不稳定等无法合作者不宜进行言语–语言功能评定。

（2）评定环境应安静，最好采取"一对一"形式评定，避免干扰。陪伴人员在旁时不可暗示、提示患者。

（3）评定前准备好评定用具，如录音机、图片等。

（4）评定要在融洽的气氛中进行，评定时注意观察患者的情况、是否合作、疲劳等。

（5）评定过程中不要随意纠正患者的错误，注意记录患者各种反应（如替代语、手势、肢体语言、书写表达等）。

目标检测

1．失语症、构音障碍的概念。

2．失语症常见的临床类型及其临床特点。

3．构音障碍的临床类型及其特点。

（张　洁）

第四章

康复护理技术

第一节 体位转换训练

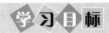

知识目标
1. 掌握体位、体位转换的概念，体位转换的方法。
2. 熟悉体位转换的要求。
能力目标
1. 学会正确的体位转换方法。
2. 能够指导长期卧床患者理解体位转换的意义和具体方法。

【引导案例】

刘某，男性，40岁，颈髓损伤3个月，被动卧位，双上肢乏力，躯干及双下肢瘫痪，大小便不能自理。那么此患者肢体如何摆放？间隔多久需要变换体位？怎么才能正确地帮助患者进行体位的转移？

临床上通常根据治疗、护理和康复的需要，指导、帮助患者采取一定的身体姿势和位置，并定期转换体位，定期的体位转换，可促进血液循环，预防因静止卧床而引起的坠积性肺炎、压疮、肌肉萎缩、关节挛缩和深静脉血栓等并发症发生，最大限度地保持各关节活动范围。体位转换对于保障康复和促进康复效果具有极其重要的意义。

一、概述

1. 概念

体位一般指人的身体位置，临床上体位通常是指根据治疗、护理和康复的需要所采取并能保持的身体姿势和位置。常用的体位包括：仰卧位、侧卧位、半卧位、坐位、俯卧位、膝胸卧位、截石位、头低足高位和头高足低位等。体位转换是指通过一定的方式改变身体的姿势或位置，包括床上体位转换、卧坐转换、坐站转换等。

2. 体位转换的要求

（1）任何体位的转换都应该以不妨碍临床救治，防止病情的发展、恶化为前提，应选择适当的体位及转换的方式、方法和间隔时间，一般每2h体位转换一次。

（2）在体位转换前，应向患者及家属说明体位转换的目的和要求，取得其理解和积极的配合。

（3）在体位转换的过程中，注意动作要协调、轻稳，不可拖拉，并鼓励患者尽可能发挥自己的残存能力，同时给予必要的协助和指导。对使用导尿管和引流管的患者，为防脱落，应先固定好导管，并注意保持导管通畅。

（4）操作时应注意仔细观察患者全身皮肤情况，有无出血点或斑块，局部皮肤有无压痛或破溃以及肢体血液循环情况等，发现异常及时处理，并适当缩短体位转换的间隔。

（5）体位转换后，要确保患者体位舒适、安全，并保持肢体的正确体位。必要时使用软枕、棉被、海绵垫等支撑。

二、体位转换的方式

根据体位转换完成过程中患者主动用力程度及辅助者的帮助程度，可将体位转换分为被动体位转换、助动体位转换和主动体位转换三种。

1. 被动体位转换 指完全依赖康复人员或患者家属外力搬动并利用支撑物保持身体的姿势和位置。支撑物常用软枕、砂袋、棉被、浴巾、沙发靠垫等。

2. 助动体位转换 指在外力不同程度的协助下，通过患者主动努力而完成体位的转变，并保持身体的姿势和位置。

3. 主动体位转换 指患者不需任何外力帮助，能够按照自己的需求或意愿，或者为了配合检查、治疗及护理需要，通过自己的能力随意转移并保持身体的姿势和位置。

三、体位转换训练

体位转换是具有重要预防和治疗意义的活动，临床治疗护理过程中，要根据患者的病情和康复需求，正确合理地给予患者指导和帮助。体位转换的方法包括翻身法、从卧位到坐位、从坐位到站位及从轮椅到床等转换方法。

（一）翻身法

作为自理生活的第一步，患者利用残存的肢体能力带动瘫痪肢体，在辅助下或独立地进行翻身训练。

1. 脊髓损伤患者的翻身 以 C_6 损伤为例。

（1）全辅助下翻身 将床单卷起，至患者的体侧，一人固定患者头部；听口令一起将患者移向一侧，将翻向侧上肢外展；听口令一起将患者翻向一侧，在背后、头、双上肢和下肢间垫上枕头。

（2）独立翻身 双上肢向身体两侧用力的摆动，头转向翻身侧；同时双上肢用力甩向翻身侧，带动躯干旋转而翻身；位于上方的上肢用力前伸，完成翻身动作。

2. 偏瘫患者的翻身

（1）两人协助患者翻身法 患者仰卧，双手置于腹上或身体两侧；护士站在床的同侧，一人托住患者颈肩部和腰部，另一人托住患者臀部和腘窝后，两人同时抬起患者，然后分别扶住肩、腰、臀、膝部，轻推患者转向对侧；整理床铺，使患者舒适并维持良肢位。

（2）一人协助患者翻身法 患者仰卧位，双手交叉相握于胸前上举或放于腹部，双膝屈曲，双足支撑于床面上；护理人员站在病床一侧，先将患者两下肢移向近侧床缘，再移患者肩部，然后一手扶托肩部，一手扶托髋部，轻推患者转向对侧。如果在此卧位下进一步翻转，则可成为俯卧位；整理床铺，使患者舒适并维持良肢位。

（3）主动转换法 向健侧翻身训练方法如下：健侧足置于患足下方；患者双手交叉，双侧上肢向头的上方上举（肩关节屈曲约90°）；双侧上肢肘关节伸展，在头上方摆动；双上肢向健侧摆动的同时，利用惯性将躯干上部向健侧旋转；康复护士可协助骨盆旋转完成翻身动作。

（二）从卧位到坐位转换法

1. 脊髓损伤患者从卧位到坐位转换法

（1）从仰卧位到长坐位 患者仰卧位，双上肢置于身体两侧，肘关节屈曲支撑于床面上；护理人员站于患者侧前方，以双手扶托患者双肩并向上牵拉；指导患者利用双肘的支撑抬起上部躯干后，逐渐改用双手支撑身体而坐起；整理床铺，使患者保持舒适坐位。

（2）从长坐位到仰卧位 患者长坐位，从双手掌支撑于床面开始，逐渐屈肘改用双侧肘关节支撑身体，使身体缓慢向后倾倒；护理人员用双手扶持患者双肩以保持倾倒速度，缓慢完成从长坐位到仰卧位的转换；整理床铺，使患者舒适并保持良肢位。

2. 偏瘫患者从卧位到坐位转换法

（1）从仰卧位到床边坐位 患者仰卧，将患侧上肢放于腹上，健足放于患侧足下；护理人员位于患者健侧，双手扶于患者双肩，缓慢帮助患者向健侧转身，并向上牵拉患者双肩；患者同时屈健肘支撑抬起上部躯干，随着患者躯体上部被上拉的同时患者伸健肘，用手撑床面，健足带动患足一并移向床沿，两足平放于地面；使患者保持舒适坐位。

（2）从床边坐位到仰卧位 患者端坐于床沿，健侧上肢握住患侧上肢于腹部，健侧腿放于患侧腿下，呈交叉状；护理人员位于患者前方，双手扶住患者双肩，缓慢让患者向健侧倾斜；患者健侧上肢屈肘，支撑身体的同时，健侧腿带动患侧腿上抬，护理人员一手协助将患者双下肢移至床上，另一只手仍扶住患者控制身体继续向后倾，自腰部向上至头部依次慢慢放于床、枕上；整理床铺，使患者舒适并保持良肢位。

（三）从坐位到站位转换法

1. 脊髓损伤患者站起训练

（1）四肢瘫患者的辅助站起 辅助者用手托住患者的臀部，患者用双上肢勾住辅助者的颈部；辅助者用双膝固定患者的双膝，辅助者重心后移站起时将患者臀部向前上方托起，辅助者抱住患者臀部，使其保持立位。

（2）截瘫患者配戴矫形器站起　位于轮椅前部，将躯干尽量前屈，双手握杠；双手同时用力，将身体拉起，臀部向前，将髋关节处于伸展位，保持站立。

2. 偏瘫患者站起训练

（1）辅助站起　患者端坐呈功能位，双足着地，力量较强的足在后，躯干前倾；护理人员面向患者站立，两足分开与肩同宽，用双膝夹紧患者双膝外侧以固定，双手扶托其双髋或拉住患者腰带，将患者向前向上拉起；患者双臂抱住操作者颈部或双手放在操作者肩胛部，与护理人员一起向前向上用力，完成抬臀、伸腿至站立；调整患者重心，使双下肢直立承重，维持站立平衡。

（2）独立站起　双足着地，双手交叉，双上肢充分伸展，身体前倾；当双肩向前超过双膝位置时，立即起臀，伸展膝关节，站起。

（四）床、轮椅转换

包括床上移动到轮椅或由轮椅移动到床。

1. 斜向转移法　偏瘫患者通常采用该转移法。由床转移到轮椅的方法：轮椅靠在床边，停于健侧，与床的长轴呈大约45°角，刹住双轮，健手扶床从床上站起，再用健手扶轮椅远侧扶手，以健腿为轴将臀部转向轮椅，有控制地坐下。由轮椅转移到床是逆向过程。

2. 垂直转移法　截瘫患者通常采用该转移法。由床转移到轮椅的方法：将轮椅正面推向床边，与床的长轴呈90°角，刹车；患者背对轮椅坐在床边，然后双手手后伸握轮椅扶手撑起，逐步将臀部和腿移动到轮椅上；打开车闸，略向后移动轮椅，用手将瘫痪的下肢逐一移到脚踏板上，完成转移。由轮椅转移到床是逆向过程。

> **知识链接**
>
> 体位性低血压又叫直立性脱虚，是由于体位的改变，如从平卧位突然转为直立，或长时间站立发生的脑供血不足引起的低血压。通常认为，站立后收缩压较平卧位时下降 20mmHg 或舒张压下降 10mmHg，即为体位性低血压。一旦发生体位性低血压，立刻将患者抬放在空气流通处，或将头放低，松解衣领，适当保温，患者一般很快苏醒。对发作持续较长而神志不清楚的患者，可针刺或指掐患者人中穴、十宣穴，必要时皮下注射升压药。为预防体位性低血压发生，长期卧床的患者和患有高血压的老年人，在站立时动作应缓慢，在站立前先做准备动作，即做些轻微的四肢活动，也有助于促进静脉血向心脏回流，升高血压，做好体位转换的过渡动作，即卧位到坐位，坐位到站立位，从而避免体位性低血压发生。

目标检测

1. 简述体位转换的方式。
2. 叙述从卧位到坐位转换法。

（罗光会）

第二节 日常生活活动能力训练

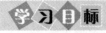

知识目标
1. 掌握日常生活活动训练的概念和范围。
2. 熟悉常用日常生活活动能力训练方法。
3. 了解日常生活活动能力训练的意义。
能力目标
1. 能指导日常生活活动障碍患者进行进食、更衣、个人卫生、排泄等日常生活活动能力训练。

【引导案例】

女，46岁，因外伤颈6节段完全性脊髓损伤住院治疗，通过佩戴腕手夹板将腕手部固定在功能位，并重点进行了双侧腕背伸肌群及双上肢其他各残存肌群的肌力的康复训练。患者需要进行哪些ADL能力训练？如何训练？

日常生活活动对于每个人都非常重要，对于正常人是极其普通的，但对于病、伤、残者，由于功能障碍，往往部分甚至全部丧失日常生活能力，需要依靠他人帮助解决，即依赖于他人的护理。日常生活活动能力训练的目的就是要帮助病伤残者维持、促进和恢复自理能力，以改善健康状况和生活活动质量，并使其由依赖他人帮助到最终能够实现自我护理，同时在心理上建立起独立生活的信念。本节主要介绍进食、更衣、个人卫生、排泄等日常生活活动能力训练的方法。

一、概述

（一）日常生活活动能力训练的概念与范围

日常生活活动能力训练是指患者为了达到生活自理而进行的一系列最基本动作训练。日常生活活动训练的范围主要包括：进食、更衣、个人卫生、排泄、身体的移动、情感的交流等。具体康复训练和康复评估的内容如表4-1所示。

表4-1 日常生活活动名称及其动作内容

日常生活活动名称	日常生活活动动作内容
进食	使用筷子、勺子等工具进食；拿取食物或水，并能送进口中的动作
更衣	衣、裤、鞋、袜、帽子等衣物的穿、脱动作；系带的系结和松解动作
个人卫生	洗脸、漱口、刷牙、拧毛巾、梳头、剃须、洗头、洗澡等动作
排泄	排泄前衣物的解脱、排泄后衣物的整理；便后臀部的清拭；便器或厕所的使用动作
移动身体	体位的保持与改变；义肢、助具的使用；身体的移动动作
情感交流	会话、手势、写字等的情感交流动作

（二）日常生活活动能力训练的基本原则

（1）首先将日常某些活动动作分解成简单的运动方式，从易到难，结合护理，进行床旁训练。

（2）因人而异，选择适当的方法完成一个动作。

（3）要按实际生活需要情况进行训练，如拿筷子、端碗。

（4）如果患者有肌力不足或缺乏协调性时，可先做一些准备训练，如加强手指肌力的训练。

（5）在某些情况下，可以应用自助具（为残疾者特制的辅助工具、器皿等）做辅助。

二、常用日常生活活动能力训练

（一）进食训练

1. 进食训练的意义 营养是维持生命的重要条件之一，饮食又是人体摄取营养的必要途径。康复对象存在着不同程度的功能障碍，都将会直接或间接的影响进食和营养的补充，继而体力不支，难以承担各种康复训练。因此进食训练对康复对象十分重要。

2. 进食训练的方法 选择适应于患者功能状态的餐具，进行餐具使用等进食姿势的训练。如坐在床上吃饭，可分解为体位变化、抓握餐具、送食物入口、咀嚼和吞咽动作。

（1）进食的体位训练 最简单的动作从仰卧位变为坐位，根据患者残疾程度不同，选择不同的方法。如训练患者应用健侧手和肘部的力量坐起，或由他人帮助和用辅助设备等坐起。维持坐位平衡训练，做到坐好、坐稳。

（2）抓握餐具训练 开始可以抓握木条或是橡皮，继之用勺子或筷子。丧失抓握能力的患者、协调性差或关节活动范围受限的患者常无法使用普通餐具，应将餐具加以改良。如将特制的碗碟加以固定，特制横把或长把勺等。

（3）进食动作训练 先训练手部动作和模仿进食，然后再训练进食动作。

（4）咀嚼和吞咽训练 吞咽困难者在意识清醒时，确定无误咽并能顺利喝水时，可试行自己进食。先用糊状食物、稀粥等，逐步从流质到半流质再到普食，从少量饮食过渡到正常饮食。

3. 注意事项

（1）创造良好的用餐环境 包括要注意康复对象的心理环境因素，要保证有愉快的心情和排除干扰用餐的因素等。

（2）提供适宜的饮食种类 对食物选择在外观的要求上，要注重能刺激产生食欲的色、香、味等；在食物状态的要求上，要注重根据康复对象所具备的进食功能选择适合的食物。

（3）保证足够的营养成分和足量水分摄入 根据康复对象的体重、每日康复训练对体力的消耗程度以及消化吸收能力状况，随时调整其饮食的质和量，以保证足够的营养成分和足量水分摄入。

（4）给予必要的护理援助　对不能独立完成进食动作的康复对象，必须给予一定的护理援助和必要的助具协助进食动作的完成。

（5）控制进食训练时间　一般每餐进食训练的时间控制在45min左右为宜，如果康复对象出现疲乏或失去兴趣，应停下来休息或者采取少食多餐的方法来解决。

（二）更衣训练

1. 更衣训练的意义

衣物不仅是防寒保暖、保持身体舒适的一种调节方式，同时也是人体个性表现的一种形式。因此，衣物的穿脱，是日常生活活动不可缺少的动作。对于身体功能障碍而不能完成衣物穿脱动作的康复对象，应当指导他们如何利用残存功能，运用合理的方法来解决衣物的穿脱问题。

2. 更衣训练的方法

（1）穿、脱开身上衣　截瘫病人若平稳坐位时可以自行穿、脱上衣。偏瘫患者穿衣时应先穿患肢；脱衣时，先脱健肢，这样容易完成穿脱衣服。具体方法为：穿衣时先用健侧手找到衣领，将衣领朝前平铺在双膝上，将患侧袖子垂直于双腿之间，患手伸入袖内→将衣领拉到肩上→健手转到身后将另一侧衣袖拉到健侧斜上方→穿入健侧上肢→系好扣子。脱衣时应将患侧脱至肩以下→拉健侧至肩下→两侧自然下滑甩出健手→再脱患手。

（2）穿、脱套头上衣　患手穿好袖子拉到肘以上→再穿健手侧的袖子→最后套头。脱衣时，先将衣身脱至胸部以上→再用健手将衣服拉住→在背部从头脱出→脱出健手→最后脱患手。

（3）穿、脱裤子　截瘫患者穿裤时，可先取坐位，将下肢穿进裤子，再取卧位，抬高臀部，将裤子提上，穿好。如为偏瘫患者，穿裤子时应取坐位，将患腿屈膝、屈髋放于健腿上→套上裤腿→拉至膝以上，放下患腿→健腿穿裤腿，拉至膝以上→站起向上拉至腰部→整理。脱裤时与上面动作相反，先脱健侧，再脱患侧。

（4）穿、脱袜子和鞋　穿袜子和鞋时患者双手交叉将患侧腿抬起置于健侧腿上→用健手为患足穿袜子或鞋→将患侧下肢放回原地，全脚掌着地，重心转移至患侧→再将健侧下肢放在患侧下肢上方→穿好健侧的袜子或鞋。脱袜子和鞋顺序相反。

3. 注意事项

（1）穿脱衣裤、鞋袜等训练，对穿戴假肢的患者注意配合假肢的穿戴。

（2）衣物穿脱动作的训练，必须要在掌握坐位平衡的条件下进行。

（3）在衣物的选择上，应当选用大小、松紧、薄厚适宜，易吸汗，又便于穿脱的衣、裤、鞋、袜，以利于训练中动作自如，穿脱方便。

（4）如患者活动范围受限，穿脱普通衣物困难时，应设计特制衣服，宽大的，前面开合式衣服。如患者手指协调性差，不能系、解衣带或纽扣时，可用拉链、摁扣等，以方便患者使用。

（5）有双上肢功能障碍者，需要给予一定的协助。

（三）个人卫生及入浴训练

1. 个人卫生及入浴训练的意义　人体的清洁是保证健康的重要措施之一，特别是全身皮肤和黏膜的清洁，对于体温的调节和并发症的预防更具有重要的意义。另外，个人卫生如何，特别是头面部的清洁和衣着的整洁也影响着人的精神状态和人的社会交往活动。因此，无论从生理上、心理上，还是社会上，清洁都是人不可缺少的需要。康复对象的生活不能自理，很多是体现在不能解决个人卫生的问题上，这对他们回归社会也是个很大的障碍。

2. 个人卫生及入浴训练的方法

（1）洗脸、洗手、刷牙　①将脸盆放于康复对象前方中间，用健手洗脸、洗手。拧毛巾时，可将毛巾绕在水龙头上或患侧前臂上，用健手将其拧干。洗健手时，需将脸盆固定住，患手贴脸盆边缘放置（或将毛巾固定在脸盆边缘），擦过香皂后，健侧手及前臂在患手（或毛巾）上搓洗。②借助身体将物体固定的方法（如两膝夹住）用健手将牙膏盖子打开，再使用健手刷牙。

（2）洗澡　①盆浴时，浴盆内、外各放一把椅子。患者坐在浴盆外的椅子上（最好是高度与浴盆边缘相等的木质椅子），先用健手把患腿置于盆内后，再用健手握住盆沿，健腿撑起身体前倾，患者移至盆内椅子上，再把健腿放于盆内。另一种方法是：患者将臀部移向浴盆内坐稳，将盆外的健腿放入盆内，然后帮助患腿移入盆内。②淋浴时，患者可坐在椅子上或轮椅上，先开冷水管，再开热水管调节水温。洗澡时可以用健侧手持毛巾擦洗或用长柄的海绵刷擦后背。如患侧上肢肘关节以上有一定控制能力，可将毛巾一侧缝上布套，套在患肢上协助擦洗。毛巾拧干的方法是将其压在腿下或夹在病侧腋下，用健手拧干。

（四）排泄训练

1. 排泄训练的意义　排泄是指人体新陈代谢的废物，通过排泄器官排出体外的生理功能，主要是以便、尿、汗、分泌物等形式将废物带出体外。排泄不仅是维持生命的重要过程，而且也是人体生理功能的情报反映来源之一。排泄功能的自理，是随着年龄的增长，其自控能力逐步建立起来的。康复对象有排便功能障碍者，对不能自控排便的状态会感到十分苦恼。因此通过康复护理措施，使其排泄障碍得到改善，这对于康复对象的全面康复，回归社会具有十分重要的意义。

2. 排泄训练的方法

（1）乘轮椅入厕训练　康复对象的轮椅靠近座便器→关好刹掣→旋开脚踏板→身体移向轮椅座前沿→健侧靠近扶手，站起转向，将两腿后面靠到坐便器的前缘，站稳→解开裤子，并脱到臀部以下（但不要过膝），再坐到坐便器上。便后清洁时，臀部与手呈反方向移动，以利于擦拭，之后用手拉裤子，站起整理。再按上述相反的动作坐到轮椅上返回。

（2）排便功能训练　便秘是排便功能障碍的常见表现。有排便功能障碍者首先应注意平时饮食中多摄入高纤维的食物；有足够的饮水量；养成按时排便的习惯，还要注意有合适的排便姿势和环境。

排便功能训练可采取以下方法：①手法按摩腹部促进肠蠕动而排便；②无排便能力的，可采取"手法摘便"，即护理人员或康复对象本人带指套蘸取润滑油，在肛门内做环状刺激后将大便掏出，动作要轻柔，切勿造成损伤；③必要时配合使用通便栓剂或灌肠方法等。

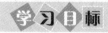

1. 什么是日常生活活动能力训练？
2. 简述常用日常生活活动能力训练的方法。

（李　颖）

第三节　运动疗法及康复护理

学习目标

知识目标
1. 掌握运动疗法的概念及分类，运动疗法的康复护理。
2. 熟悉常用的运动疗法，运动处方的概念和内容。
3. 了解运动疗法的特点及原则。

能力目标
1. 能指导患者进行简单的运动训练。
2. 能对进行运动治疗患者实施正确康复护理。

运动疗法是最为常用的康复治疗技术，应用广泛，本节介绍了运动疗法的概念及分类、运动处方的概念及内容、常用运动疗法及运动疗法中的康复护理。

一、概述

（一）概念

应用力、电、光、声、水和温度等物理学因素来治疗疾患的方法叫做物理疗法（PT）。在现代康复医学中物理疗法包括运动疗法和物理因子疗法。本节主要介绍运动疗法，运动疗法是指徒手或借助器械，利用物理学的力学原理来预防和治疗疾病，防治患者运动功能障碍的方法。

（二）运动疗法的分类

运动疗法可按多种方法进行分类，现介绍主要的几种分类方法。

1. 根据肌肉的收缩形式分类

（1）等张运动　指肌肉收缩时肌纤维长度发生变化，张力基本保持不变而产生的关节活动，它又分为以下两种。

①向心性运动　当肌肉收缩时肌力大于阻力，肌肉的长度缩短，肌肉的止点和起点相互靠近，又称为向心性缩短，是运动疗法最常用的肌肉活动。例如拿起哑铃时肱二头肌的收缩。

②离心性运动　当肌肉收缩时肌力小于阻力，肌纤维被动的伸长，肌肉的止点和

起点相互远离，又称为离心性延伸。例如放下哑铃时肱二头肌的收缩。

（2）等长运动 在肌肉收缩时肌肉长度保持不变，肌张力增高，不产生关节活动，此时肌肉收缩力与阻力相等。适用于早期康复，如肢体被固定或关节有肿胀、炎症，活动产生剧烈疼痛时；也常用于维持特定的体位和姿势。

2. 按照运动方式分类

（1）被动运动 指运动时无任何主动肌肉收缩，患者不用力，完全靠外力来完成的运动或动作。外力可以来自治疗人员，也可以借助器械的力量，或者患者用健侧肢体帮助患侧肢体来完成活动。常用于各种原因引起的肢体运动障碍，包括瘫痪、关节功能障碍以及需要保持关节活动范围但又不能或不宜进行主动运动的情况。

（2）助力运动 指在外力的辅助下，通过患者主动收缩肌肉完成的运动或动作。外力可以是器械力量、滑轮悬吊，也可以是健侧肢体带动患侧肢体活动或是在治疗师的帮助下完成。其主要作用是增强肌力和改善肢体功能。

（3）主动运动 指肌肉主动收缩所产生的运动，是患者独立完成、无外力作用的肢体活动。其主要作用是增强肌力和耐力，改善关节功能、心肺功能和全身状况。适用于肌力达 3 级或以上的患者。

（4）抗阻运动 运动时必须克服外来阻力完成的运动，又称为负重运动。阻力的来源与助力运动相同，只是力的方向相反。适用于肌力达 4 级及以上的患者。其主要作用是增强肌肉力量。

（三）应用运动疗法的原则

1. 因人而异 按照各个患者功能障碍的特点、疾病情况、年龄和性别差异、兴趣和文化差异、经济和环境差异、康复需求等制定康复治疗目标和方案，并根据治疗进度和功能恢复情况及时调整方案。

2. 循序渐进 应激适应性要逐步建立，训练效应的积累要符合量变到质变的过程，参加康复训练是技能学习过程，神经－肌肉功能重建也是系统再学习的过程，因此运动强度应该由小到大，运动时间由短到长，动作复杂性由易到难，休息次数和时间由多到少、由长到短，训练的重复次数由少到多，运作组合由简到繁。

3. 持之以恒 训练需要持续一定的时间才能获得显著效应，停止训练后训练效应将逐步消退。因此康复训练需要长期持续，甚至维持终生。

4. 主动参与 强调患者主动参与康复训练。只有主动参与才能获得最佳的治疗效果。运动功能不可能通过被动治疗而得到最大限度的恢复。

5. 全面锻炼 人体的功能障碍是多器官、多组织、多系统的多维性功能障碍的综合，功能恢复应包括心理、职业、教育、娱乐等多渠道，锻炼手段也应包括改善、代偿、替代等多样性，康复的最终目标是重返社会，因此康复治疗应该全面审视，全面锻炼。

（四）运动疗法的临床应用

1. 适应证

（1）神经系统疾病 偏瘫、截瘫、脑瘫、脊髓炎症或损伤、周围神经损伤或炎症、神经衰弱等。

（2）运动系统疾病　骨折后、颈椎病、肩关节周围炎、腰腿痛、截肢后装配假肢、人工关节术后、烧伤后、类风湿关节炎、骨质疏松等。

（3）内脏器官疾病　高血压、冠心病、支气管炎、支气管哮喘、肺气肿、消化性溃疡、内脏下垂、内脏手术后等。

（4）其他　肿瘤术后恢复等。

2. 禁忌证　疾病的急性期、发热、严重衰弱、有大出血倾向、运动中可能产生严重合并症（如动脉瘤）等。

二、常用的运动疗法

（一）维持与改善关节活动范围的训练

维持与改善关节活动范围的训练是指维持关节正常活动范围或促进运动受限关节功能恢复的康复技术。常用的方法根据是否借助外力分为被动运动、主动助力运动和主动运动三种。

1. 训练方法

（1）主动运动　主动运动可以有效地促进血液循环，具有温和的牵拉作用，能松解疏松的粘连组织，牵拉挛缩不严重的组织，有助于保持和增加关节活动范围。主动运动适应面广，不受场地限制，但对于重度粘连和挛缩患者治疗作用不太明显。最常用的是各种徒手体操，一般根据患者关节活动受限的方向和程度，设计一些有针对性的动作，既可以个人单独练习，也可以把有相同关节活动障碍的患者分组集体练习。

（2）主动助力运动

①器械练习　是利用杠杆原理，借助器械为助力，带动活动受限的关节进行活动。应用时应根据病情以及治疗目的选择相应的器械，如体操棒、肩关节练习器、肘关节练习器等。器械练习可以个人练习，但为了增强趣味性，可以小组集体练习。

②滑轮练习　是利用滑轮和绳索，以健侧肢体帮助患侧肢体活动。

③悬吊练习　是利用挂钩、绳索和吊带将患肢悬吊起来，使其在去除肢体重力的前提下进行主动活动，类似于钟摆样运动。悬吊练习根据固定点位置的不同可以分为两种：一种是固定点位于肢体重心的上方，称为垂直固定，主要用于支持肢体；另一种是固定点位于关节的上方，称为轴向固定，主要是便于肢体活动。

（3）被动运动

①关节可动范围运动　是治疗者根据关节运动学原理实施的关节各个方向的被动活动，具有维持关节现有的活动范围，预防关节挛缩的作用。操作要在关节活动的各个方向进行，范围要尽可能大，动作需缓慢、小心。根据患者疼痛感觉控制用力程度，切忌用力过猛。每天应活动关节 1~2 遍，每遍让所有受限关节和可能受限关节至少做3 次全范围的运动，每天必须坚持锻炼，以维持和改善关节活动范围。

②关节松动技术　是治疗者在关节可动范围内完成的一种针对性很强的手法操作技术。主要用于治疗关节功能障碍，如关节活动受限、关节疼痛、关节僵硬等，并且在解决关节活动障碍方面效果显著。在 20 世纪 60 年代初，由于澳大利亚的麦特兰德对这一技术的发展贡献很大，故关节松动技术也被称为"麦特兰德手法"或"澳式手

法"。基本操作手法有以下几种。

摆动：固定关节近端，关节远端做往返运动，如关节的屈、伸、收、展、旋转，属生理运动，适用于关节活动达到正常范围的60%，否则应先采用附属运动手法。

滑动：平面或曲面关节发生的关节面侧方移动。

分离和牵引：分离时外力要与关节垂直，外力使构成关节两骨表面呈直角相互分开；牵引时外力必须与骨的长轴平行，外力作用于骨长轴使关节远端移位，关节面可以不分开。

关节松动技术的一个显著特点是操作时实施手法分级，麦特兰德根据关节的可动范围和操作时治疗者应用手法的幅度大小分为四级：Ⅰ级，治疗者在患者关节活动的起始端，小范围、节律性地来回松动关节。Ⅱ级，治疗者在患者关节活动允许范围内，大范围、节律性地来回松动关节，但未接触关节活动的起始和终末端。Ⅲ级，治疗者在患者关节活动允许范围内，大范围、节律性地来回松动关节，每次均接触到关节活动的终末端，并能感觉到关节同周围软组织的紧张。Ⅳ级，治疗者在患者关节活动的终末端小范围、节律性地来回松动关节，每次均接触到关节活动的终末端，并能感觉到关节周围软组织的紧张，见图4-1。选择手法时可根据患者的不同病情，Ⅰ、Ⅱ手法级用于治疗因疼痛引起的关节活动受限；Ⅲ级手法用于治疗关节疼痛并伴有僵硬；Ⅳ级手法用于治疗关节因周围组织粘连、挛缩而引起的关节活动受限。

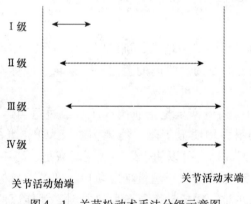

图4-1　关节松动术手法分级示意图

③关节牵引　是应用力学中作用力与反作用力的原理，通过机械或电动牵引装置，使关节和关节周围软组织得到持续的牵伸，从而达到复位、固定，解除肌肉痉挛和挛缩，减轻神经根压迫，纠正关节畸形的目的，用于关节粘连、挛缩所引起的关节活动受限。牵引技术具体详见本节相关内容。

④持续性被动活动　是利用机械装置或电动活动装置，在关节无痛范围内的持续被动活动。持续性被动活动可以促进伤口的愈合和关节软骨的修复和再生，加快关节液的分泌和吸收，缓解关节术后疼痛，改善关节活动范围，防止粘连和关节僵硬，消除手术和制动带来的并发症，主要用于四肢关节术后及关节挛缩的治疗。一般术后即可开始。使用前先确定关节活动范围的大小，如果没有限定的活动范围，可以选定在关节无痛范围内活动，同时根据患者的耐受程度适当地逐渐增加，直至达到关节的最

大活动范围。训练中要密切观察患者的反应及训练器械的运转情况。训练的程序根据病情或手术方式有所不同，如连续数小时，或连续 30～60min，每日 1 次，疗程至少 1 周以上，或达到满意的关节活动范围为止。

2. 注意事项

（1）早期活动　在不加重疼痛及病情的情况下，应尽早进行关节的被动活动。

（2）全范围活动　关节活动范围的训练应包括各关节，并且每个关节必须进行全方位的活动，如肩关节的屈曲、伸展、内收、外展、外旋、内旋和环转运动，肘关节的屈曲、伸展运动。另外，为了减轻关节面之间的摩擦力，保护关节，在运动该关节时，要尽可能地给予关节一定的牵拉力。

（3）与肌肉牵伸相结合　对于跨越两个关节的肌群，应在完成逐个关节活动后，对该肌群进行牵伸。

（二）肌力训练

肌力降低是临床上最常见的症状之一，常会引起人体各项日常活动障碍，如坐、站、步行障碍等。肌力训练是指根据现有的肌力水平，让肌肉在一定负荷下反复收缩，使之产生适应性改变，以维持或提高肌肉收缩力量的训练方法。肌力训练在康复治疗中有非常重要的作用，它不仅能尽快恢复功能，而且强有力的肌肉可以保护关节、支撑脊柱，防止其发生继发性损伤。肌力训练常用于各种原因引起的肌萎缩、瘫痪，或需矫治的某些疾病，如脊柱畸形、慢性腰痛等。

1. 基本原则

（1）抗阻训练原则　为使肌力增强，训练时必须给予一定的阻力，无阻力状态下的训练不能达到增强肌力的目的。肌肉的阻力主要来自于肢体本身的重量、肌肉在运动时外加的阻碍力量等。

（2）超量恢复原则　超量恢复是指肌肉或肌群经过适当运动后，产生适度疲劳，肌肉收缩力量、速度和耐力均明显下降，能源物质（ATP、蛋白质、糖和无机盐等）也有所消耗，通过一定时间休息可以使生理功能逐渐恢复、消耗的能源物质得以补充。在恢复到训练前水平后，可出现一个超量恢复阶段，即各项指标继续上升并超过训练前水平。当下一次训练在前一次超量恢复阶段进行时，就能以前一次超量恢复阶段的生理生化水平为起点，从而起到巩固和叠加超量恢复的作用，逐步实现肌肉形态的发展及功能的增强。因此，合理的训练频度应为每天 1 次或隔天 1 次。

（3）过量负荷原则　即训练时施加的阻力负荷应适当超过患者现有的活动水平，并保证超过一定的时间，否则就达不到改善肌力的目的。

（4）适度疲劳原则　训练时肌肉感到疲劳但不应过度疲劳。过度疲劳表现为运动速度减慢、运动幅度下降、肢体出现明显的不协调动作或在肌力增强训练后，却反而出现了肌力下降的现象，也表明肌肉出现了过度疲劳。一旦出现以上情况，应立即减少运动强度或停止训练。

2. 训练方法

（1）按有无阻力分类

①传递神经冲动训练　指通过患者的主观努力，以意念的方式引发瘫痪肌肉的主

动收缩。传递神经冲动训练可与被动运动结合进行，适用于肌力 0~1 级的患者。

②辅助主动训练 指在外力的辅助下，通过患者主动的肌肉收缩来完成运动或动作的一种训练方式，适用于肌力 1~2 级的患者。辅助力量可以由治疗师或患者的健侧肢体来提供，也可以利用器械、引力或水的浮力来提供。注意在训练时应强调主观用力，仅给予最低限度的助力，避免以被动运动替代助力运动。

常用的训练方法有：悬吊训练，即指利用绳索、挂钩、滑轮等简单装置，将运动的肢体悬吊起来，以减轻肢体的自身重量，然后在水平面上进行训练。在悬吊装置下，可利用变化的体位和不同位置的轮滑、挂钩等设计出各种各样的训练方法，是一种较为常用的助力训练方法。另外，助力训练还有利用治疗师的手法，不需要任何器械帮助的徒手辅助主动训练；在光滑的板面上利用滑石粉或小滑车等方法，减少肢体与板面之间的摩擦力进行的滑面上辅助主动训练；在垂直面上利用滑车、重锤来减轻肢体自身重量的滑车重锤辅助主动训练；在水中进行的利用水对肢体的浮力减轻肢体重力的浮力辅助主动训练。

③主动训练 通过患者主动的肌肉收缩来完成运动的一种训练方法。在运动时既不需要助力，也不用克服外来阻力，适用于肌力达 3 级的患者。训练中患者取正确的体位和姿势，将肢体置于抗重力位，防止代偿运动，并根据患者的实际情况，调整训练的速度、次数、间歇。

④抗阻训练 指患者在肌肉收缩过程中，需克服外来阻力才能完成运动的一种训练方法。适用于肌力 4~5 级，能克服重力和外来阻力完成关节活动范围的患者。通常利用徒手、滑车、重锤、弹簧、重物等作为阻力进行训练。

常用的训练方法有：徒手抗阻力主动训练；加重物抗阻力主动训练；重锤与滑车抗阻力主动训练；弹簧抗阻力主动训练；水中抗阻力主动训练。

（2）按肌肉收缩形式分类

①等张训练 又称为动力性训练，指肌肉收缩时，肌纤维的张力保持不变，而肌纤维的长度发生缩短或伸长的改变，同时产生关节活动的一种训练方法。根据肌力的恢复程度，3~5 级肌力的患者均可进行等张训练。常用的训练方法有：直接或利用滑轮举起重物的训练，如举哑铃或沙袋、拉力器训练等。

②等长训练 又称静力性训练，指肌肉收缩时，肌纤维的长度保持不变，也不引起关节活动，肌肉虽然没有作功，但能产生较大张力的一种训练方法。在肌肉和骨关节损伤后，为了避免给损伤部位带来不良影响，常用此种方法进行肌力增强的训练。如扎马步。根据肌力的恢复程度，2~5 级肌力的患者均可进行等长训练。常用的训练方法有：肌肉固定训练，即肌肉收缩时不能引起关节的任何运动，适用于固定在石膏中的肢体。如股四头肌在伸展位石膏固定的情况下，进行等长收缩练习；徒手等长运动，即受训的肢体不承担负荷而保持肌肉的等长收缩活动；利用器具训练，利用墙壁、地板、床等各种固定不动的器具，保持肌肉长度不变进行等长训练。

③等速训练 又称可调节抗阻训练或恒定速度训练，即根据运动过程中患者肌力大小的变化，利用等速仪器提供相匹配的阻力，使整个关节按照预先设定的速度进行运动的一种训练方法。常用的训练方法有：等速向心性肌力训练和等速离心性肌力训

练等。

3. 注意事项

（1）对患者进行讲解和鼓励　肌力训练前应使患者充分了解肌力训练的作用，消除其可能存在的疑虑和紧张。训练过程中经常给予肯定和鼓励，以提高其信心和长期坚持训练的动力。

（2）充分进行准备活动和放松活动　训练前必须有充分的准备活动，使即将运动的肌肉、韧带、关节和心血管系统预热，避免突然运动导致适应障碍和合并症。

（3）选择合理的训练方法　肌力训练的效果与选择的训练方法直接相关。训练前应先评估训练部位的关节活动范围和肌力情况，根据评估结果选择训练方法。

（4）注意调节阻力　适当的施加及调整阻力是增强肌力训练的重要因素。阻力通常加在需要增强肌力的肌肉的附着部位远端，这样较少的力量即可产生较大的力矩。同时，也需要根据患者的状况来确定施加阻力的部位。每次施加阻力的强度应平稳、非跳动性，并能使患者顺利完成全关节的活动范围；当患者不能完成时，应降低阻力或改变施加阻力的部位。

（5）注意无痛训练　肌力训练应该在无痛的前提下进行。训练过程中发生疼痛则提示出现肌肉损伤或加重损伤，应予以重视并避免。

（6）注意心血管反应　运动时心血管将有不同程度的应激反应，有时会引起血压的明显升高。有高血压、冠心病或其他心血管疾病患者应注意运动时的心血管反应，避免过分的训练导致心血管意外。

（7）做好训练记录　每次训练完毕，记录好患者的训练情况，包括患者训练时对运动负荷的适应能力、训练的运动量是否合适，在训练前后随时测试肌力的进展情况，并根据患者的状况随时调整训练强度和运动时间等。

（三）耐力训练

耐力训练（又称有氧训练）是以身体大肌群参与、强度较低、持续时间较长、以周期性运动为主的训练。主要作用是提高全身耐力或机体有氧代谢运动能力，改善心肺功能。常用于强身健体、心肺疾病、代谢疾病和老年病的康复锻炼。

1. 训练方法　全身耐力训练常用的方式包括：步行、健身跑、自行车、游泳、跳绳、登山等，下面介绍两种最常用的训练方法。

（1）步行　在平地或适当的坡道上做定距离、定速度的步行，中途做必要的休息，按身体的适应情况逐渐延长距离，中间可以穿插爬坡或登台阶，每日或隔日进行一次，运动强度中等，适用于慢性支气管炎、肺气肿、冠心病、糖尿病、肥胖等患者。

（2）健身跑　跑步时全身肌肉放松，两臂自然摆动，膝关节稍弯曲，全脚掌着地，当心率增高至靶心率时，再维持一定时间。开始练习健身跑的患者可进行间歇健身跑或短程健身跑，以后逐渐改为常规健身跑。健身跑运动强度较大，适用于心血管功能较好，年龄较轻，有一定锻炼基础的患者。

2. 训练程序　指每次训练的过程安排，通常将一次训练分为三部分：准备活动、训练运动和整理运动。

（1）准备活动　指全身耐力训练运动之前进行的准备活动，目的是逐渐增加运动强度，以提高肌肉、肌腱和心肺组织对即将进行的较大强度运动的适应，防止因突然的运动应激导致肌肉损伤和心血管意外。强度一般为训练运动的1/2左右，时间5～10min，方式包括医疗体操、关节活动、肌肉牵张、呼吸练习或小强度的有氧训练，如慢跑等。

（2）训练运动　指达到靶强度的训练，一般15～40min，是耐力训练的核心部分。根据训练安排的特征可以分为持续训练法、间断训练法和循环训练法。

（3）整理运动　指靶强度运动训练后进行较低强度的训练，以使机体从剧烈运动的应激状态逐步回复到正常状态。其强度、方法和时间与准备活动相似。

3. 注意事项

（1）根据锻炼者具体身体情况选择适当的运动方式。

（2）注意心血管反应，应该首先确定锻炼者的心血管状态，40岁以上者特别需要进行心电运动试验等检查，以保证运动时不要超过心血管系统的承受能力。

（3）保证充分的准备和结束活动，防止发生运动损伤和心血管意外。

（4）防止过度训练，过度训练的表现：①不能完成运动；②活动时因气喘而不能自由交谈；③运动后无力或恶心；④慢性疲劳；⑤失眠；⑥关节酸痛；⑦运动次日清晨安静心率突然出现明显变快或变慢。

（四）平衡训练

平衡属于运动功能的范畴，许多疾病都会导致平衡功能障碍，临床上如果发现平衡功能出现障碍，要对其进行积极的治疗，而最为直接有效的办法就是进行平衡功能训练。平衡训练就是维持和发展平衡能力所采取的各种训练方法，主要用于脑损伤或病变、脊髓损伤或病变、外周神经损伤、骨关节疾病以及内耳病变等导致有平衡功能障碍的患者。

1. 基本原则　平衡训练的基本原则概括起来就是因人而异，从易到难，循序渐进。

（1）支撑面由大到小，重心由低到高　训练时要从最稳定的体位开始，通过训练逐步过渡到最不稳定的体位。开始时可以在支撑面较大、重心较低的体位开始训练，当患者稳定性提高后则减小支撑面积，提高身体重心。如仰卧位→俯卧位→肘膝跪位→双膝跪位→坐位→站立位→单足站立位→足尖站立位。

（2）从睁眼训练到闭眼训练　视觉对平衡功能有补偿作用，开始训练时可在睁眼状态下进行，当平衡功能改善后可逐渐在闭眼状态下进行。

（3）从静态平衡到动态平衡　当患者具有良好的静态平衡能力，即能独自坐或独自站立之后，再训练动态平衡。

2. 训练方法　平衡训练的方法按不同的因素可以分为不同的种类。按患者的体位可以分为卧位平衡训练、前臂支撑下的俯卧位平衡训练、肘膝跪位平衡训练、坐位平衡训练、站立位平衡训练等。下面介绍最常用的两种体位，即坐位和站立位平衡训练的方法。

（1）坐位平衡训练　患者取坐位，手置于身体两侧或大腿，保持心情放松。

①静态平衡（Ⅰ级平衡）训练　指患者躯体不受外力和无身体动作的前提下保持独立坐位姿势的训练，患者体重平均分配，通过协调躯干肌肉以保持身体直立。开始时

需要有人在身旁保护，逐步过渡到无保护独立坐。

②自动动态平衡（Ⅱ级平衡）训练　指患者躯体可以独立完成各方向不同摆幅的摆动活动，包括身体重心转移、躯干屈曲、伸展、左右倾斜及旋转运动，并保持坐位平衡的训练。可以采用拾取身体周围物体的作业。

③他动动态平衡（Ⅲ级平衡）训练　指在他人一定外力（治疗人员从前面、后面、侧面或在对角线的方向上）推动下，患者躯体可以抵抗外力保持身体平衡的训练。患者在胸前双手抱肘，由治疗者施加外力破坏患者坐位的稳定，诱发头部及躯干向正中线的调整反应。患者可以采取床上训练、平衡板上训练等。

（2）站立位平衡训练

①静态平衡（Ⅰ级平衡）训练　指患者躯体不受外力和无身体动作的前提下保持独立站立姿势的训练，患者用下肢支撑体重保持站立位，必要时治疗者可用双膝控制患者下肢，或使用支架帮助固定膝关节。开始时两足间距较大，以提高稳定性；在能够独立站立后逐步缩小两足间距至并足，然后单足站立再到足尖站立，以减小支撑面，增加难度。患者可以采用独立站立训练、辅助站立训练。

②自动动态平衡（Ⅱ级平衡）训练　指患者可以在站立姿势下，独立完成身体重心转移、躯干屈曲、伸展、左右倾斜及旋转运动，并保持平衡的训练。开始时由治疗者双手固定患者髋部，协助完成重心转移和躯体活动，逐步过渡到由患者独立完成动作。可以采取左、右侧下肢交替负重，太极拳云手式训练等。

③他动动态平衡（Ⅲ级平衡）训练　指患者在站立姿势下抵抗外力保持身体平衡的训练。患者可以采用平衡板训练、站立作业训练等。

3. 注意事项

（1）平衡功能训练适用于具有平衡功能障碍的患者，也适用于正常人。

（2）注意患者训练时的安全　训练时，治疗师要在患者旁边密切监护。开始新阶段训练时，必须有治疗师保护。在训练过程中，治疗师要给患者提示、指导或鼓励患者完成相应的动作或任务。

（3）注意综合训练　存在平衡功能障碍的患者往往同时具有肌力、肌张力、关节活动度、步态等的异常，因此在进行平衡训练的同时还要进行相关其他方面的综合训练。

（4）施加外力时注意力量的控制，不能超过患者可调节的力量。

（五）协调训练

协调训练是指恢复平稳、准确、高效的运动能力的锻炼方法，主要用于深部感觉障碍、小脑性、前庭迷路性和大脑性运动失调、震颤性麻痹等所致协调障碍的康复治疗。

1. 基本原则

（1）由易到难，从简到繁　由单个肢体到多个肢体的联合协调，重症者应从个别原动肌或肌群的控制开始，逐步扩展到多肌群的协调训练；从对称性协调到不对称性协调训练；从慢速协调到快速协调、从睁眼练习到闭眼练习等。上肢与手的协调运动应从动作的精确性、反应速度、动作的节律性等方面练习；如两侧同时做互不相关的动作，下肢的协调运动主要练习正确的步态。

（2）**重复性** 强调动作正确，以免形成错误的动作模式，每个动作都需要重复练习，才能起到强化的效果，这种动作才能被大脑记忆，从而促进大脑的功能重组，达到改善协调功能的目的。

（3）**针对性** 针对具体的协调障碍进行训练。

（4）**综合性** 协调训练不是孤立进行的，在进行针对性训练的同时，也需要进行相关的训练，如改善肌力的训练、改善平衡功能的训练等。

（5）**适度性** 练习时忌过分用力，以免兴奋扩散而加重不协调。

2. 训练方法

（1）上肢协调训练

①轮替动作练习 双上肢交替上举或交替摸肩上举，双上肢交替前伸、交替屈肘、前臂旋前、旋后、腕屈伸，双手交替掌心拍掌背。练习时注意节律性，先慢后快。

②方向性动作练习 指鼻练习、对指练习、指敲桌面、画画、下跳棋等。练习时注意节律性，先慢后快。

③手眼协调练习 插拔木棒、抓物训练、画画、写字、下跳棋、拼图或堆积木等。这些作业训练均有助于提高手眼协调能力。

（2）下肢协调训练

①轮替动作练习 交替屈髋、交替伸膝、坐位交替踏步、拍地练习。

②整体动作练习 原地踏步走、原地高抬腿跑、跳绳、踢毽子等。

下肢协调训练时也需注意动作的节律性，先慢后快逐渐练习，训练开始时在睁眼的状态下进行，功能改善后，将有些训练项目改为闭眼状态下进行。

3. 注意事项

（1）协调功能训练适用于具有协调功能障碍的患者。

（2）训练前、训练中要注意协调功能评定，以了解问题所在，制定或修改训练方案。

（3）协调功能训练不是孤立进行的，要同时进行相应的肌力训练、平衡功能训练等其他训练。

（六）牵引技术

牵引技术是指应用作用力与反作用力的力学原理，通过手法或器械装置产生的外力，作用于人体脊柱或四肢关节，使关节发生一定的分离、关节周围软组织得到适当的牵伸，使之发生塑性延长，增加关节的活动范围，从而达到治疗目的的一种康复治疗技术。牵引技术主要用于治疗脊柱、四肢骨关节功能障碍和挛缩畸形，包括脊柱牵引技术（颈椎牵引、腰椎牵引、胸椎牵引）和四肢功能牵引技术。

1. 牵引的治疗作用

（1）减轻椎间盘压力，促使髓核不同程度地回纳。

（2）解除脊柱小关节负载。

（3）增加关节的活动范围。

（4）解除肌肉痉挛。

（5）促进炎症消退。

（6）早期制动和复位。

2. 常用牵引技术

（1）颈椎牵引技术　颈椎牵引技术是通过牵引带沿颈椎纵轴方向施加拉力以对抗体重而产生的一系列生理效应，以改善颈椎的生理功能，消除病理改变，达到治疗颈椎疾患的一种重要康复治疗技术。

①颈椎常用牵引方法　颈椎常用的牵引装置有颈椎牵引带、牵引弓、牵引绳、滑轮及固定架等。常用的牵引方法有颈椎徒手牵引、颈椎重锤牵引、电动颈椎牵引、简易家庭颈椎牵引法。

a. 颈椎徒手牵引　是治疗师用手对患者颈部进行牵伸达到治疗目的的一种治疗技术。临床常用的有徒手坐位牵引和徒手卧位牵引。

徒手坐位牵引：操作方法类似于临床检查颈部的提颈试验。患者取坐位，治疗师站立于患者后侧，前方上肢屈肘托住患者下颌部，后方手固定在后枕部，双手同时发力支持患者头部重量，将患者头沿身体纵轴方向向上拔伸，并维持20～30s。

徒手卧位牵引：患者取仰卧于治疗床，头颈部稍前屈。治疗师立于治疗床头或坐位，用双手支持患者头部重量。上方手掌置于患者前额，下方手托住患者枕后部。治疗师双臂采用静力收缩的方式施加牵引力量。要求治疗师站立姿势和手法必须稳定，然后逐渐地、有控制地将重心向后倾倒，以此牵引患者颈椎。

b. 颈椎重锤牵引

坐位重锤牵引：患者取坐位，用枕颌套托住下颌和枕部，枕颌套的松紧度调节以患者舒适为准。一般认为牵引角度采用颈椎前屈10°～30°可使颈椎间隙显著增宽。前屈20°～30°时牵引可使第6、7颈椎间隙增大最明显。牵引重量约相当于正常成年人体重的10%，年老体弱者为体重的5%。一般首次牵引从3～5kg开始，每天增加重量1～2kg，至症状改善后，并以此重量维持或逐渐减少重量，直到症状缓解消失。每次牵引时间一般为20～30min；大重量牵引者牵引时间宜相应缩短至5～15min。门诊患者一般牵引每日1次，住院患者牵引可每日2次。10次为一疗程，直到症状体征消失，一般需要2～3个疗程。

卧位重锤牵引：患者仰卧在水平床面上，颈部垫一个普通枕头，床头安装滑轮，枕颌牵引带跨过滑轮与重锤相连。重锤重量从3～4kg开始，待患者适应后逐渐增加重量，最高可达7kg。牵引时间每次20～30min，每天1～2次。

②简易家庭颈椎牵引疗法　家庭颈椎牵引是治疗慢性颈部疾患即方便又积极的方法。市场上有多种成品颈椎牵引装置可供选购，如牛皮或人造革牵引头套、充气式气囊颈椎牵引装置等，亦可根据自身情况自行制作改良的家庭枕颌牵引装置。

③注意事项　治疗师应该熟悉牵引技术和牵引装置，根据患者病情和个体差异选择合适的牵引方式；牵引时患者体位应舒适，坐位牵引时，患者应注意全身放松，双上肢自然下垂于身体两侧；牵引中或牵引后如患者出现头晕、心慌、四肢麻木、无力加重、出冷汗等症状，应立即停止牵引；牵引前后可配合应用其他理疗或手法治疗，以提高疗效。

（2）腰椎牵引技术　腰椎牵引又称骨盆牵引，是用骨盆带固定腹部和骨盆，胸肋部反向牵引带固定于季肋部，利用牵引床和牵引装置沿腰段脊柱纵轴施加牵引力，以达到缓解神经根性疼痛的康复治疗技术。

①腰椎常用牵引方法　腰椎常用的牵引装置有腰椎牵引床、骨盆牵引带、衬垫和护垫等。常用的牵引方法有腰椎徒手牵引、骨盆重锤牵引、斜位自重牵引、电动骨盆牵引、三维多功能牵引等。

腰椎徒手牵引：患者取俯卧位。治疗时一人立于患者头侧双手握持患者腋下，另一人立于患者足端握住患者的双侧踝部，两人同时缓慢发力沿患者身体纵轴进行对抗牵引。一次牵引维持 15～30s，重复 1～2 次，每周 1～2 次。治疗后患者要卧床休息，同时应用药物辅助治疗。

骨盆重锤牵引：患者仰卧硬板床或普通病床，小腿处垫高，呈屈髋、屈膝约 90°。将骨盆牵引带固定于髂嵴上方，牵引带两端连接牵引绳分别通过安装在床尾的滑轮装置悬挂重锤。一般为每侧 10～15kg。首次牵引从每侧 5kg 开始，以后根据患者的治疗反应每 1～3d 增加 1～2kg，最后达到合适的重量。每牵引 1h，休息 20min。待患者适应后逐渐延长牵引持续时间，夜间应停止牵引。

②注意事项　牵引前应向患者做好解释工作，以消除患者紧张情绪；牵引中或牵引后可配合其他治疗，如药物、物理因子或推拿手法等综合治疗，以增强疗效；牵引治疗期间需适当卧床或休息；伴有呼吸系统疾病者在腰椎牵引时可能出现呼吸不适体征；较大的牵引重量（大于 50% 体重）的腰椎牵引可能会产生危险，特别是肥胖患者易产生晕厥。

（七）步行训练

步行训练是针对患者疾病的特点，利用各种康复手段，最大限度地帮助患者提高步行能力，矫治步态异常，促进患者独立转移，提高生活质量，早日回归家庭和社会的训练方法之一。

1. 步行分解训练　先完成站立平衡训练。在患者达到Ⅱ～Ⅲ级平衡后，进行身体重心转移训练、原地向前后和两侧移步的训练。开始以健腿支撑，患腿进行重心转移和移动训练，然后以患腿支撑，健腿进行上述训练。

2. 平行杠内训练　分解动作完成良好之后，开始在平行杠内进行行走训练。由于平行杠结构稳定，因此有利于患者克服心理障碍，减少训练难度。站立训练以每次10～20min 开始，依患者体能状况改善而逐渐增加。

3. 持拐步行训练　包括拖地步行、摆至步行、摆过步行、四点步行、两点步行、三点步行。持拐步行训练和平行杠内训练的方式基本一致，区别是用拐的方式。拐包括单拐和双拐，单拐又包括手杖、肘杖、腋杖、四脚拐等。拐不如平行杠稳定，因此需要经过适当的训练，才可以安全有效地应用。对偏瘫或单侧下肢功能障碍的患者，持拐一般为健侧手，先出拐，再由患腿向前迈，最后是健腿跟上。对于两下肢障碍的患者则需要用双拐。上肢控制能力不佳的患者不能扶拐步行。

4. 独立步行训练　患者在下肢支撑能力达到 100% 体重，同时站立平衡能力达到Ⅲ级，可以开始独立步行训练。训练步骤仍然是先分解动作，然后综合训练，最后增加行走距离、速度和地面的复杂度。长距离独立步行训练与全身耐力训练相关。

（八）传统运动疗法

我国古代很重视应用运动和体操来健身治病，其中很多方法应用于现代康复治疗。

1. 太极拳　太极拳是我国民族形式的体育项目之一，经实践证明，它是一种重要的健身和防治疾病的手段，已成为我国康复运动的方法之一。

太极拳以其轻松柔和、连贯均匀、协调完整等特点，对骨骼、肌肉及关节活动有良好的作用。经常练太极拳的中老年人的脊柱畸形、驼背发生率较低，脊柱活动幅度较好，骨质疏松发生率低。太极拳有多种流派，因此要根据患者的体力、病情和条件来科学选择。

2. 八段锦　八段锦是我国民间流传已久的由八节动作组成的保健操。练八段锦时要求思想集中，通过肢体的屈伸、肌肉的收缩放松，疏通经络，促进脏腑气血的运行，对一些疾病有预防和康复作用。尤其适于体质较弱的中老年人和慢性病患者。

三、运动处方

运动处方是运动疗法中康复医生根据患者情况为患者制定的运动训练方案。通过有目的的训练达到预期的效果。

（一）运动项目

根据患者的康复目标选择有针对性的运动项目。

1. 耐力性项目　主要作用是健身、改善心肺功能和代谢能力，如步行、健身跑、游泳、登山、上下楼梯、跳绳、骑自行车等。

2. 力量性项目　主要作用是增强肌力，改善关节功能，消除局部脂肪，如实心球、沙袋、哑铃、杠铃及各种肌力练习器等。

3. 放松性项目　主要作用是松弛肌肉，放松紧张情绪，消除肌肉与精神疲劳，预防高血压和神经衰弱，如太极拳、保健按摩、散步和放松体操等。

（二）运动量

运动量是指在一次锻炼中肌肉作功总量，也是锻炼中的总负荷量。其大小取决于运动训练的强度、运动持续时间和运动频度三种因素。其中最重要的因素是运动强度，它是运动处方的核心。

$$运动量 = 运动强度 \times 运动持续时间 \times 运动频度$$

1. 运动持续的时间　运动持续的时间很大程度上取决于运动的强度。一般而言，除去预备活动和整理活动外，运动持续时间为 15 ~ 60min，通常为 20 ~ 30min。运动时间长短应与运动强度相互调节，在康复训练中通常采取中等量的运动，以自觉出汗、轻度疲劳为宜。

2. 运动强度　是运动时的剧烈程度，是运动处方的核心部分，也是最困难和最需要控制的部分，是衡量运动量的重要指标之一。运动强度可以用心率、代谢当量（METs）、最大吸氧量（VO_{2max}）表示。由于运动中最大吸氧量的测定比较复杂，临床上常将心率作为确定运动强度的指标。运动时应该达到的适宜心率称为靶心率（THR）。常采用下列方法确定靶心率：首先通过运动试验确定最大心率（HR_{max}），靶

心率 = 70% ~ 85% HR$_{max}$。对于未做运动试验或没有条件做运动试验者，通常采用公式计算最大心率，即 HR$_{max}$ = 220 – 年龄，靶心率 = 70% ~ 85% HR$_{max}$。也可采用更简单的公式计算，即靶心率 = 180 – 年龄。

3. 运动频度 即每周运动的次数。运动间隔时间过长或过短都会影响运动处方的效果。若每次有足够的运动量，一次训练效应可维持 2 ~ 3d 左右，如此推算，每周练习 2 ~ 3 次即可。但对于有下肢骨关节疾病的患者，为了避免对下肢过度负荷所带来的伤害，可采取隔天 1 次的小强度运动为宜。

（三）注意事项

制定和实施运动处方，应注意以下事项。

1. 循序渐进 运动强度要逐步适应，一般适应期为 3 ~ 5d。

2. 随时调整 在运动治疗过程中出现其他疾病，应暂停运动治疗并和医生取得联系，给予相应治疗。

3. 注意测量、观察 运动后除测量脉搏外，还应观察睡眠、食欲、精神状态。

4. 运动后休息 运动训练后应休息 30min 以上，再用温水洗浴，否则会导致循环血量集中于外周，而使血压降低，出现心律失常。

四、运动疗法中的康复护理

（1）明确运动疗法的适应证与禁忌证，以便及时发现问题。

（2）向患者解释治疗的目的及康复作用，介绍治疗的方法、注意事项，以取得患者的配合。

（3）了解常用运动疗法的机体反应，以便向患者作正确说明。

（4）帮助患者做好训练前的准备，如排空大小便，留置尿管，夹板的固定，支具、假肢的处理，穿大小、松紧、厚度适宜的衣服等。

（5）护送行动不便的患者到康复治疗室，并向治疗师交代患者的有关情况。

（6）对接受多种康复治疗的患者，应合理安排治疗项目和时间，以免引起患者的不适，影响康复治疗效果。

（7）治疗后注意观察和询问患者的反应及感受，如有不适及时向医生或治疗师反映并给予处理。

（8）随时纠正患者在日常活动中的不良动作，以养成良好行为习惯，达到强化训练的目的。

（9）帮助患者树立康复的信心，鼓励患者配合医生或治疗师积极坚持治疗。

目标检测

1. 什么是运动疗法？

2. 简述运动疗法的分类。

3. 简述运动疗法的康复护理。

（李　颖）

第四节 物理因子疗法及康复护理

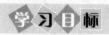

知识目标
1. 掌握物理因子疗法的定义和分类。
2. 熟悉常用的物理因子疗法的康复护理内容。
3. 了解常用的物理因子疗法的治疗作用及临床应用。

能力目标
学会物理因子疗法的康复护理及健康教育。

【引导案例】

男性，22岁，于一场足球比赛当中，不慎摔倒，踝部急性扭伤，可对其进行的物理因子治疗方法都有哪些？

广义的物理疗法包括物理因子疗法和运动疗法。物理因子疗法简称为理疗。物理因子疗法历史悠久，早在石器时代，人类祖先就会利用阳光、石针、水等治疗疾病，维护健康。物理因子疗法在现代康复治疗领域发挥着重要作用。

一、概述

（一）概念

物理因子疗法，简称理疗，是利用"声、光、冷、电、热、磁"等物理因子来治疗患者疾患的方法。物理因子疗法主要包括两类：一类是人工物理因子治疗，如电疗法、磁疗法、光疗法等；另一类是自然物理因子疗法，如矿泉、气候、空气、日光、水疗法等。本节将重点阐述前者。

（二）理疗的作用

1. 共同性作用和特殊性作用

（1）共同性作用 如改善血液循环、消炎、镇痛等。

（2）特殊性作用 如低频电流引起肌肉收缩；紫外线促进维生素D的形成；直流电能将药物离子导入体内；超声波的振荡雾化作用；高频电可使组织内部产生"内生热"等。

2. 直接作用和间接作用 物理因素作用于人体基本上可分为全身和局部两种形式。

（1）直接作用 各种理化效应可直接作用于局部而产生局部作用，如高能量激光治疗疣、胎痣、血管瘤；紫外线刺激皮肤细胞和杀菌；直流电场内的离子移动。

（2）间接作用 各种理化效应可通过神经反射、经络或体液引起节段反应和全身性的反应，是理疗的主要作用机制。

二、常用的物理因子疗法及康复护理

（一）电疗法

电疗法是指应用电能治疗疾病的方法。电流频率的基本计量单位是赫兹（Hz）、千赫（kHz）、兆赫（MHz）、吉赫（GHz）。临床常用电疗法有直流电、直流电离子导入疗法、低频电疗法、中频电疗法、高频电疗法等。

1. 直流电疗法 方向不随时间而变化的电流叫直流电。使用低电压的平稳直流电通过人体一定部位以治疗疾病的方法，称为直流电疗法。它是最早应用的电疗之一，目前单纯应用直流电疗法较少，它是离子导入疗法和低频电疗法的基础。直流电生理作用及治疗作用包括以下几点。

（1）促进局部小血管扩张和加强组织营养。

（2）对神经系统和骨骼肌的影响 直流电对中枢神经系统的兴奋和抑制过程有调整作用，因此，直流电常用以治疗神经官能症和外伤、炎症等引起的大脑皮质功能紊乱的症状；直流电可改变周围神经的兴奋性，并且有改善组织营养，促进神经纤维再生和消除炎症等作用，故直流电常用以治疗神经炎、神经痛和神经损伤；直流电刺激皮肤或黏膜的感觉神经末梢感受器，能反射性地影响自主神经的功能，影响内脏器官和血管的舒缩功能；断续直流电刺激神经干或骨骼肌时，在直流电通断瞬间引起神经肌肉的兴奋而出现肌肉收缩反应，故断续直流电可用以治疗神经传导功能失常和防治肌肉萎缩。

（3）直流电阴极有促进伤口肉芽生长、软化瘢痕、松解粘连和促进消散等作用，而阳极有减少渗出的作用。

（4）电流强度较大的直流电对静脉血栓有促进溶解退缩的作用。

（5）微弱直流电阴极促进骨再生修复，阳极有改善冠状动脉血液循环的作用。

2. 直流电药物导入疗法 使用直流电将药物离子通过皮肤、黏膜或伤口导入体内进行治疗的方法，称为直流电药物导入疗法。此种方法兼具直流电和药物的双重作用，临床常用。

（1）基本原理 是利用直流电场作用和电荷"同性相斥、异性相吸"的特性，如药物带正电荷，则将药物溶液浸湿滤纸或绒布置于正极衬垫之下，反之则置于负极衬垫之下。

（2）临床应用

①适应证 神经炎、神经损伤、神经痛、慢性溃疡、瘢痕粘连、骨关节炎、慢性结肠炎、慢性盆腔炎、过敏性鼻炎、慢性咽喉炎、角膜炎、视神经炎、高血压、血栓性静脉炎等。

②禁忌证 病情危重、脏器衰竭、有出血倾向、急性化脓性感染、急性湿疹、局部皮肤破损、局部金属异物心脏起搏器及对直流电过敏者。

3. 低频电疗法 应用频率1000Hz以下的脉冲电流治疗疾病的方法，称为低频电疗法。其特点是：均为低压、低频，而且可调；无明显的电解作用；对感觉、运动神经都有强的刺激作用；有止痛但无热的作用。目前常用的低频电疗法有经皮神经电刺激疗法、神经肌肉电刺激疗法、功能性电刺激疗法等。

（1）经皮神经电刺激疗法（TENS）　经皮神经电刺激疗法是通过皮肤将特定的低频脉冲电流输入人体以治疗疼痛的电疗方法。

①治疗作用　这是20世纪70年代兴起的一种电疗法，在止痛方面收到较好的效果，临床应用广泛。作用机理有"闸门控制假说""内源性吗啡样物质释放假说"等。

②临床应用　适应证：各种急、慢性和神经性疼痛，如头痛、偏头痛、神经痛、关节痛、腹痛、术后痛、产痛、癌痛等。

禁忌证：带有心脏起搏器的患者、局部感觉缺失和对电过敏患者，严禁刺激颈动脉窦、早孕妇女的腰和下腹部。

（2）神经肌肉电刺激疗法（NMES）　是应用低频脉冲电流刺激神经或肌肉使其收缩，以恢复其运动功能的方法，又称"电体操"疗法。

①治疗作用　下运动神经元麻痹后，肌肉即失去神经支配而萎缩变性。选择不同的脉冲电流，刺激肌肉或肌群，使之发生被动的节律性收缩，可保留肌肉的功能，延迟萎缩及变性的发展。NMES在失神经肌肉的治疗上较有价值。对于变性肌肉，NMES可起到延迟其萎缩、防止肌肉挛缩、抑制肌肉纤维化的作用。对中枢神经系统病变而致的痉挛性瘫痪，过去是不主张用电刺激的方法来治疗的。后有人发现用电流刺激痉挛肌肉的拮抗肌，发现能产生肌肉松弛的效果。这主要应用了交互抑制的原理。

②临床应用　适应证：失用性肌萎缩，脑血管意外后轻度偏瘫，儿童脑性瘫痪，产伤引起的痉挛性瘫痪，多发性硬化瘫痪，脑脊髓外伤引起的痉挛性瘫痪（完全性截瘫除外），帕金森病。

禁忌证：肌萎缩侧索硬化症，多发性硬化的病情进展恶化期。

（3）功能性电刺激疗法（FES）　功能性电刺激属于神经肌肉电刺激的范畴，是利用一定强度的低频脉冲电流，通过预先设定的程序来刺激一组或多组肌肉，诱发肌肉运动或模拟正常的自主运动，以达到改善或恢复被刺激肌肉或肌群功能的目的。

①治疗作用　代替或矫正肢体和器官已丧失的功能，在刺激肌肉的同时，也刺激传入神经，经脊髓投射到高级中枢，促进功能重建。

②临床应用　适应证：脑卒中，脊髓损伤，脑瘫后的上、下肢运动功能障碍，脊髓损伤后的排尿功能障碍，脑卒中后的吞咽障碍、呼吸功能障碍、特发性脊柱侧弯等。

禁忌证：带有心脏起搏器者禁用其他部位的神经功能性电刺激。意识不清、肢体骨关节挛缩畸形、下运动神经元受损、神经应激性不正常者也属禁用范围。

4. 中频电疗法　应用频率1000～100000Hz的脉冲电流治疗疾病的方法，称为中频电疗法。与低频电相比，中频电可作用于更深部位，且不易引起组织的损伤。常用的有等幅中频电疗法、干扰电疗法、调制中频电疗法、音乐电疗法等。

（1）等幅中频电疗法　也称音频电疗法，是指应用1000～5000Hz（常用5000Hz）的等幅正弦电流治疗疾病的方法。

①治疗作用　具有促进局部血液循环、镇痛、消炎、软化瘢痕、松解粘连、调节神经系统功能等作用。

②临床应用　适应证：瘢痕增生、纤维结缔组织增生、粘连、挛缩，颈肩背腰腿

痛，狭窄性腱鞘炎，关节炎，周围神经病损，声带肥厚，乳腺小叶增生，外伤后或术后肠粘连、内脏粘连、腔道内粘连狭窄，慢性炎症，平滑肌张力低下疾病与尿路结石。

禁忌证：急性感染性疾病，肿瘤，出血性疾病，严重心力衰竭，肝、肾功能不全，孕妇腰腹部，带有心脏起博器者。

（2）干扰电疗法 将两组或三组不同频率的交流电同时交叉输入人体，产生不断变化的综合电流，称为干扰电流。分为静态干扰电、动态干扰电和立体干扰电疗法三种。

①治疗作用 镇痛作用明显，促进血液循环，刺激骨骼肌收缩，作用于内脏平滑肌可改善内脏血液循环、调整内脏功能，调节自主神经功能，降低血压，促进骨折愈合。

②临床应用 适应证：习惯性便秘、肠麻痹、胃下垂、尿潴留、二便失禁、雷诺病、早期闭塞性动脉内膜炎、废用性肌萎缩、肩周炎、颈椎病、骨关节病、腰椎间盘突出症、腰部劳损、关节扭伤、各种神经痛、神经炎等。

禁忌证：出血、急性化脓性感染、孕妇下腹部、心脏部位。

（3）调制中频电疗法 又称脉冲中频电疗法，使用的是一种低频调制的中频电流，其幅度随着低频电流的频率和幅度的变化而变化，调制中频电具有低、中频电流的特点和治疗作用。

①治疗作用 具有促进局部血液循环、镇痛、消炎、锻炼肌肉、提高平滑肌张力、调节自主神经功能等作用。

②临床应用适应证与禁忌证同干扰电疗法。

5. 高频电疗法 应用频率大于100kHz以上的高频正弦交流电流治疗疾病的电疗法称为高频电疗法。医用高频电按照波长分为长波、中波、短波、超短波、微波五个波段。临床常用超短波疗法和微波疗法。

（1）超短波疗法 波长为 10^{-1} m，频率为 $30\sim300$ MHz 的电流称为超短波电流。应用超短波电流治疗疾病的方法称为超短波疗法。超短波治疗的剂量可分为4级：无热量、微热量、温热量、热量，患者感觉热量依次加大。除此之外超短波还具有非热效应（热外效应）。

①治疗作用 作用于心、血管系统，小剂量时可使心率减慢，心肌张力和收缩下降，血压下降。大剂量作用相反。促进血液循环、减轻水肿；作用于神经系统，可镇痛，中、小剂量促进受损周围神经再生；使吞噬细胞数量增多，吞噬功能加强，提高免疫功能；增强肾上腺皮质功能，使皮质类固醇的合成、促肾上腺皮质激素增加；缓解胃肠痉挛，增加黏膜血供；小剂量可增强组织代谢，加快损伤组织的修复；具有显著的抗炎作用。

②临床应用 适应证：各种亚急性、慢性炎症及疼痛，如支气管炎，支气管哮喘，肺炎，胃炎，胃、十二指肠溃疡，胃肠痉挛，胆囊炎，肾盂肾炎，膀胱炎，盆腔炎，前列腺炎，脊髓炎，神经根炎，肌炎，周围神经损伤，坐骨神经痛，肩周炎，滑囊炎，关节炎，风湿性关节炎，退行性骨关节炎，扭挫伤，腰椎间盘突出症，血栓性脉管炎，急性肾衰竭。

禁忌证：恶性肿瘤，出血顿向，结核病，妊娠．身体局部有金属物，心脏起搏器植入者。

（2）微波电疗法　应用波长 1mm～1m，频率 300MHz～300GHz 的电流治疗疾病的方法称为微波疗法，包括分米波、厘米波、毫米波。微波兼具无线电波和光波的特性。

①治疗作用　促进血液循环，促进水肿吸收、消炎；小剂量可增强神经系统兴奋性，大剂量则作用相反，镇痛、缓解肌肉痉挛；小剂量可减慢心率，改善心肌血供，减轻心绞痛；中、小剂量可增强肾上腺皮质激素的合成；大剂量可杀灭或抑制恶性肿瘤细胞。

②临床应用　适应证、禁忌证同超短波疗法。

6. 电疗法的康复护理

（1）要明确治疗的适应证和禁忌证。

（2）了解治疗的感受和反应，并向患者说明，做好心理护理，解除患者的思想焦虑、恐惧。

（3）治疗前去除治疗部位及附近的金属物，检查治疗部位皮肤是否清洁完整，感觉是否正常。

（4）治疗过程中，患者不能触摸治疗仪或金属物，不能随便移动体位。

（5）多次直流电治疗后，皮肤上可能会出现局部瘙痒、充血及皮疹反应，嘱患者勿抓破，可外涂止痒液。

（6）直流电治疗后，电极片上残留有酸性、碱性电解物，使用后应彻底刷洗干净，必要时可用 75% 乙醇或消毒液浸泡，清洗后晾干备用。

（7）高频电治疗时一般无需脱衣服，治疗部位应干燥，潮湿衣服及伤口的湿敷料应除去，汗液和伤口的分泌物应擦干净。

（8）治疗过程中经常巡视，观察患者的反应，询问其感受，如有不适及时处理。如患者有头晕、头痛、胸闷、嗜睡等症状发生，应及时调节电流强度或停止治疗。

（二）光疗法

光具有电磁波和粒子流的特点。应用人工光源或日光辐射能作用于人体以治疗疾病的方法称为光疗法。光疗法在伤病的康复治疗中应用广泛。

1. 红外线疗法

红外线波长为 760nm～1000μm，是光波中波长最长的部分，应用红外线治疗疾病的方法称为红外线疗法。根据波长将红外线分为远红外线和近红外线：远红外线只能穿透表皮，近红外线可穿透真皮和皮下组织。红外线作用于人体组织的主要生物学作用是产生热效应。

（1）治疗作用

①改善局部血液循环　红外线辐射于人体组织，通过热作用使组织温度升高，使血管扩张，血流加速，从而使局部血液循环得到改善。

②缓解痉挛，降低肌张力　温热作用可降低 γ 纤维兴奋性，使牵张反射降低，肌张力下降，温热也可使内脏平滑肌松弛，胃肠蠕动减弱。

③镇痛作用　热作用可以降低感觉神经的兴奋性，同时热作用作为一种刺激传入

中枢神经系统，与疼痛信号互相干扰，减弱了痛觉。另外，热可以扩张血管，加速致痛物质的排出而止痛。

④加速组织修复和再生。

（2）临床应用

①适应证 软组织挫伤恢复期（24h后）、肌纤维织炎、肌痉挛、关节炎、关节纤维性挛缩、神经炎、神经痛；疖、痈、蜂窝织炎、丹毒、乳腺炎、淋巴结炎等炎症浸润吸收期；延迟愈合的伤口、冻疮、压疮等。

②禁忌证 恶性肿瘤、高热、急性化脓性炎症、活动性出血或出血倾向、活动性结核。

（3）红外线疗法的康复护理

①首次照射前必须询问并检查局部感觉有无异常，如有感觉障碍，一般不予治疗，必须照射时要注意观察，以免烫伤。

②了解照射的反应，并向患者解释，以减轻其顾虑；照射部位有创面时应先清洁处理；新鲜的瘢痕、植皮区，其血液循环、散热功能不佳，红外线照射时宜拉开距离，以免烫伤；对于水肿增殖的瘢痕，不宜用红外线照射，以免促其增殖。

③急性外伤后，一般不用红外线，24～48h后局部出血、渗出停止后可用小剂量开始照射，以免肿痛、渗出加剧。

④因红外线照射眼睛易引起白内障及视网膜烧伤，需要注意保护眼睛；照射头部时，应戴深色防护眼镜，或以湿纱布覆盖双眼。

⑤治疗过程中患者不能随意移动患部，以免触及辐射器而烫伤；治疗时要经常询问患者，注意观察，以免烫伤。

⑥多次红外线照射后局部有网状红斑，停止照射红斑消失留有色素沉着，均属正常；如治疗过量局部可出现水疱，应及时处理和停止照射，待其治愈后再行红外线照射。

2. 紫外线疗法 利用电磁波谱中的紫外光部分治疗疾病的方法称为紫外线疗法。用于医疗的紫外线波长范围在180～400nm之间，紫外线作用于人体组织后主要产生光化学效应。

（1）治疗作用

①消炎作用。

②镇痛作用 紫外线红斑量照射可产生镇痛作用。另外，紫外线照射部位血液循环增加，致痛物质的清除加快，从而缓解疼痛。

③杀菌作用 短波紫外线具有明显的杀菌作用。

④脱敏作用 紫外线照射可使组织产生少量的组胺，从而起到脱敏作用。

⑤抗佝偻病作用 波长272～297nm的紫外线照射后，人体皮肤内的7－脱氢胆固醇转化成维生素D_3，维生素D_3可促进肠道和肾小管对钙、磷的吸收和重吸收，促进钙盐沉着，因而起到治疗佝偻病的作用。

⑥促进愈合作用 小剂量紫外线照射可以促进肉芽组织及上皮的生长，加速度伤口愈合；大剂量则抑制或杀死细胞，促进坏死组织脱落，控制感染，有利伤口愈合。

（2）临床应用

①适应证 痛风性关节炎、疖、痈、蜂窝织炎、丹毒、淋巴结炎、乳腺炎、静脉炎等急性炎症，以及伤口感染、伤口愈合迟缓、压疮、冻疮、溃疡、烧伤创面、慢性气管炎、支气管炎、肺炎、支气管哮喘、慢性胃炎、风湿性关节炎、类风湿关节炎、神经炎、神经痛、佝偻病、骨软化病等。

②禁忌证 心、肾功能衰竭，出血倾向，活动性结核病，红斑狼疮，日光性皮炎，光过敏症，应用光过敏药物（光敏治疗者除外），着色性干皮症，中毒和伴有发热，发疹的传染病者，恶性肿瘤者。

（3）紫外线疗法的康复护理

①治疗室要通风良好，室温保持 18～22℃，应用屏风隔离或单独房间；治疗前应检查紫外线灯管是否完好，支架安装是否牢固；尽可能预约患者集中时间治疗，以减少开灯次数。

②要向初次接受治疗的患者说明照射后的反应和注意事项，紫外线治疗时不要用冷热及药物刺激局部，口腔内照射后不要即刻喝热水或吃过酸的食物，紫外线治疗过程中不要用光敏药物和吃光敏食物，也不宜饮酒和涂用化妆品；光敏剂如碘剂、磺胺药等可增强皮肤对紫外线的敏感性，照射前和照射中禁用。

③保持照射部位皮肤清洁，伤口应先换药再照射，头部治疗应剃去头发；注意保护皮肤和眼睛，操作者与患者均应佩戴护目镜，以免紫外线灼伤眼部造成结膜、角膜电光性眼炎、白内障或视网膜损伤。

④操作者穿长衣裤，患者非照射部位也应严密遮盖，以免超面积、超量照射。

⑤患者初次照射时应先测定其生物剂量，亦可用平均生物剂量。

⑥照射时灯管中心应与治疗部位皮肤垂直，照射后 24h 之内，被照射部位禁做热敷。

3. 激光疗法 利用激光器发射的光治疗疾病的方法称为激光疗法。

（1）治疗作用

①热作用 激光的能量越大，产生的温度越高，可以破坏肿瘤组织、治疗皮肤病变和妇科疾病。

②压强作用 利用激光压强治疗眼科白内障、青光眼等疾病，泌尿系统结石等。

③光化作用 可导致酶、氨基酸、蛋白质、核酸等活性降低或失活，引起机体内一系列的化学改变，从而产生相应的生物学效应，如杀菌、红斑效应、色素沉着、维生素的合成。

④电磁作用 激光是一种电磁波，可以使细胞损伤、破坏，用于治疗肿瘤。

⑤生物刺激作用 小功率低强度激光对生物组织起刺激作用，相反起抑制作用。

（2）临床应用

①高强度激光 食管癌的治疗，肝手术止血，肝血管瘤的手术治疗；扁平疣、传染性软疣、血管痣、色素痣、皮肤肿瘤、斑痕增生；宫颈糜烂、尖锐湿疣、子宫颈癌等。

②低强度激光 肩周炎、颈椎病、腰椎间盘突出症、肌纤维织炎、软组织损伤、

乳腺炎；带状疱疹、荨麻疹、神经性皮炎、皮肤感染、湿疹、斑秃、白癜风；外阴白斑、外阴瘙痒症、白塞病、痛经、慢性盆腔炎；面神经麻痹、神经衰弱、周围神经损伤和神经痛；支气管炎、支气管哮喘；牙周炎、口腔溃疡、腮腺炎等。

（3）激光疗法的康复护理

①操作者及患者均应佩戴激光防护眼镜，操作者戴手套防止对皮肤造成损伤，穿白工作服，避免激光直接照射皮肤。

②避免激光直接辐射或有金属器械反射至眼部，高强度激光散焦照射时防止局部烫伤，同时也应防止误伤正常组织。

③治疗过程中，应随时询问患者感觉，以舒适温度为宜，并根据患者感觉随时调整照射距离，患者不得随意变换体位，或移动激光管。

④每 3～6 个月定时检测激光器的输出强度，操作人员应定期做健康检查，特别是眼底视网膜检查。

（三）磁疗法

利用磁场的物理性能作用于人体以治疗疾病的方法称为磁疗法。磁场作用于人体可对心血管、神经肌肉、胃肠功能、免疫功能产生影响。

1. 治疗作用

（1）消炎、消肿、促进创面愈合。

（2）止痛　通过对中枢神经的抑制和降低感觉神经末梢对外界刺激的反应而止痛，另外使致痛物质随炎症消散而缓解疼痛。

（3）镇静　磁场有改善睡眠的作用。

（4）降低血压。

（5）软化瘢痕　主要是抑制成纤维细胞的生成和纤维化，对早期炎症增生瘢痕效果较好。

（6）促进骨折愈合　磁场可以改善骨折断端的血液循环、营养和氧供，有利于骨组织细胞的生长。磁场对软骨细胞和骨有直接促进生长的作用，加快纤维软骨骨痂的密度，促进骨折愈合。

2. 临床应用

（1）适应证　临床多采用直接穴位贴敷法治疗高血压、冠心病。胃炎、肠炎、支气管炎、风湿性关节炎、类风湿关节炎等；外科疾病如急、慢性扭挫伤，肌纤维织炎，颈椎病，肩周炎，肋软骨炎，腱鞘囊肿，静脉炎，肱骨外上髁炎，泌尿系结石等；神经科疾病如三叉神经痛、坐骨神经痛、神经性头痛、神经衰弱、癫痫等。

（2）禁忌证　高热、脏器功能衰竭、有出血倾向者，带有心脏起搏器者，孕妇的下腹部，白细胞总数低于 $4 \times 10^9/L$（$4000/mm^3$）者，磁疗副作用明显，如心慌、头晕、恶心、呕吐、皮疹等。

3. 磁疗法的康复护理

（1）年老、体弱或幼儿患者，宜从小剂量开始；病程短、病变浅的用小剂量；对恶性肿瘤引起的剧烈疼痛用大剂量；对神经衰弱、高血压等功能性疾病用较小剂量。

（2）为防止磁场遭到破坏，磁片、磁头不得撞击、火烤；磁疗时不要戴机械手表，以免损坏手表。使用磁片前后要用75%乙醇消毒，不同磁场强度的磁片要分类保管，否则磁场强度小的磁片易碎裂。皮肤溃破、出血的局部不宜直接贴敷，应隔有纱布再贴敷。

（3）治疗后如血压波动、头晕、恶心、嗜睡或严重失眠应停止治疗，白细胞较低的患者定期做白细胞检查。

（4）疗程结束后永磁体磁片要妥善保存，可反复使用多年。

（四）超声波疗法

超声波是指频率在20kHz以上的、不能引起正常人听觉反应的声波，一般所采用的超声波频率在800～1000kHz。应用超声波治疗疾病的方法称为超声波疗法。

1. 治疗作用

（1）机械作用　超声波对组织细胞的微细按摩作用可以改变组织的体积、减轻肿胀，改变膜的通透性，促进代谢物质的交换，改变细胞的功能，提高组织细胞的再生能力。

（2）温热作用　超声波通过人体组织时转化为热能。热作用使组织局部血液循环加快，新陈代谢加速，改善细胞缺血、缺氧状态，降低肌张力，缓解疼痛，改善结缔组织的延展性。

（3）理化作用　低强度超声可加速和激活组织细胞代谢，超声还可以提高细胞膜的通透性，促进组织代谢和营养，小剂量超声对肌肉、韧带、肌腱和瘢痕组织有软化作用。

2. 临床应用

（1）适应证　慢性支气管炎、肺炎、支气管哮喘、胃炎、胃及十二指肠溃疡、胆囊炎；软组织扭挫伤、肌肉劳损、乳腺炎、注射后硬结、瘢痕增生、腱鞘囊肿及狭窄、颈椎病、腰椎间盘突出、骨关节炎及关节痛、冻伤；慢性盆腔炎、输卵管闭塞、痛经；腹泻、消化不良、小儿遗尿症；鼻窦炎、咽喉炎、扁桃体炎、中耳炎、乳突炎；脑血管病、脑外伤后的偏瘫、周围神经损伤、神经痛、神经炎等。

（2）禁忌证　高热、活动型肺结核、出血倾向、化脓性炎症、败血症、血栓性静脉炎、恶性肿瘤、安装心脏起搏器支架者、小儿骨骺、孕妇下腹部等。

3. 超声波疗法的康复护理

（1）治疗前要仔细观察治疗区皮肤情况，如有异常暂停治疗。

（2）选用声阻与皮肤接近的耦合剂，如液状石蜡、水、凝胶等，以减少能量丧失，保证声能有效传递；治疗前首先将声头接触治疗部位或浸入水中，方能调节输出，切忌声头空载与碰撞，以防晶体过热损坏或破裂。

（3）治疗中声头应紧贴皮肤，不得留有任何细微空隙；移动法治疗时勿停止不动，以免引起疼痛反应。治疗中要观察、了解患者和局部组织反应以及仪器的工作状态，如有疼痛、烧灼感应及时关机检查。

（4）水袋法与水下法治疗时，应采用温开水缓慢灌入，水中及皮肤上不得有气泡；进行胃肠治疗时，治疗前患者应饮温开水300ml左右，坐位进行治疗；治疗过程中不得卷曲或扭转仪器导线；注意仪器和声头的散热。

（5）应注意不能用增大强度来缩短治疗时间，也不能用延长时间来降低治疗强度；治疗结束时，将超声输出调回"0"位，关闭电源后方可将声头移开。

（6）治疗完毕应清洁治疗区，将声头擦拭干净。

（五）冷热疗法

1. 冷疗法　应用致冷物质或冷冻器械产生的低温，采用冷敷或冰水浸浴等方法作用于人体来治疗疾病的方法。

（1）治疗作用　冷刺激可以减少损伤或炎症早期的局部出血和渗出，防止水肿，可降低神经传导速度，提高痛阈，减轻疼痛。短时间冷刺激，对肌肉组织有兴奋作用，促进骨骼肌收缩；长时间冷刺激，可降低肌张力，降低肌肉收缩、松弛速度和兴奋性，缓解肌肉痉挛。

（2）临床应用

适应证：高热、中暑、软组织急性扭挫伤早期、肌肉痉挛、关节炎急性期、骨关节术后肿痛、软组织急性感染早期、热灼伤、皮下出血、鼻出血、上消化道出血等。

禁忌证：动脉硬化，血管栓塞，雷诺病，系统性红斑狼疮，高血压，心、肺、肝、肾功能不全，致冷血红蛋白尿，恶性肿瘤，对冷过敏。慎用于局部血液循环障碍、认知障碍、皮肤感觉障碍、认知障碍、言语障碍者。

（3）冷疗法的康复护理

①在患者治疗前一定要对患者说明治疗的方法，以尽量解除患者的疑惑和紧张情绪。

②冷疗时要注意保护冷疗区周围非治疗区的正常皮肤，防止受冻；严格掌握冷疗的温度和时间，患者出现明显冷痛或寒战、皮肤水肿苍白时应立即终止治疗，防止因过冷造成冻伤。

③冷气雾喷射禁用于头面部，以免造成眼、鼻、呼吸道的损伤。

④患者接受冷刺激后如果出现瘙痒、潮红、水肿、荨麻疹等冷过敏现象应立即中止治疗；重者出现心动过速、血压下降、虚脱等，应立即终止治疗，嘱患者平卧休息、保暖、喝热饮料等。

2. 传导热疗法　通过各种贮热介质将热传输给人体的治疗方法，称为传导热疗法。常用热介质有水、石蜡、泥、沙等。石蜡疗法是一种良好的传导热疗法，在临床上广泛应用。常用的治疗操作方法有蜡饼法、浸蜡法、刷蜡法。

（1）石蜡的治疗作用　主要为温热作用、机械作用、化学作用，可以改善局部血液循环，促进水肿、炎症消散，促进上皮组织生长、创面愈合，软化松解瘢痕组织及肌腱挛缩。

（2）临床应用

①适应证　软组织损伤恢复期、关节炎、肌纤维组织炎、坐骨神经痛、瘢痕挛缩等。

②禁忌证　皮肤对石蜡过敏者，高热、急性化脓性炎症、厌氧菌感染、妊娠、肿瘤、结核病、出血倾向、心功能衰竭、肾衰竭、温热感觉障碍者，1岁以下的婴儿。

（3）石蜡疗法的康复护理　①石蜡不得直接加热熔解，以免石蜡烧焦、变质；石蜡易燃，保存及加热时应注意防火；定期检查加热仪器及电线，恒温器失灵及电线老化时应及时更换，以免过热引起燃烧；反复使用的石蜡，应定时清洁、消毒、加新蜡，以保证蜡质。

②患者取舒适体位，可取卧位或坐位，充分暴露治疗部位，适当遮挡；治疗前检查局部皮肤有无破损及皮肤温度觉、感知觉有无异常，治疗部位要清洗干净。

③治疗时准确掌握蜡的温度，患者不得任意活动治疗部位，严格执行操作常规，防止烫伤。

④治疗中要注意观察患者反应，在皮肤感觉障碍、血液循环障碍等部位蜡疗时蜡温宜稍低，骨突部位可垫小块胶布，以防止烫伤，如有异常及时处理；少数患者可能出现过敏反应，应立即停止蜡疗，并对症处理。

⑤治疗结束后拭干，并检查治疗部位皮肤。

（六）水疗法

利用水的物理性质以各种方式作用于人体，以达到保健、治疗、康复目的的方法称为水疗法。水疗法的生理效应体现在温度刺激效应、机械效应、化学效应三个方面。

1. 临床应用

（1）适应证

①水中运动疗法　适用于骨折后遗症、骨关节炎、强直性脊柱炎、类风湿关节炎、不完全性脊髓损伤、肌营养不良、脑卒中偏瘫、颅脑外伤偏瘫、肩手综合征、小儿脑瘫、共济失调、帕金森病等。

②涡流浴　适用于肢体运动障碍、血液循环障碍、糖尿病足、上下肢慢性溃疡、截肢残端痛、关节扭挫伤、创伤后手足肿痛、周围性神经痛、神经炎、雷诺病、骨关节和肌肉风湿疾患以及伴有疲劳综合征等。

③浸浴　患者的全身（全身浸浴）或一部分浸入水中（局部浸浴）进行治疗的方法称为浸浴。浸浴可在不同温度的水中。由于冷、热水直接刺激，引起身体产生一系列生理性改变，从而达到治疗目的。在某些浸浴中，还可以加入各种不同药物，以加强对某些疾病治疗的效果。局部浸浴依部位不同又分为手盆浴、足盆浴、坐浴、半身浸浴等。温水浴（37～38℃）与不感水浴（34～36℃）：每次10～20min，每日1次，10～15次，有较明显的镇静作用，适用于兴奋过程占优势的神经症、痉挛性瘫痪等。热水浴（39℃以上）：每次5～10min，每日或隔日1次，10次为一疗程，有明显的发汗、镇痛作用，适用于多发性关节炎、肌炎等，治疗时需用冷毛巾冷敷额部，以防过热。冷水浴（26℃以下）与凉水浴（26～33℃）：以上每次3～5min，隔日1次，10次为一疗程，有提高神经兴奋性作用，适应于抑制过程占优势的神经症。

全身药物浴时在浸浴的淡水中加入适量药物，药物通过皮肤产生治疗作用，有的药物蒸气通过呼吸道吸入也产生治疗作用。盐水浴，在浴水中加入海盐1～2kg，水温38～40℃。有镇痛、发汗、促进血液循环，适用于多发性关节炎、肌炎、神经炎等。苏打浴，在浴水中加入碳酸氢钠75～100g，水温37～38℃，适用于银屑病等皮肤角质层增厚的皮肤病。全身气泡浴，用空气压缩机向浴盆底或四壁压入气泡，使浴水中含有直径0.2mm以上大小不等的气泡。气泡浴除具有淡水浴的上述作用外，气泡破裂所产生的机械力可对体表起微细按摩作用，气泡附着于体表时因其导热性小于水而形成温差，加强了温热浴水的改善血液循环作用。气泡浴时多采用 37～38℃ 的温水，每次 10～20min，每日或隔日一次，15～20 次为一疗程，适用于肢体瘫痪、周围血液循环障碍等。

（2）禁忌证 ①绝对禁忌证为精神意识紊乱或失定向力、恐水症、皮肤传染性疾病、频发癫痫、严重心功能不全、严重的动脉硬化、心肾功能代偿不全、活动性肺结核、癌瘤及恶液质、身体极度衰弱及各种出血倾向者。此外，妊娠、月经期、大小便失禁、过度疲劳者等禁忌全身浸浴。②相对禁忌证为对血压过高或过低患者、大便失禁者。

2. 水疗法的康复护理

（1）水疗室应光线充足，通风良好，地面防滑，室温 22～23℃，相对湿度 75% 以下，应有保障水温的装置。

（2）水源清洁无污染，定时换水，循环过滤。浴器尤其是烧伤患者所用的浴器及浴衣、浴巾、拖鞋等用品使用后及时清洗、消毒。定时对浴器进行细菌学检查。

> **知识链接**
>
> 运动过程中不小心造成踝关节、膝关节损伤等应如何处理呢？现国际公认的处理原则是 RICE（大米）原则。这四个字母分别是 Rest（休息）、Ice（冰敷）、Compress（压迫和包扎）、Elevation（抬高）的首字母。Rest 意味着脚扭伤后，应该就势倒下、不较劲，不让受伤部位负重，避免加重伤情。Ice，尽量选取冰水混合物，放在塑料袋中，放在最疼的地方，每次敷 20～30min，在 48h 内，通常需要 2～3h 就冰敷一次，才能起到比较好的效果，冰敷可以刺激血管收缩，让组织液减少，从而达到减轻肿胀和止血的效果。Compress，通过包扎实现伤处的制动，使其更为稳定，但不要包扎得太紧，以免阻碍血液循环，影响恢复。Elevation，抬高可以尽量让伤处高于心脏部位。坐卧时都可以在伤脚伤手下面放几个枕头，有利于减轻肿胀。

（3）明确水疗的适应证和禁忌证，患者在水疗前应作全身体格检查，排除禁忌证。

（4）水疗不宜在饥饿、饱餐后 1h 内进行，水疗前应排空大小便。

（5）患者在水疗过程中，护理人员应注意对患者尤其是体弱、活动不便、老人或幼儿进行保护，防止摔倒或淹溺。

（6）高龄老人或幼儿，衰弱或贫血、有严重器质性疾病或有出血倾向的患者绝对不合适长时间的热水盆浴。进行水流喷射时，严禁喷射头面部、心前区、脊柱和生殖器部位。

（7）患者水疗结束后应注意擦干皮肤，保暖穿衣，休息 20～30min，适当饮水，无不适后方可离去。

目标检测

1. 简述石蜡疗法的主要作用及临床应用。
2. 简述物理因子疗法的定义及常用物理因子疗法的种类。

（陈　睿）

第五节 作业疗法及康复护理

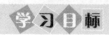

知识目标

1. 掌握作业疗法的适应证和禁忌证，作业疗法中的康复护理。
2. 熟悉作业疗法的概念、目的和基本内容。
3. 了解作业活动的分析及选择。

能力目标

学会对接受作业治疗的患者进行康复护理。

【引导案例】

患者，男，32岁，脑出血恢复期，右侧偏瘫，右上肢稳定性、协调性差，手指精细动作能力差，进食、穿衣、洗漱等不能独立完成。可以为该患者选择哪些作业活动进行训练，如何进行相应的康复护理？

作业疗法是康复治疗的一项重要的治疗手段。通过对患者进行有目的性和选择性的作业活动，如日常生活活动、生产性活动、休闲娱乐活动等训练，提高患者的生活能力和生活质量。对接受作业疗法的患者进行积极地康复护理，能提高治疗效果。

一、概述

（一）概念

作业疗法（occupational therapy，OT）是指针对患者的功能障碍，选择和设计出一些有治疗作用的作业活动，对患者进行反复训练，以达到促使其身体、心理及社会活动能力最大限度的恢复，防治残疾，促进其健康生活的一种技术和方法。

2002年世界卫生组织给作业疗法的定义为："协助残疾者和患者选择、参与、应用有目的和有意义的活动，以达到最大限度地恢复躯体、心理和社会方面的功能，增进健康，预防能力的丧失及残疾的发生，以发展为目的，鼓励他们参与及贡献社会。"

作业疗法曾有许多不同的名称，早期被称为道德疗法、精神疗法、工作疗法、功能疗法等。之后被称为作业疗法之父的美国医生 William Rush Dunton 将其命名为 "occupation therapy"，于1914年被美国医生 George Barton 改为 "occupational therapy"，一直沿用至今。"occupation" 一词源于动词 "occupy"，"occupy" 的意思是占有或填满其时间和空间，使之参与和忙碌。"occupation" 被译成作业，指人类的活动、劳作或从事的工作。作业疗法先驱者 Marry Reilly 女士指出："人可从精神意志得到力量，用双手去影响自己的健康状况。"并认为"人有一种要去掌握、控制和改善自己及环境的天性。"这是作业治疗的基础，即人可以通过作业活动改善躯体和心理功能，促进身心的发展。

（二）作业活动范畴

作业活动指人类在清醒状态下所从事的一切有目的的活动。不是所有的活动都可称为作业活动。只有有目的性和选择性的、能促进患者功能恢复的活动才可称为作业活动。

作业活动包括三个领域：日常生活活动、生产性活动、休闲娱乐性活动。

1. 日常生活活动 指人类为了独立生活而必须进行的活动，包括自我照料，如进食、穿衣、大小便控制、个人卫生、移动和转移等；家务活动，如烹调、购物、理财、洗熨衣服、打扫卫生等。

2. 生产性活动 指个体作为社会成员的一分子必须进行的活动，包括工作、上学等所有教育性和职业性活动、参加社会活动、照料他人等。

3. 休闲娱乐性活动 指能产生新奇、愉快、高兴等情绪，放松身心的活动，包括游戏、各种文体活动、园艺、手工艺、个人爱好等。

（三）作业治疗的目的

（1）维持现有功能，最大限度地激发潜能。

（2）提高日常生活自理能力。

（3）改善认知、情绪和精神状态。

（4）提高职业技能，促进工作能力的恢复。

（5）提高社会交往能力和环境适应力。

（6）提供与日常活动相关的辅助器具和环境改造，促进回归家庭和社会。

（四）作业疗法与运动疗法的区别与联系

作业疗法与物理疗法是康复治疗的两大支柱性治疗手段。

作业疗法与物理疗法中的运动疗法都能对患者的功能恢复起到积极地促进作用，但两者又有很大不同，见表4－2。运动疗法主要关注患者在运动功能上发挥最大能力，而作业疗法主要关注患者在生活适应能力上发挥最大潜能。可以说，运动疗法是基础，作业疗法是运动疗法的延续，所以作业疗法比运动疗法具有更高层次的作用，它能进一步提高患者的生活能力和生活质量，促进患者顺利地回归家庭和社会。

表4－2 作业疗法与运动疗法的区别

	作业疗法（OT）	运动疗法（PT）
目的	恢复躯体功能、认知和生活自理能力	恢复运动功能
方法	应用自理生活、生产、文娱、认知等经过选择和设计的作业进行训练	应用增强肌力、耐力、关节活动度、协调、平衡和心肺功能的活动进行训练
训练特点	认知和感知觉训练比重大精细运动比重大，粗大运动比重小，与自理和生产技能的关系密切，注重操作和认知能力	认知和感知觉训练比重小精细运动比重小，粗大运动比重大，与自理和生产技能的关系不密切，注重活动能力
介入早晚	一般比运动疗法晚	较早
趣味性	较强	较弱
负责者	作业治疗师	运动治疗师

二、作业疗法分类

作业活动种类繁多，因此作业疗法的分类也有很多，现介绍其中两种。

（一）按作业活动的名称分类

包括木工作业、编织作业、黏土作业、手工艺作业、日常生活活动训练、金工作业、皮工作业、文书类作业、治疗性游戏、书法和绘画、园艺作业、认知作业、计算机操作、制陶作业、电器装配与维修作业等。

（二）按作业活动的功能分类

1. 维持日常生活所必需的基本作业　如进食、穿衣、个人卫生清洁、用厕、转移等，这些活动是维持生活自理和保持健康所必需的。

2. 生产性作业活动　指能创造价值的活动，如手工艺作业、园艺活动、各种职业劳动等，这种活动能生产出一定的产品或作品（不以生产产品为目的），让患者在活动中既提高了身体功能，获得了一定技能，又得到精神满足感。

3. 娱乐休闲性作业活动　如游戏、听音乐、看电视、集邮、种花、琴棋书画等，其目的在于满足个人兴趣，调节精神状态，转移注意力和丰富生活内容，以建立平衡的、劳逸结合的生活方式，有益于身心健康。

4. 特殊教育性作业活动　如各种教学活动、唱歌、跳舞等，主要针对发育障碍或残疾的青少年患者，其目的在于使患者获得接受教育的机会，提高知识和技能，促使其全面发展。

三、作业疗法的基本内容

1. 日常生活活动训练　包括进食训练、穿衣训练、洗漱训练、洗澡训练、用厕训练及体位转换与移动训练等。训练患者用新的活动方式、方法或应用辅助器具的帮助完成基本的生活自理活动。

2. 家务活动训练　当患者上肢运动、感觉、协调功能及认知功能恢复得较好时，可对其进行家务劳动训练，如烹调、购物、备餐、洗熨衣服、布置家具、清洁居室、使用家电、抚育幼儿等。训练时要指导患者如何省力，如何减少家务活动的能量消耗，如：对家务活动进行必要的简化，尽可能使用双手操作；供应品和操作工具要放在固定工作位置；设置舒适的操作环境；设置合理操作区；合理使用自助具等。必要时对家庭设施进行适当的改装，以适应患者的功能水平。

3. 职业技能训练　根据患者的功能和意愿，选择合适的劳动和工作技巧作为恢复工作前或就业前的职业技能训练，如木工作业、纺织作业、文秘作业、车缝作业、制陶作业、黏土造型作业、机械装配等，在活动中提高了患者的体能、技能和适应岗位需要的心理素质。比如木工作业是一项较受男性患者欢迎的常用的治疗项目。可以选择让患者自始自终地参与木工作品的全部制作过程（包括制图、选材、取材、加工、组装、刷漆、干燥等程序），也可以针对性地选择某一程序反复练习，像拉锯作业、刨削作业、钉钉作业等，不同的动作有不同的治疗作用，需要根据患者的情况选择和调整。

4. 文娱活动训练　常用的文娱活动项目包括唱歌、舞蹈、棋牌类活动、戏剧表演与欣赏、音乐欣赏、琴棋书画、球类活动、划船、钓鱼、旅行等。通过让患者参加经过选择的和设计的文娱休闲活动，让患者在活动中调整、放松，改善身心健康。集体活动还有助于提高患者合作和交流能力，改善其社会交往和人际关系。

5. 工艺与园艺疗法 应用纸工艺、刺绣、泥塑、陶器、编织（藤器、竹器、绳器）等手工艺活动及种植花草、栽培盆景、园艺设计等园艺活动进行治疗性训练，既能改善手的精细活动能力，训练创造性技巧，又能转移对疾病的注意力，改善情绪，具有身心双重治疗价值。

6. 感知和认知训练 对神经系统损害造成的感知觉和认知功能障碍的患者进行感觉训练（包括浅感觉、深感觉、复合感觉训练）、认知训练（包括定向力、注意力、逻辑思维能力、记忆力训练等），如拼图游戏、猜测游戏等，提高其高级脑功能。

7. 压力治疗 这是指采用一定的压力作用于人体体表，以达到治疗目的的一种治疗方法。目前主要应用于治疗瘢痕和肢体肿胀，同时还可用于预防长期卧床者下肢深静脉血栓的形成和久站久坐者下肢静脉曲张的发生。压力治疗的临床应用主要包括压力衣、压力垫和支托架。作业治疗师要给患者量身定做压力衣，并指导患者正确穿着和使用，使之发挥最佳治疗作用。

8. 辅助器具和生活自助器具的订购和指导 为有运动障碍的患者订制或购买合适的辅助器具（如轮椅、拐杖、矫形器、假肢等）和自助器具（如取物器、系扣器、穿袜器、提鞋器等），指导患者熟练地使用这些器具，通过补偿的途径，方便地完成日常生活活动，如取物、穿衣、进食、梳洗、步行等。

9. 家居环境咨询 根据患者需求和功能障碍情况，为患者提供有关出院后住宅条件的咨询（包括进出通路、房屋建筑布局、设备等），提出必需的环境改造意见。

四、作业活动的分析及评定

（一）作业活动的分析

1. 概念 作业活动分析是逐步分析一种活动中许多基本动作的过程，即按这种活动的实际过程或动作步骤将它分解成一些最简单的成分，结合患者的功能问题，找出适合患者需求、兴趣和生活习惯的治疗性作业活动的过程。

2. 目的和作用

（1）观察和了解组成一种活动的基本动作。

（2）找出患者可接受的、能被意识到的有需要的和符合生活习惯的作业活动。

（3）分析出作业活动的诸因素（费用、所需空间、环境、所需材料、工具和设备等）。

（4）确定患者是否能完成规定的活动。

（5）确定作业活动的强度。

（6）把作业活动分步骤，便于学习和训练。

（7）帮助改变患者的某些行为方式。

3. 方法

（1）简单分析法

①明确活动的方式 运动的类型（脑力/体力）、活动的基本动作和过程、是否借助器具、需要的位置、认知功能状态等。

②分析选择活动的理由 适合患者哪些方面（躯体、心理、认知）需要、能解决什么问题和引起患者的兴趣。

③确定活动的场地　选择一个患者可进行活动的场地进行分析和治疗。

④确定参与对象　除患者和治疗师外，可选择相应的助手或家人参加治疗。

⑤确定时间　进行活动的时间应符合患者的需要和遵循患者的生活习惯。

（2）详细分析法　详细分析法比较复杂，包括：对患者的一般情况的分析；明确活动的动作组成成分；逐一分析患者完成这些动作所需要的技能和素质（运动、感觉、认知、心理）；根据患者性别、年龄、文化程度、个人兴趣（如女患者喜欢针织作业，儿童喜欢有趣的游戏）、设备条件等进行作业选择，并考虑到环境、适应性、安全性、时间和经费等多方面。

（二）作业评定

评定是治疗的基础。作业评定是针对患者在作业活动方面存在的问题、功能障碍的程度，尤其是对患者日常生活、工作和休闲娱乐等活动中的独立性情况进行评定，内容包括以下几个方面。

1. 运动方面　包括关节活动范围、肌力、肌张力、耐力、协调性、粗大运动及精细运动等。

2. 感觉方面　包括视觉、听觉、触觉、痛觉、本体感觉、实体觉、平衡觉、运动觉等。

3. 认知方面　包括记忆力、注意力、判断力、理解力、抽象推理能力、解决问题能力，学习接受程度、行为等。

4. 日常生活活动能力方面　包括基础性和工具性日常生活活动，如进食、穿衣、个人卫生、洗浴、行走、家务劳动等。最常用的评定方法是 Barthel 指数和 FIM 评定。

5. 心理及社交方面　包括自我认识、自我表达、独立性、积极性、自制力、自尊心、集体活动的适应性、人际关系等。

6. 环境方面　对家居、社区和工作环境进行实地考察、分析和评估，找出不利于患者活动的环境因素和安全因素，提出改造意见。

7. 职业能力方面　包括患者的残存能力、智力检查、职业倾向测验、职业操作能力检查等。通过职业能力评定可判断患者是否具有职业发展的可能性。

五、作业活动的选择及原则

（一）作业活动的选择原则

根据治疗目的和患者的功能障碍选择作业活动；根据患者的个人爱好、兴趣，因人而异地选择作业活动；根据患者所处的环境、因地制宜地选择作业活动；选择患者能主动参与并能完成70% ~80% 以上的作业活动；所选活动对满足患者的个人、社会角色等需要有一定的意义；具有适应性、易于分析，并与年龄相适宜；治疗师与患者共同选择。只有选择适当的作业活动进行训练，才能达到预期的治疗效果。

（二）作业活动的选择

1. 按改善运动功能的需要选择

（1）改善关节活动度的作业活动　①改善肩肘屈伸的作业活动：打捶、刨木、砂磨板作业、锯木、套彩盘、投篮等；②改善肩关节内收外展的作业活动：拉琴、粉刷、穿梭、写大字等；③改善前臂旋前、旋后的作业活动：简易印刷、翻纸牌、摸麻将牌、刺绣等；④改善腕关节活动的作业活动：打乒乓球、揉面、绘图、刺绣等；⑤改善手指精细活动能力的作业活动：拧螺帽、木刻、编织、弹琴、打字、捏橡皮泥人、橡皮筋游戏、制陶器、拼图等；⑥改善髋膝伸屈的作业活动：骑自行车、上下台阶、跳蹦蹦床等；⑦改善踝屈伸的作业活动：踏缝纫机、踏车等。

（2）增强肌力的作业活动　①增强上肢肌力的作业活动：拉锯、打捶、刨木、推砂磨板、推重物等；②增强手部肌力的作业活动：木刻、捏黏土、和面、捏橡皮泥等；③增强下肢肌力的作业训练：踏功率自行车、跳台阶等。

（3）改善协调的作业活动　①改善眼手协调性的作业活动：玩木插板、玩迷宫滚珠、编织、刺绣、镶嵌作业、小玩具组装、串珠子等；②改善下肢协调性的作业活动：骑自行车、踏缝纫机、跳舞；③改善上下肢协调性作业活动：打保龄球、做操、踏缝纫机做缝纫等。

（4）增强耐力的作业活动　慢跑、爬山、逛街、游泳、钓鱼、慢舞等。

（5）改善平衡的作业活动　投篮、套圈、走独木桥、滚球、推独轮车等。

2. 按改善感觉功能的需要选择

（1）改善浅感觉的作业活动　在反复睁眼与闭眼的状态下，给予触觉、痛觉、压觉、温度觉等浅感觉刺激，让患者体会并判断感觉。

（2）改善深感觉的作业活动　用棉签或橡皮头刺激手指某处，判断刺激位置以训练位置觉；用音叉反复刺激手指，训练振动觉；上下活动手指，让患者判断运动方向以训练运动觉。

（3）改善复合感觉的作业活动　①改善两点辨别觉的作业活动：用两脚规的针尖距离由大到小刺激皮肤的两点，并加以描述；②改善实体觉的作业活动：在睁眼与闭眼状态下，用手摸物品，加以识别和比较；③改善图形觉的作业活动：在睁眼与闭眼状态下，在患者皮肤上画图形，让其体会并识别。

（4）改善视觉的作业活动　图片欣赏、绘画、看电影、欣赏美景等。

（5）改善听觉的作业活动　听音乐、打电话、听广播，聊天等。

3. 按改善认知、知觉功能的需要选择　包括改善失认症和失用症的知觉功能训练，如穿衣失用训练、意念失用训练、结构失用训练、单侧忽略训练等；改善定向力、记忆力、注意力、逻辑思维能力、理解力、判断力、计算力等认知功能的作业训练，如删除游戏、猜测游戏、时间感训练、排列数字等。

4. 按提高日常生活活动能力的需要选择　包括提高基础性日常生活活动能力的作业活动：穿衣、进食、洗漱、用厕、洗澡、转移、行走、上下楼梯等；提高工具性日常生活活动能力的作业活动：烹调、洗衣、收拾房间、家庭财务管理、乘交通工具、购物等。

5. 按改善心理及精神状态的需要选择

（1）镇静情绪的作业活动　听舒缓音乐、欣赏盆景、刺绣、编织、看书等。

（2）增强兴奋的作业活动　唱歌、跳舞、玩游戏、观看竞技性比赛等。

（3）转移注意力的作业活动　手工艺、书法、养鸟、下棋、绘画、钓鱼等。

（4）宣泄情绪的作业活动　捶打、砍柴、锄地、剪枝、锯木、竞技比赛等。

（5）增强自信的作业活动　绘画、刺绣、制陶器、手工艺品制作等能完成作品的活动。

（6）减轻罪责感的作业活动　保洁、照顾他人、简单的手工劳动等。

6. 按增强社会交往能力的需要选择　集体文体活动，如歌咏比赛、看演出、玩游戏、开联欢会、各种球类活动、爬山、旅游、体育比赛等。集体劳动，如生产产品、扫雪、割草、种田、打扫卫生等。

六、作业疗法的临床应用

（一）适应证

作业疗法的适应证非常广泛，适用于各种原因导致的在日常生活自理、工作或休闲娱乐活动中出现功能障碍的患者。主要用于以下几个方面。

1. 神经科疾病　脑血管意外、脊髓损伤、颅脑损伤、周围神经病损、帕金森病、老年性认知功能减退等。

2. 骨科疾病　骨折、手外伤、骨关节损伤后遗症、截肢、骨关节炎、类风湿关节炎、关节置换术后、肩周炎等。

3. 儿科疾病　脑性瘫痪、精神发育迟滞、学习困难、智力落后、先天性畸形等。

4. 内科疾病　慢性阻塞性肺部疾患、心血管疾病、糖尿病、肿瘤等。

5. 精神科疾病　精神分裂症恢复期、抑郁症、焦虑症、情绪障碍、器质性精神病等。

（二）禁忌证

意识不清、休克、严重认知障碍不能合作者，精神疾病发作期、严重的脏器功能不全者等。

七、作业疗法中的康复护理

（1）明确作业疗法的适应证和禁忌证，避免给患者造成不必要的损伤和痛苦。

（2）做好解释工作，向患者耐心介绍治疗的目的、作用、方法及注意事项等，解除患者因不了解治疗而产生的焦虑和不安情绪。

（3）做好心理护理，培养患者良好的心态和情绪，使其满怀信心参与训练。

（4）调动患者的积极主动性，提高治疗效果。对儿童患者要充分重视其家长参与的重要性。

（5）帮助患者做好治疗前的准备工作，如排空大小便、夹板固定等，并做好护送工作。

（6）注意观察患者治疗前、治疗中和治疗后的反应，及时发现问题、解决问题。

（7）在病房对患者进行训练指导，辅助治疗，强化治疗效果。

（8）注意安全防护，尤其是老年和儿童患者。

目标检测

1. 作业治疗的基本内容有哪些？
2. 举例说明可以改善运动功能的作业活动有哪些。
3. 如何对接受作业治疗的患者进行康复护理？

（高　娜）

第六节 言语疗法及康复护理

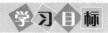

知识目标
1. 掌握言语疗法的概念，言语障碍患者的护理方法。
2. 熟悉言语障碍的康复原则及方法。
能力目标
1. 学会与言语障碍患者沟通的方法。
2. 能够对言语障碍患者进行言语训练的康复护理。

【引导案例】

金某，男性，72岁。脑梗死住院2个月，意识清醒，右侧肢体瘫痪，舌体僵硬，活动不灵活，失语，听力、理解力正常。用什么办法能够帮助患者逐渐恢复言语功能？护理此类患者时，如何进行有效地沟通？有什么可以借助的沟通器具？

语言是人类社会重要的交际工具。言语障碍严重影响着人们的学习、生活和工作。言语疗法的目的是提高患者对言语的理解和表达能力，以最终恢复其言语交际能力，本节介绍了言语疗法的概念，失语症、构音障碍的治疗以及言语障碍的康复护理。

一、概述

（一）概念

言语疗法（speech therapy），简称ST，是指通过各种手段，对有言语障碍的患者进行针对性治疗，以改善其言语功能，提高交流能力。

（二）言语障碍的康复原则

1. 早期介入，强调家庭参与 言语治疗要早期开始，开始得愈早，效果愈好。治疗师对患者的训练量是有限的，而患者家属有更多的时间与其接触，有更多的共同话题，也更了解患者的兴趣爱好。所以要把言语治疗延伸到患者的整个生活中去，医护人员应该定期对其家属进行指导，使其掌握训练的原则和方法，以取得更好的康复效果。

2. 正确评定，要有针对性 治疗前要进行详细的言语功能评定，明确患者言语障碍的病因、类型及程度，以便有的放矢地选择治疗技术，收到较好的治疗效果。

3. 循序渐进，由简到难 在制定治疗方案时，训练难度要适中，不宜太易，也不宜太难，过于简单达不到治疗目的，难度太大则可能使患者失去治疗信心。治疗内容要适合患者的文化水平和兴趣，由简到难，由浅入深，由少到多，根据患者的接受能力，不断增加或更新内容。每天将标准定在患者刚好感到困难，但通过思考和努力可以完成的水平，提高康复训练的积极性。

4. 综合训练，注重口语 如果口语和书面语同时受累，治疗的重点和目标应首先放在恢复口语的康复训练上，更要注意训练患者的日常生活用语。因为首先口语是人类具有的最起码和最主要的言语交际方式，恢复与否决定患者能否参加正常的社会生活和交往。其次口语的发展先于书面语言，并对书面语言有支持作用，因此口语的率先恢复有助于书面语言的康复训练。在口语训练的同时，配合同一内容的朗读和书写可以强化训练。

5. 加强心理护理，及时反馈信息 根据患者对治疗的反应，及时给予反馈，强化正确的反应，纠正错误的反应。注重患者的点滴进步，及时给予鼓励，增加康复的信心；避免直接纠正错误反应，而应提供正确答案和继续下一个刺激。对患者的刺激应是连续的和及时的。对合并较严重的情绪行为障碍的患者，应同时进行心理治疗。

6. 治疗个体化，形式多样化 根据患者的年龄、兴趣爱好等采用多样化的训练方法，如讲故事、成语接龙、对答古诗词、游戏活动等，既有言语训练，又有实物、图片，也可以借助一些电脑小游戏以提高和保持患者对训练的兴趣。

二、影响言语障碍康复的因素

1. 病因和病变的性质 如不同性质的病变造成的失语症恢复的速度和程度不同。外伤性失语症患者的预后比血管疾患和肿瘤所造成的失语症预后好。

2. 病变部位和严重程度 一般来说，病变范围越大，失语症越严重，预后越差。

3. 患者的年龄、性别、智力、文化水平和利手 研究表明，随着年龄的增长，可供调动的大脑功能潜力减少，所以，患者越年轻，康复效果越好；女性因两侧大脑半球语言功能较男性相对均衡，女性言语障碍较男性恢复快；脑损伤前患者文化程度及智力水平高者，康复效果好，因为他们有较多的智力资源重建新的功能系统；左利手和混合利手的患者有较多能力属于双侧大脑半球的功能，康复前景好。

4. 发病至治疗的时间 发病后6个月以内治疗，康复效果由优于6个月以上者，建议在发病2个月内开始治疗。

5. 患者的身心状态 如果患者一般健康状况较好，情绪稳定，自我参与意识强，心理适应良好，能积极主动地配合康复，恢复效果好，反之则效果差。

6. 社会环境因素 患者家属和亲友对治疗积极支持，关心、鼓励患者，为其营造康复的语言环境，会对尽快康复起到很好的推动作用。

三、言语治疗的常用方法

言语治疗前，首先要向患者及家属说明训练的意义及过程，取得配合；选择尽可能安静治疗环境，最好具备单独的言语治疗室；检查准备好必需的器材和仪器，如录音机、镜子、压舌板、棉签、卡片、与文字配套的实物，如果有专业的言语治疗设备，应向患者说明或示范使用的方法和注意事项；开始训练时应尽量减少患者视野范围的不必要物品。治疗形式可采用"一对一"训练、自主训练、小组训练和家庭训练等方式。言语障碍的种类很多，不同的言语障碍治疗方法也不同，本节只介绍临床上常见的失语症和运动性构音障碍的康复治疗。

（一）失语症的治疗

1. 治疗时机 患者意识清楚，病情稳定，能够耐受集中训练 30min 就应开始语言训练。尽管发病 3～6 个月是失语症恢复的高峰期，但对发病 2～3 年后的患者经过训练也会有不同程度的改善。

2. 治疗方法 失语症的治疗主要在于提高患者听理解能力、阅读理解能力、言语表达能力和书写能力。常用的训练方法如下。

（1）听理解训练 包括：①单词的认知和辨别，每次出示 3 个常用物品的图片，说出一个物品名称后令患者指出相应的物品图片。②语句理解，治疗师每次出示 3 个常用物品图片说出其中一个物品的功能或所属范畴，让患者听后将其指出，或者用情景画进行对话。

（2）语音训练 ①患者通过照镜子检查自己的口腔动作是不是与言语治疗师做的口腔动作一样。②模仿治疗师发音，包括汉语拼音的声母、韵母和四声。③言语治疗师画出口形图，告诉患者舌、唇、齿的位置以及气流的方向和大小。

（3）口语表达训练 包括单词、句子和短文练习。单词练习从最简单的数字、诗词、儿歌或歌曲开始让患者自动地、机械地从嘴里发出，如一张有一个书包的图片，治疗师说："这是一个书……，"患者回答："书包"、逐步过渡到复述单词，先进行听觉训练，画片先与对应文字卡片相配，让患者能自然正确的复述；进一步不给听觉刺激，只让看字卡或图卡，然后提问："这是什么？"在此基础上用以上练习中所用的单词，同其他词语组合成简单的句子或短文反复练习。然后将练习的单词、句子应用于实际生活。如提问："杯子里装着什么东西？""你渴的时候怎么办？"让其回答。再进行自发口语练习，鼓励叙述某日某事或身边发生的事物等。

（4）复述训练 复述是指对单词、短语、句子、短文等的重复，治疗师说出后紧接着患者复述。对于重症患者，还应在其面前摆上与治疗师说话内容相应的图片和文字做提示。

（5）阅读理解及朗读训练 常采用的方法有词卡－图片匹配、阅读理解等，鼓励患者朗读单词、句子、短文并加以理解，从报刊的记事、小说、故事中选出患者感兴趣的内容，大声朗读。

（6）书写训练 从单词到简单的短句，再到复杂的长句、短文，让患者抄写、听写、默写，过渡到看图写话、写叙述文、记日记和给朋友写信。

失语症患者如果经过系统的言语治疗，言语功能仍然没有明显的改善，应加强实际交流能力的训练或借助于交流替代设备如交流板、交流手册、手势语等非言语交流方式来达到交流的目的，甚至可使用电脑交流装置，包括安装发音器、电脑说话器、环境控制系统等。

（二）构音障碍的治疗

在制定构音障碍的治疗程序之前要了解患者的病史，明确临床诊断，尤其是构音障碍的严重程度、损伤部位、范围和性质，并为预后作出大致判断。

1. 呼吸训练 呼气流量和呼气流控制是正确发音的基础，进行呼吸训练其目的是延长呼气时间和建立良好的呼气控制。训练时让患者首先调整坐姿，如果患者可以坐稳，躯干要直，双肩水平，头保持正中位，患者平稳地用鼻吸气用口呼气，吸气、呼气按口令，逐渐延长呼气时间直至10s。呼气尽可能发"s、f"等摩擦音，摩擦音可由弱至强或由强至弱，或一口气内做多次强度改变。

2. 松弛训练 人体可以控制随意肌群的紧张度，当随意肌群放松的时候，躯体非随意肌群包括构音肌群也可以随之放松。痉挛型运动性构音障碍患者，可以通过松弛训练，降低构音肌群的紧张度，利于构音功能的训练和恢复。

3. 口面与发音器官训练

（1）唇闭合、唇角外展　双唇尽量向前撅起（发u音），然后尽量向后收拢（发i音位置）。一侧嘴角收拢，维持该动作3s，然后休息。健侧与患侧交替运动。双唇闭紧，夹住压舌板，增加唇闭合力量。鼓腮数秒，然后突然用嘴呼气。有助于发爆破音，患者也可在鼓腮时用手指挤压双颊。

（2）舌的运动　包括舌先尽量向外伸出，然后缩回并向上、向后卷起，治疗师可将压舌板置于患者唇前，由患者伸舌触压舌板或用压舌板抵抗舌的伸出，以加强舌的伸出力量。舌尖向外伸出并上抬，重复5次后休息。练习时可用手扶住下颌，以防止下颌抬高。当舌的运动力量增强时可用压舌板协助和抵抗舌尖的上抬运动。舌面抬高至硬腭，舌尖紧贴下齿，舌面抬起。舌尖伸出由一侧口角向另一侧口角移动。可用压舌板协助和抵抗舌的一侧运动或增加两侧移动的速度。舌尖沿上下齿龈做环形"清扫"动作。

（3）软腭抬高　软腭运动减弱使腭咽部不能适当闭合而导致鼻音化构音。发元音时将手指或纸巾放在鼻孔下观察是否有漏气，可用于检查软腭功能。软腭运动减弱时可用细毛刷等物直接刺激软腭，用冰块快速擦软腭，数秒后休息，可增加肌张力，刺激后立即发元音"a"，同时想象软腭抬高，然后鼻音如"m、n"与唇音如"p、b"交替发声，作为对照。也可采用引导气流通过口腔的方法，如吹蜡烛、吹喇叭、吹哨子等可用来集中和引导气流。另外，可常用"推撑"疗法，让患者把双手放在桌面上向下推，或手掌放在桌面下向上推，在用力的同时发"a"音，可促进软腭上抬，发舌根音"ka"也可促进软腭抬高。

（4）交替运动　做张闭嘴动作进行颌的交替运动。唇前撅，然后缩回进行唇的交替运动。舌伸出缩回，舌尖在口腔内抬高降低，由一侧嘴角向另一侧移动。重复这些动作，随后发音练习。

4. 发音训练 包括发音启动训练、持续发音训练、音量控制训练、音高控制训练和鼻音控制训练。

5. 语音训练 有些患者能够正确读字、词，但在对话时单、辅音不正确，应把重点放在发单音训练上，要求他们在朗读和对话时减慢说话速度，使他们有足够时间完成每个音的发音动作。可让患者朗读散文、诗歌等，有助于控制言语速度。

6. 语言节奏训练 语言的节奏是由音色、音量、音高、音长四个要素构成的，其中任何一个要素在一定时间内有规律地交替出现就可形成节奏。音色形成的节奏主要表现在押韵上，音量形成的节奏，主要表现在重音上，音高形成的节奏主要表现在语调上，音长形成的节奏，主要表现在语速和停顿上。构音障碍患者均存在重音、语调和停顿不当与不协调。应分别进行重音与节奏训练、语调训练。

重度构音障碍的患者即使经过言语治疗其言语交流也是难以进行的，为使这部分患者能进行社会交流，可根据每个患者的具体情况和未来交流的实际需要，为其选择设制替代言语交流的一些方法，并予以训练。近年来，国外采用计算机辅助交流系统来帮助重度构音障碍的患者改善言语交流障碍，取得了良好的疗效。

四、言语治疗中的康复护理

1. 为语言障碍的患者创造良好的环境　病室安静整洁又不缺乏适宜的刺激，如墙壁上挂一些壁画，适当摆放一些花草，让患者感到温馨和活力；尽量不要把言语障碍患者安排在同一病室，帮助建立患者间和谐的人际关系，利于患者之间交流；训练室要有隔音设备，便于治疗师对患者进行正确与否的判断，训练时限制无关人员的进出，减少患者不必要的紧张，使注意力集中。

2. 将言语康复护理贯穿在一切护理行为中　护士应了解每个患者言语障碍的种类，熟悉各种训练技术，充分发挥和患者接触最频繁、时间最长的优势，将言语康复贯穿在一切护理行为中。如在打针、发药时，让患者复述打针、吃药、疼痛等；在进行基础护理时帮助他们学习吃饭、喝水、穿衣、睡觉等；尤其注意日常生活中功能性语言的训练，以利于人际交往功能的恢复。

3. 动员家属积极参与　言语障碍的康复是一个较为漫长的过程，家属的态度和训练技巧的掌握在很大程度上影响患者的情绪和康复的进程，家属的心理支持起着他人无法替代的作用。让患者家属了解言语训练的内容，掌握简单的训练技巧，为患者创造良好的心理氛围和家庭语言环境，促进康复的进程。

4. 督导患者持之以恒　要督促患者坚持听、说、读、写的每日练习。听可以刺激大脑进行信号反应，说可以训练患者语言交流能力，写可以提高患者的记忆和联想能力。持之以恒，可望取得较好疗效。

5. 注重心理护理　言语障碍患者不同程度地丧失了言语交际功能，变得敏感、自尊、焦虑等，做好心理护理是促进患者全面康复的保证。要尊重、理解患者，保护患者敏感的自尊心，生活上给予照顾，心理上给以支持，引导、鼓励患者以各种方式主动参与交流，对患者的微小进步给予表扬，帮助患者建立康复的信心。

6. 协调关系，促进康复

（1）康复护士应与治疗小组的其他成员合作，经常保持联系，严格执行言语康复的治疗计划，共同实施对患者的康复指导。

（2）护士与康复对象接触最多，对患者的心理状态、功能训练和康复情况了解最深，要将观察到的信息及时反馈给治疗小组的其他成员，为康复评定、

> **知识链接**
>
> 经国际病例研究，儿童2岁以内患中枢神经系统疾病，如脑炎、高热惊厥、病毒感染等，造成脑组织损伤，从而使小儿失去患病前原有的语言能力。这类语言障碍也是构音障碍中的一种。一般经过对原发病治疗和应用神经药物，可使语言障碍症状减轻或恢复正常。

康复计划的制订、修改和实施提供客观依据。

（3）康复护士还要协调患者与亲友、单位的关系，为患者争取更多的社会支持，促进患者的整体康复，使其早日回归社会。

目标检测

1．什么是言语疗法？

2．叙述言语障碍患者的护理方法。

3．简述构音障碍的治疗方法。

4．失语症的治疗方法有哪些？

（罗光会）

第七节　康复心理护理技术

学习目标

知识目标

1. 掌握伤残后的心理变化和调整规律，康复心理护理的原则，康复心理护理常用的方法。

2. 熟悉人的心理护理的概念。

能力目标

能根据患者的心理问题进行针对性地心理护理。

【引导案例】

患者，女，50岁，因脑出血致左侧偏瘫，日常生活动作差，康复训练不积极配合，心情压抑、沮丧、郁闷，常觉生活无意义，无用感重，有自杀意念。该患者的心理状态处于什么期？护士应如何对她进行康复心理护理？

随着现代医学模式的转变，心理护理的作用日益受到重视。尤其是残疾人和慢性病患者，因其身体障碍带来的复杂多变的心理问题，直接影响着疾病的治疗效果和康复程度，因此做好康复心理护理，帮助患者克服消极心理，建立利于康复的积极情绪的是非常重要的。

一、概述

（一）概念

康复心理护理技术是运用系统的心理学理论与方法，研究残疾人的心理和社会问题，从生物－心理－社会角度出发，对患者的残损、残疾和残障问题进行心理干预，以提高残疾患者的心理健康水平的护理方法与技术。

（二）康复心理护理的意义

康复心理护理对于帮助患者恢复身体功能、克服障碍，以健康的心理状态充分平等地参与社会生活具有十分重要的意义。这种意义主要体现在以下三个方面。

（1）患者由于身体或心理原因而出现人格变化。这种变化可能会伴随其今后的人生历程，导致生活危机或其他精神危机，需要心理干预才能使患者能够面对现实和未来发展。

（2）患者的一些生理功能异常或障碍如肌肉痉挛等可以使用心理方法加以控制。

（3）患者因身体障碍严重或持久会产生一些负面情绪和心理变化，需要康复心理护理帮助其保持健康心态。

二、伤残后的心理变化和调整规律

当一个人突然受伤或患重病而致残后，往往会产生不同程度的心理反应或精神症状。一般情况下会经历震惊、否定、抑郁、依赖、承认与适应五个阶段。

1. 震惊阶段　震惊是人对突如其来的严重打击还未来得及调整心态应对的心理阶段。这时患者往往处于精神麻木、茫然状态，表现地相当沉静、木讷。此阶段可能持续数小时至数天。在此阶段，要尽量避免对患者的精神刺激，给其心理调整的时间，让其顺利过渡。

2. 否定阶段　否定是一种心理防卫表现。当患者不愿面对残酷的现实时，自我否认可以避免过分的焦虑与恐惧。主要表现为否认病情、抱有不切实际的幻想、不配合治疗或拒绝治疗。此阶段可能持续数周至数月。一定程度的否认，对缓解心理应激是有益的，但一味否定可能会贻误病情，因此要做好解释、疏导工作。

3. 抑郁或愤怒阶段　随着时间的推移，患者会逐渐认识到自身残疾可能会长期甚至终生存在，身体形象和功能的改变会严重影响社会地位、经济状况和生活质量。有的患者开始出现抑郁反应，表现为心情沉重、郁郁寡欢、兴趣减少、悲观失望、沉默寡言等，重者会痛不欲生，产生自杀的想法和行为；也有的患者会出现愤怒的情绪，表现为迁怒于他人，易冲动，攻击性增强。此阶段可能持续数月或更久。这两种情绪都对身体恢复不利，因此要帮助患者克服这些消极情绪，树立战胜疾病的信心和勇气。

4. 依赖阶段　当患者承认自身残疾后，开始出现依赖心理，表现为一切以自我为中心，处处依赖他人，缺乏独立生活的动机和行为，不积极进行康复训练，不愿意出院或想办法推延出院时间。这是患者遭受打击后产生的心理和行为的倒退现象，其心理障碍是他们没有勇气带着病残独立面对生活，缺乏独立谋生的愿望和意志。此阶段又称对抗独立阶段，持续时间因人而异，大多数患者会随病情好转而有所改善。在此阶段，给予患者心理支持，帮其克服依赖、提高生活独立性是护理的重点。

5. 承认与适应阶段　经过一段时间治疗后，患者从心理到行为上逐渐适应。表现为情绪开始好转，能积极主动地配合康复治疗，努力争取生活自理和恢复工作，为回归社会做准备。此阶段是康复治疗的最佳时机。护士应主动地担当起患者的咨询师、指导者，帮助患者解决实际困难，为促进其顺利回归家庭和社会创造条件。

上述各个阶段是不能截然分开的，有时会反复，历程也不是一成不变的，可因人而异、因病而异。在康复治疗过程中，护士要认识和掌握患者的这些心理变化过程与规律，促进患者尽快地进入承认与适应阶段，使其积极主动地配合治疗，促进身体机能恢复，从而达到尽快回归家庭和社会的目标。

三、康复心理护理的原则

康复心理护理要贯穿康复活动的全过程，遍及护理实践的每一个角落。

1. 建立良好的护患关系　心理护理是以良好的人际关系与人际交往为基础的，通过交往可以协调关系，满足需要，减少孤独，增进感情。在交往中双方要互相尊重，护理人员起主导作用。这就要求护士要有良好的沟通能力，与患者交往时诚恳耐心、热情友好，充分取得患者及其家属的信任。

2. 服务性原则　护理人员应以服务的观点为患者提供技术服务和生活服务，以满足患者的生理和心理需要。及时观察和发现患者的心理变化，帮助其克服抑郁、焦虑、依赖等消极心理因素，发挥心理活动中的积极因素，使之积极投入康复训练。

3. 自我护理原则　护士要以患者为主体，充分发挥患者的主观能动性，促使其自我护理。所谓自我护理，就是克服患者依赖心理，调动其自身潜能，发挥其残存功能，让其尽可能自己照顾自己，以提高生活独立性。自我护理有助于满足患者自尊、自信的心理需求，为全面康复创造条件。

4. 针对性原则　由于年龄、性别、文化程度、性格特点、伤残程度及家庭环境等不同，每个患者对疾病和残疾的心理反应也不同。护士需全面评估，了解病情，掌握患者的个性心理特征，根据患者的不同心理反应和心理需求有针对性地进行心理护理。

5. 整体性原则　从全面康复的角度出发，进行整体性护理，即处理好患者和环境的关系、患者自身生理因素和心理因素的关系，提高患者对社会环境的心理适应能力，消除患者生理因素和心理因素的相互影响而形成的恶性循环，促使患者身心功能协调平衡。

四、康复心理护理措施

（一）支持性心理护理

支持性心理护理就是护士对患者进行精神上的安慰、劝解、指导和鼓励，支持和协助患者处理问题，使之适应所面对的现实环境，帮助其渡过心理危机。具体方法如下。

1. 倾听　护士首先要做一个好的倾听者，通过认真耐心地倾听，能全面了解患者的病史、患者现存的问题及患者的愿望和需要，同时也能让患者感受到护士的同情心和责任感，从而对护士产生信赖，为今后的友好交往打下基础。

2. 解释　护士对患者的心理行为问题和潜在能力有了充分认识后，要根据患者的情况，有针对性地进行解释说明，帮助患者正确地认识和对待疾病，消除顾虑，纠正错误行为，调整心态，树立信心，为接受康复治疗创造良好的心理条件。应注意的是，解释要适当，要有说服力。

3. 指导　护士启发患者对存在的身心问题进行分析研究，找出解决问题的有效办法，并指导其实施，比如日常生活方面、家庭关系方面、学习与工作方面、社会交往方面、辅助器具使用方面等。

4. 鼓励与保证 当患者处于焦虑、恐惧、悲观的负性情绪不能自拔时，护士要运用自己的威信和专业知识给予保证，消除患者的疑虑，帮助患者树立战胜困难的信心和勇气。应注意，保证时，护士要以充分的事实为依据，用肯定的口气与患者交谈，切不可做不切实际的保证。另外，要经常鼓励和表扬患者，调动其训练的积极主动性。

（二）提供心理咨询，配合康复心理治疗

心理咨询的内容包括患者所患疾病的相关知识、患者的病情、患者的情感问题、生活疑虑、心理卫生方面的问题、康复后生活及工作方面的问题等。康复护士还要掌握一定的康复心理治疗知识，配合心理治疗师对患者进行心理护理。

常用的心理治疗方法有以下几种。

1. 行为疗法 又称行为矫正。该疗法是帮助患者消除或建立某些行为，从而达到治疗目的的一门技术。行为主义理论认为，人的心理病态和各种躯体症状都是一种适应不良的或异常的行为，是在以往的生活经历中，通过"学习"过程而固定下来的，同样可以通过"学习"来消除和纠正。

（1）系统脱敏疗法 又称交互抑制法，主要是诱导患者缓慢地暴露出导致焦虑或恐惧的情境，并通过心理放松焦虑或恐惧情绪，达到治疗目的。系统脱敏疗法包括三个步骤：①放松训练，最终要求受训者能在日常生活环境中可以随意放松，达到运用自如的程度；②建立焦虑或恐怖的等级层次，刺激因素的确定和排次要得到患者认可；③在放松的情况下，按照某一焦虑或恐惧的等级层次进行脱敏治疗，当新建立的正常反应迁移到日常生活中后，脱敏才算成功。

（2）强化疗法 又称操作条件疗法，是指系统地应用强化手段去增加某些适应性行为，以减弱或消除某些不适应行为的心理治疗方法，包括行为塑造技术、渐隐技术、代币奖励法、行为消退法等。如在残疾者康复训练过程中，运用奖励的方式，鼓励患者积极地投入训练，获得好的康复效果。

2. 认知疗法 认知疗法是通过认知和行为技术来改变求治者的不良认知，从而矫正并适应不良行为，以促进心理障碍的好转的治疗方法。认知治疗主要适用于情绪抑郁的患者，有助于减轻抑郁和焦虑。要让患者接受疾病的事实，同时认识到通过康复训练而改善病情，使患者积极克服困难，达到最佳康复效果。

3. 娱乐疗法 娱乐疗法是通过娱乐活动的方式增进身心健康的心理治疗方法。娱乐活动形式多样，如听音乐、看电影、看电视、看戏剧表演、跳舞、游戏、下棋、打牌、游园等。可以使患者抒发情感、改善心境、消除紧张、提高自信。

4. 理性情绪疗法 理性情绪疗法的基本理论认为人们对客观事物的思维和认识是决定人们情绪反应和行为的关键，对患者的不合理信念进行分析、说服和争辩，使不合理信念改变为合理的信念，从而恢复正常的情绪反应和行为后果。该疗法基本分三个阶段：心理诊断阶段、领悟和修通阶段和再教育阶段。

（三）帮助患者建立积极的心理防卫机制

引导患者用积极的心理防卫机制（幽默、补偿、升华等）代替消极的心理防卫机制（压抑、退化、幻想等），帮助患者正确地面对挫折和困难，不逃避、不屈服、乐观向上、顽强拼搏、自强不息，像正常人一样实现自己的人生价值。

（四）营造良好的心理康复环境

护士要努力为患者营造良好的心理康复环境，包括营造良好的病房环境，创造积极向上的情绪环境，提高服务质量和业务技术水平等，避免各种不良医源性因素对患者情绪的影响，为康复治疗创造良好的条件。

（五）建立有关人员（同事或家属等）协助支持系统

患者生活在一定的群体之中，相关人员的态度对于其心理状态有着重要的影响，特别是家属、同事、病友等这样一些联系比较密切的人员的态度对于其心理状态的调节是十分重要的，因此，心理康复不仅要重视患者本身的心理及其变化，也要注意这些人员的心理辅导工作，让他们理解患者的心理问题，帮助他们解除心理压力，为患者的心理康复创造良好的心理氛围。

（六）提供康复信息和社会支持

为患者提供所需辅助器具、家居环境改造和就业、入学、保险等相关康复信息，帮助他们寻求广泛的社会支持，使之得到全社会的关心、尊重、理解和帮助，促使其尽快地融入社会大家庭中。

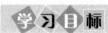

1．一个人突然受伤致残后的心理变化阶段有哪些？
2．康复心理护理的原则有哪些？
3．支持性心理护理的措施有哪些？

（高　娜）

第八节　康复工程器具使用中的护理

学习目标

知识目标
1. 掌握假肢、矫形器、轮椅、助行器使用中的康复护理。
2. 熟悉假肢、矫形器、轮椅、助行器的结构及功用。
能力目标
学会指导患者使用假肢、矫形器、轮椅、助行器。

【引导案例】

患者，男，28岁，因车祸致右膝关节离断术后4个月，术后行走障碍，为了安装假肢再次入院。如何对该患者进行假肢安装前后的康复护理？

康复工程器具可以帮助患者减轻残疾、代偿或补偿功能和改善独立生活能力。最常用的康复工程器具有假肢、矫形器、轮椅及助行器等。不同器具有不同的结构和功用，要根据患者的功能障碍和实际需要为患者选择合适的器具，并教给患者如何使用和保养，从而更好地发挥器具的作用，提高患者的生活质量。

康复工程是工程技术人员在全面康复和有关工程理论指导下，以各种工艺技术为手段，帮助残疾人最大限度地开发潜能，恢复其独立生活、学习、工作和参与社会能力的学科。对于很多患者来说，如脑血管意外、脊髓损伤以及意外损伤造成的肢体伤残者，借助工程手段使其功能恢复、重建或代偿是非常重要的，有时甚至是惟一的康复方法。因此，康复工程在康复医学中占有重要的地位。康复工程器具是指利用工程技术设计和生产出的能帮助患者减轻残疾、代偿或补偿和改善独立生活能力的器具产品。目前，市面上的康复工程器具品种繁多，本节将对最常用的几种（假肢、矫形器、轮椅、助行器）进行介绍。

一、假肢及其使用中的护理

（一）概述

1. 假肢的定义 假肢（prosthesis）是为弥补截肢者肢体缺损和代偿失去的肢体功能而专门设计和制作的人工假体，又称"义肢"。它的主要作用是代替失去肢体的部分功能，使截肢者恢复一定的生活自理和工作能力。其适用对象是因疾病、外伤等各种原因截肢的患者。

2. 假肢的分类 假肢种类繁多。按结构不同有壳式假肢和骨骼式假肢；按装配时间不同有临时假肢和正式假肢；按装配假肢的目的不同有装饰性假肢、功能性假肢、作业性假肢和运动假肢；按动力来源不同有自身动力源假肢和外部动力源假肢；按选用材料不同有木质、铝质、塑料、合成树脂和碳素纤维假肢等；按解剖部位不同有上肢假肢和下肢假肢。

3. 上肢假肢 良好的上肢假肢应该具备的特点：功能好、外形逼真、操纵随意、轻便耐用、穿脱方便。但因人手功能非常复杂，且受到体积的限制，目前的上肢假肢只能做到局部仿生（即外观、局部自由度及其控制仿生），但对于改善上肢截肢患者的独立活动能力仍能起到相当重要的作用。

上肢假肢按截肢部位可分为：假手指、部分手假肢、腕关节离断假肢、前臂假肢、肘关节离断假肢、上臂假肢、肩关节离断假肢等；按假手的功能和使用目的分为：装饰手、机械手、工具手、外部动力手等，见图4-2。

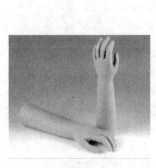
装饰手

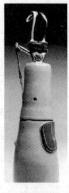
工具手

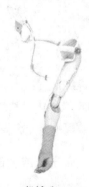
机械手

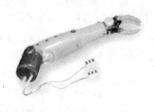
肌电假手

图4-2 常用的上肢假肢

（1）**装饰手** 又称美容手，外观近似正常人手，美观逼真，穿戴舒适，重量轻，可起到外观装饰及平衡肢体的作用，但没有从事劳动和生活自理的功能。多用于截指、上臂残肢过短、肩关节离断等难以发挥残肢功能、不便或不愿安装机械假手的患者。

（2）**工具手** 是为上肢截肢患者日常使用生活用具或劳动时使用简单工具而设计的，结构简单，讲求实用而不注重手的外形，坚固耐用。工具手由接受腔、臂筒、工具衔接器和各种工具组成。可根据需要通过工具衔接器更换各种工具，如锉刀、螺丝刀等。

（3）**机械手** 具有手的外形，并能完成抓取、握取、勾取等基本动作，以截肢者的肩部运动为力源，通过肩背带带动牵引索来控制手指的开闭及肘关节的屈伸。这种假手主要适用于前臂和上臂残缺者。由于它构造简单，性能可靠，便于掌握，使用方便，价格较低，在国内使用较普遍。

（4）**外部动力手** 有电动手、气动手。电动手以微型直流电机为动力驱动假手的开闭。按其控制方法可分为开关控制和肌电控制，后者即肌电假手。肌电假手是由截肢者的大脑神经支配残肢肌肉运动产生肌电信号，通过将肌电信号放大后用来控制微型电机，带动传动系统，来驱动假手按人的意志运动的一种外部动力型假手。由于肌电假手的运动接受大脑指挥，它除了具有电动假手的长处外，还具有直感性强、控制灵活和使用方便等优点，是现代上肢假肢的发展方向。

4. 下肢假肢 良好的下肢假肢的特点：与健侧肢体等长，具有良好的承重功能和悬吊功能，残肢与假肢接触紧密，行走时残肢在假肢内移动很小，有类似下肢生理性关节功能的仿生机械关节及正确的假肢承重力线，重量轻等，以保证使用者具有良好的步态和步行能力。

下肢假肢按截肢部位可分为：部分足假肢、赛姆假肢、小腿假肢、膝关节离断假肢、大腿假肢和髋关节离断假肢等，见图4-3。

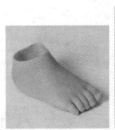 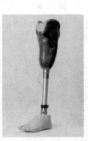 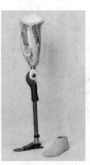 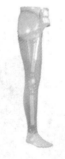 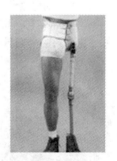

　硅胶半足　　　　小腿假肢　　　　大腿假肢　　　髋关节离断假肢　　半骨盆切除假肢

图4-3 常见的下肢假肢

（1）**部分足假肢** 适用于足部部分或全部缺失的患者。

（2）**赛姆假肢** 适用于赛姆截肢（踝关节离断）术后有良好的承重功能者。

（3）**小腿假肢** 适用于小腿部位截肢并残肢长度合适的患者。有传统小腿假肢和现代小腿假肢。传统小腿假肢，多属于壳式假肢。现代小腿假肢包括髌韧带承重小腿假肢（PTB 小腿）、包膝式小腿假肢（PTES 小腿）、髁部插楔式小腿假肢（KBM 小腿）。PTS 小腿依靠髌上环带悬吊，较适合中长残肢者使用。后两种较适合短残肢者使用。

（4）膝关节离断假肢　适用于膝关节离断术截肢或者大腿超长残肢或小腿极短残肢的患者，主要特点是残肢末端承重，依靠股骨髁悬吊假肢，功能要比一般的大腿假肢好。

（5）大腿假肢　适用于大腿部位截肢且残肢长度合适的患者。有传统大腿假肢和现代大腿假肢。传统大腿假肢，接受腔承重功能差，步态不佳，重量大；现代骨骼式大腿假肢，接受腔为全面接触吸着式接受腔，承重功能好，无需悬吊，穿戴方便，步态较好，重量轻。

（6）髋关节离断假肢　适用于大腿残肢过短、髋关节离断和半侧骨盆切除者。这种假肢没有残肢来控制和支配假肢活动，主要依靠腰部肌肉的收缩和骨盆的带动。

知识链接

运动型下肢假肢

运动型下肢假肢，见图 4-4，是可用于参加体育运动或进行体育锻炼的下肢假肢，是一种代偿功能较好的高性能下肢假肢，是下肢假肢的发展方向。使用这种假肢，一是要求截肢患者身体要好，残存肌力强，关节活动范围大；二是要求假肢的性能要高，质轻坚固，富有弹性，能进行跑跳。目前运动型假肢的发展主要是小腿假肢。其主要部件是采用了"储能脚"和"万向踝"，有的还在腿支撑管中安装了"扭力缓冲器"。所谓储能脚，就是能像弹簧一样受压时将能量储存起来，一松开便能自动弹起的假脚。储能脚在蹬离地面时，通过脚内的弹性体储存和释放能量，使步行更加轻松，并能进行跑跳。万向踝是一种可以在各个方向活动的踝关节，它可以像人体正常踝一样屈曲、内外翻和扭转，以适应不平的路面和身体向各个方向的倾斜。运动型假肢的接受腔和连接件采用了高强度的轻质材料（如钛合金与碳纤维复合材料），从而使整个假肢不仅运动性能好，步态更自然，而且能平衡各方面的受力，具有足够的冲击强度。

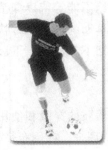
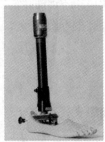

图 4-4　运动型下肢假肢

（二）康复护理

1. 截肢前的康复护理

（1）心理护理　对患者进行心理支持、安慰、鼓励，让患者尽快以良好的心态面对截肢的现实，积极地配合治疗和护理，做好安装假肢前的各项准备工作。

（2）观察和护理患肢　观察患肢有无水肿等情况并及时处理。将患肢远端垫高，以促进血液回流和肿胀吸收；加强患肢皮肤的护理，保持局部清洁；利用拍打、叩击、挤压等感觉刺激，逐步提高皮肤耐受性和耐磨性，为使用假肢做准备。

（3）进行适当的肢体运动训练　在病情允许的情况下，指导患者的健肢和患肢进行运动锻炼，促进血液循环，增强肢体肌肉力量，改善关节活动度，增强耐力。

（4）增加营养　给予患者高蛋白、富含维生素及易消化的饮食，以改善其全身营养状况，对患者耐受手术及术后身体恢复是很重要的。

2. 截肢后的康复护理

（1）注意观察　截肢后应注意观察残端有无压痛、肿胀，有无幻肢及幻肢痛，残端的愈合情况，残肢近端肢体活动情况，患者的心肺功能及心理变化等，如有异常应及时联系医生进行处理。

（2）促进残肢定型　残肢定型临床上常以残肢同一部位周长持续2周无变化，或残肢与健肢同部位相比周长相等，作为残肢定型的标志。通常残肢自然定型需要半年以上，采用一定措施后可缩短为2～3个月。残肢定型前一般采用临时性假肢，而定型后可装配永久性假肢或正式假肢。常用包扎的方法促进残肢定型。可用多层吸水纱布、棉垫，外用弹力绷带进行加压包扎，远紧近松，每4h改缠一次，夜间持续包扎；也可用石膏绷带固定包扎。

（3）促使残肢脱敏　残肢皮肤敏感不利于安装假肢，可通过残端负重、按摩、拍打、挤压、摩擦、震动等方法，消除残端感觉过敏，使残肢能适应外界的触摸和压力。

（4）防治关节挛缩　截肢后易出现关节挛缩畸形，术后应将残肢摆放在功能位。如膝下截肢的患者，应注意保持膝关节处于伸直位，以防屈曲畸形。膝上截肢的应保持髋关节在伸直、内收位，以防止出现屈曲、外展、外旋畸形。挛缩位不定的关节，应进行关节活动训练，以防治挛缩畸形。

（5）鼓励患者早期活动　一般在截肢后24h就可以开始训练，绝不能等待疼痛消除和伤口愈合后再开始，否则肌肉萎缩，不利于假肢的早期安装。早期的锻炼可尽快消除残肢肿胀，促进伤口愈合，防止关节挛缩。上肢截肢患者应早期下床活动，下肢截肢患者应尽早进行床上康复活动。

3. 装配假肢后的康复护理

（1）假肢的穿戴和使用护理　配合治疗师指导患者熟练地掌握假肢的穿戴和使用方法。假肢穿戴时先在残肢上涂上滑石粉，然后套上残肢袜，局部要理平，或用布带、丝带缠绕在残肢上，再将残肢穿进假肢接受腔内。如用悬吊固定装置的大腿假肢，先束紧腰带，适当拉紧，试走几步后再逐渐调整到合适的位置予以固定。佩戴上肢假肢者在假肢屈伸、旋转、假手开合等基本操作的基础上练习穿脱衣服、吃饭、洗漱、家务劳动等日常生活动作，佩戴下肢假肢者主要进行坐下、站起、行走、上下台阶、上下斜坡、跨越障碍物等动作训练。练习必须持之以恒，反复进行，逐渐使动作趋于熟练，得心应手，从而提高效率，节约耗能，达到实用水平。

（2）残端的护理　残端一旦碰伤，患者就不能穿用假肢，还影响和限制其活动，因此要特别重视残端保护。要经常观察残端有无异常，每天要仔细清洗残肢，保持残端皮肤清洁干燥，及时处理残端感染和损伤。残肢痛是指截肢后肢体残留部分的疼痛。残肢痛常因残肢不良或穿用不合适的假肢引起。一般轻的残肢痛通过患者自己经常拍打、按摩，疼痛可以逐渐消失。严重的残肢痛需要物理治疗或手术治疗。

（3）保证残肢和接受腔适配　应指导患者注意保持体重的稳定，以保证残肢和接受腔的长期适配。如接受腔过紧，应及时联系假肢技师修改，如接受腔宽松，可以指导患者用残肢套进行调节，但残肢套最多不能超过3层。如果无法调节合适只能更换接受腔。

（4）指导假肢的保养和维护　使用者要经常擦拭接受腔内壁，保持干燥和清洁卫生。使用残肢套时，应多准备几个，每天更换。注意接受腔表面裂纹的发生可能会弄伤残肢皮肤，一旦发现应尽早解决。发现关节及结合部有松动、异常时，必须及时进行检查维修。装饰外套容易破损，如发现有小的破损时就应及时维修，以延长其使用寿命。假肢结构中的塑料件，不能与酸、碱、高温、有机溶剂、坚硬外物接触，以防受腐蚀、沾色、溶化和破裂。假肢结构中的电气及精密机械系统，应避免潮湿、冲击及粘染脏物，并定期找专业人员检查维修，一般半年或一年1次。

二、矫形器及其使用中的护理

（一）概述

1. 定义　矫形器（orthosis）又称支具，是装配于人体四肢、躯干等部位，以预防和矫正畸形或治疗骨关节及神经肌肉疾病并补偿其功能的一类器具。

2. 基本作用

（1）稳定和支持　通过限制关节的异常活动，稳定关节，支持关节承重。这是下肢假肢最常见的作用。

（2）固定和保护　通过对病变肢体或关节的固定，起到保护作用，促进病变痊愈。

（3）预防和矫正畸形　对于可能或已经产生的肢体或躯体畸形，可通过矫形器力的作用加以防治。

（4）减轻承重　可减少肢体、躯干的长轴承重。

（5）代偿与助动　通过某些装置如橡皮筋、弹簧等来提供动力或储能，代偿已经失去的肌肉功能，或对肌力较弱部分给予一定的助力来辅助肢体活动或使瘫痪的肢体产生运动。

3. 类型　根据安装部位，矫形器分为上肢矫形器、下肢矫形器和脊柱矫形器三大类。

（1）上肢矫形器　上肢矫形器（upper extremity orthosis）的主要作用是防治关节畸形，保持肢体功能位，补偿肌力，改善肢体运动等。按其功能分为固定性（静止性）和功能性（可动性）两大类。前者没有运动装置，用于固定、支持、制动。后者有运动装置，可允许肢体活动或控制、帮助肢体运动。常用的上肢矫形器有：手矫形器（HO）、腕手矫形器（WHO）、肘腕手矫形器（EWHO）、肩肘腕手矫形器（SEWHO）、肩吊带、平衡式前臂矫形器（BFO）等（图4-5）。

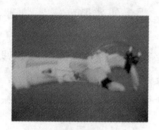
手矫形器

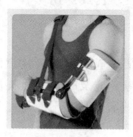
肘关节矫形器

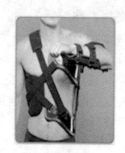
肩外展矫形器

图4-5　上肢矫形器

（2）下肢矫形器　下肢矫形器（lower extremity orthosis）的主要作用是固定不稳定关节，减轻下肢承重，预防和矫正畸形，辅助或替代肢体功能，改善站立和步行的姿态和能力。常用的下肢矫形器有：踝足矫形器（AFO）、膝踝足矫形器（KAFO）、髋膝踝足矫形器（HKAFO）、膝关节矫形器（KO）等（图4-6）。

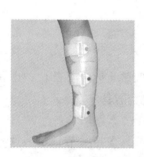
踝足矫形器

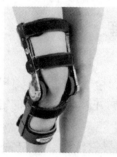
膝矫形器

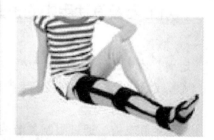
膝踝足矫形器

图4-6　下肢矫形器

（3）脊柱矫形器　脊柱矫形器（spinal orthosis）的主要作用是预防和矫正脊柱畸形，固定和保护脊柱，维持脊柱稳定，减轻疼痛，减少病变部位承重，支持麻痹的肌肉，促进病变愈合等。常用的脊柱矫形器有：颈椎矫形器（CO）、胸腰骶矫形器（TL-SO）、腰骶矫形器（LSO）等（图4-7）。

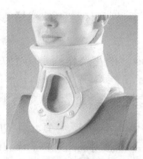
颈椎矫形器

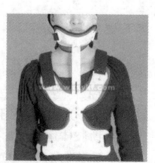
颈胸椎矫形器

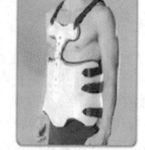
胸腰椎固定矫形器

图4-7　脊柱矫形器

（二）康复护理

1. 佩戴前的护理

（1）心理护理 积极与患者沟通，消除患者的紧张情绪和焦虑感，为装配矫形器做好心理准备。

（2）知识宣教 向患者介绍矫形器的相关知识，包括矫形器的结构、功用和使用方法，让患者积极配合治疗。

（3）指导锻炼 指导患者进行必要的肢体锻炼，以维持和提高患者的肢体功能，为充分发挥矫形器的作用打下基础。

2. 佩戴后的护理

（1）指导矫形器的使用 配合治疗师指导患者正确、有效地使用矫形器。穿、脱矫形器时，应按照程序逐一进行，做到安全、便利，不损害矫形器。矫形器穿在肢体上要稳定，避免松脱而影响治疗效果。矫形器的辅助件如螺丝、弹簧、弹力皮筋要牢靠，否则会造成组织损伤。对上肢矫形器使用者，要指导其进行日常生活活动训练；对下肢矫形器使用者，要指导其进行坐下、起立、上下楼梯和行走训练等。还要向患者讲明矫形器的佩戴时间。不同的治疗需要穿戴矫形器的时间也不同，有的患者需要持续穿戴，有的只需训练、工作时穿戴。指导患者正确着装，穿宽松、柔软和易于穿脱的衣裤，以方便矫形器的穿戴。

（2）保护皮肤 佩戴矫形器后，皮肤受压处很容易出现压疮，要注意预防。确保穿戴后对肢体没有明显的压迫，如用 KAFO 屈膝 90°时不能压迫腘窝，内侧会阴处无压迫。对下肢有水肿的患者矫形器不宜紧贴皮肤。每日清洗局部皮肤，保持皮肤清洁、干燥；注意检查皮肤有无发红、疼痛、破损等异常；在骨突部位可加软衬垫缓解受压；对局部受压严重的矫形器，请矫形器技师进行适当的调整；皮肤严重破损者，应请医生治疗，待皮肤愈合后再佩戴矫形器。也可经常对受压处进行按摩，促进血液循环，松弛紧张肌肉，减轻局部不适反应。

（3）克服心理依赖 有的患者在使用矫形器取得疗效后，对矫形器产生依赖性，在功能完全恢复、症状明显改善的情况下仍然希望得到矫形器的支撑与保护，这都不利于机体组织的功能恢复及发挥。经治疗一段时间后，需及时评测患侧肢体功能，根据患者的功能恢复情况决定是否继续采用矫形器治疗，对于无需继续使用矫形器而又对矫形器存在依赖心理的患者，矫形师应耐心向患者解释，并同时对其进行试验性训练以消除其顾虑，及早放弃矫形器。

（4）指导矫形器的维护与保养 这是保证治疗、充分发挥矫形器作用、延长矫形器使用寿命的重要措施。要嘱咐患者做到：保持矫形器清洁干燥，防潮、防锈；在金属关节部位经常涂抹润滑油；暂不使用时，将矫形器放在安全的地方；防止重物的挤压；避免矫形器接触到锐器；不要把矫形器在高温下烘烤，尤其是低温热塑材料；不要用高浓度洗涤剂清洗，更不能接触化学物品；若发现松动、破损等问题，应及时找专业人员处理。

三、轮椅及其使用中的护理

（一）概述

轮椅（wheelchair）是一种重要的代步工具，它能帮助下肢步行功能减退或丧失、身体疾病严重不利于步行或独立步行有危险的患者解决转移的问题，扩大了活动的范围。更重要的是患者可以借助轮椅进行身体锻炼和参与社会活动。

1. 轮椅的种类 轮椅分为普通轮椅、电动轮椅和特型轮椅。乘坐轮椅者残存功能不同，使用目的及对轮椅的要求也不同。

（1）普通轮椅 普通轮椅主要由轮椅架、轮（大轮、小轮）、刹车装置、座靠、脚踏板五部分组成，见图4-8。普通轮椅结构简单，价格便宜，有的可以折叠收起，便于携带。

（2）电动轮椅 是加上电动马达的轮椅。依操纵方式，有用摇杆的，也有用头部或吹吸系统等各式开关控制的。适用于重度瘫痪或需要较大移动距离者，往往需要较大的活动空间（图4-9）。

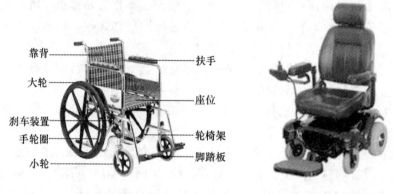

图4-8 普通轮椅　　　　　　图4-9 电动轮椅

（3）特型轮椅 就是在普通轮椅的基础上为满足患者更高需求派生出来的，常用的有站立式轮椅、躺式轮椅、竞技用轮椅、单侧驱动式轮椅等（图4-10）。

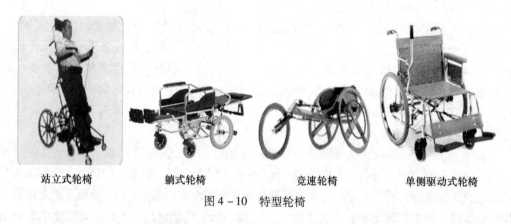

站立式轮椅　　　　躺式轮椅　　　　　竞速轮椅　　　　单侧驱动式轮椅

图4-10 特型轮椅

2. 轮椅的选择 选用轮椅时应综合考虑患者的病情、身材和需求等。应注意以下几个方面。

（1）座宽 应为坐下时臀的宽度加上5cm，即坐好后，臀两边各有2.5cm的空隙。座位太窄，上、下轮椅比较困难，臀部及大腿组织受到压迫；座位太宽则不易坐稳，操作轮椅不方便，双上肢易疲劳。

（2）座长 应为坐下时后臀部至小腿上段后方的水平距离减5cm。若座位太短，体重主要落在坐骨上，易造成局部受压过大而出现压疮；若座位太长，会压迫腘窝部影响局部的血液循环，并刺激该部皮肤。

（3）座高 测量坐下时足跟（或鞋跟）至腘窝的距离，再加4cm。一般脚踏板离地约5cm。座位太高，轮椅不能进入桌面下；座位太低，坐骨结节承受压力过大。

（4）靠背高度 一般靠背的高度为座面至腋窝的距离减10cm。靠背越高越稳定，高靠背轮椅的靠背高度为座面至肩部或后枕部的距离。靠背越低，上身及上肢的活动越大。

（5）扶手高度 坐位时，上臂垂直，前臂水平，椅面至前臂下缘的高度，加上2.5cm。适当的扶手高度有助于保持正确的坐姿和平衡，并可使上肢放置舒适，不易疲劳。

（6）轮椅其他辅助件 可根据患者的特殊需要添加，如增加手柄摩擦面、防滑装置、车闸延伸、轮椅桌等。

（二）康复护理

1. 指导患者保持正确坐姿 正确的坐姿为患者坐在轮椅正中，抬头挺胸，背靠后，髋关节保持90°左右，双脚放在脚踏板上。不能保持坐位平衡者，应系安全带固定。

2. 指导肌力训练 为了使患者更好地操纵轮椅，需要强化上肢和躯干的肌力及控制能力，护士要配合治疗师指导患者进行相应的训练。如用哑铃、杠铃等强化上肢肌力和耐力。

3. 指导轮椅操纵训练 教会患者熟练掌握前进、后退、上下台阶、上下斜坡及各种转移技术，如从轮椅到床、轮椅到浴盆、从轮椅到其他椅上等。安全起见，上台阶时，应先将轮椅的小轮置于台阶上，然后再上大轮；下台阶时，应倒退着下，先下大轮。上斜坡时，保持上身前倾，重心前移；下斜坡时，要上身后倾，重心后移，注意刹闸。

4. 减压动作训练 长期乘坐轮椅者，易出现臀部压疮，因此，要教会患者根据自己能力选择做臀部减压动作。双手支撑减压动作为：用双手支撑轮椅的扶手，使臀部悬空并保持15s左右，每隔20~30min进行一次。如双手力量不足，可用两侧臀部交替减压或前倾减压的方法。

5. 安全教育 对患者进行安全教育，帮助患者养成安全使用轮椅的好习惯。使用前要检查，使用时要小心，停止时要制动，不稳时要固定。使用者自行驱动轮椅行驶时，要保持匀速行驶，且行驶速度应保持在3~5km/h。在倾斜路面使用轮椅时，切勿将轮椅倾倒和突然转换方向，在下坡时不能突然紧急刹车，以防造成前翻的危险。

6. 推轮椅的注意事项 选用刹车可靠，轮不松动，座位、靠背、扶手牢固，重心正确、不易倾倒的轮椅；推轮椅前要检查轮椅各部件的性能，确保使用安全；要注意患者体位是否正确，坐不稳的患者或下斜坡时要给患者系固定带；行进时速度缓慢，并随时观察患者情况。

7. 指导对轮椅的保养 为了确保轮椅的最佳状态，需指导患者重视对轮椅的保养。正常使用中每3个月进行一次检查，确保所有部件均良好，检查轮椅上各种坚固螺母，如发现松动，需及时调整、紧固；轮胎保持气压充足，不能与油、酸性物质接触，以防变质；经常用细软干布擦拭轮椅，如遇雨淋后更应及时擦干，并涂上防锈蜡，使轮椅持久保持光亮、美观；经常检查活动、转动机构的灵活性，并涂润滑剂；使用电动轮椅要养成用了即充的习惯，使电池电量保持饱满；闲置的电动轮椅要定期充电，禁止亏电存放等。

四、助行器及其使用中的护理

（一）概述

助行器（walking aids）是辅助人体支撑体重、稳定站立和行走的工具。适用于各类瘫痪患者、下肢肌肉功能损伤者和肌力弱的老年人，帮助他们逐步恢复站立和行走的功能。

根据工作原理和功能的不同，助行器可分为三大类：无动力式助行器、动力式助行器和功能性电刺激助行器。其中，无动力式助行器物美价廉，使用方便，是最常见的助行器，包括拐杖和助行架两大类。

1. 拐杖 根据结构和使用方法，可将其分为手杖、肘杖、腋杖和前臂支撑杖四大类，见图4-11。

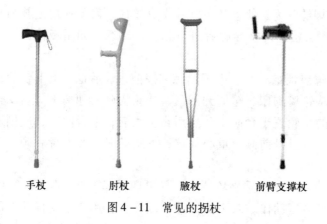

手杖　　肘杖　　腋杖　　前臂支撑杖

图4-11　常见的拐杖

（1）手杖　包括单脚手杖和多脚手杖（图4-12），前者适用于握力好、上肢支撑力强的患者；后者适用于平衡较差、需要比单脚手杖更大支持的患者。有的手杖配有座位可以折叠，携带方便。手杖为单个使用，一般放健侧。

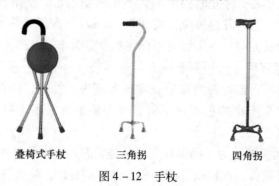

叠椅式手杖　　三角拐　　四角拐

图4-12　手杖

（2）肘杖　是一种带有一个立柱、一个手柄和一个向后倾斜的前臂支架的助行器。由于支撑架上部的肘托托在肘部的后下方，因此命名为肘杖。由于带有一个向后倾斜的前臂支架，也有人称其为前臂杖，亦称为洛氏拐。肘杖可以单用，也可成对使用。适用于握力差、前臂力较弱，但又不必用腋杖者。

（3）腋杖　由腋垫、拐托、把手、侧弓、伸展杆、橡皮拐头、调节螺丝及螺栓等部分构成。负重点仍是扶在把手上的腕和手，腋垫抵住胸壁不是为了负重而是为了帮助稳定肩部，保持平衡。拐托上可装海绵拐托套，避免在腋窝处严重压迫神经。适用于截瘫或外伤较严重的患者，稳定性好。

（4）前臂支撑杖　又称平台杖、类风湿拐，有平台式前臂托和把手，适用于手关节损伤严重的类风湿患者、手部有严重外伤或病变不宜负重者，使用时由前臂负重，把手起掌握方向的作用。

2. 助行架　是另外一种常见的助行器。一般由铝合金材料制成，是一种三边形（前面和左右两侧）的金属框架，可将患者保护在其中，可以支持体重便于站立或步行，其支撑面积大，故稳定性好。适用于下肢功能严重损害、步行时平衡功能较差的患者。包括步行式和轮式两大类，见图4-13。使用步行式助行架时需要提起架子前进，因此适用于上肢功能较好的患者；轮式助行架有两轮的、三轮的和四轮的，有的还附有座位、手闸、前臂托等，使用时不需要任何特定的步行模式，也无需提起架子，但需要较大的运转空间。

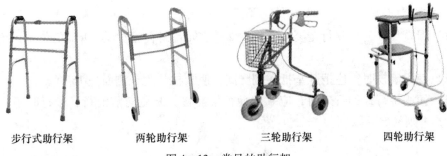

步行式助行架　　　　两轮助行架　　　　三轮助行架　　　　四轮助行架

图4-13　常见的助行架

（二）康复护理

1. 心理护理　患者最初使用助行器行走时会有紧张、恐惧的心理，要对其进行心理疏导，让其正确认识助行器的作用，对训练充满信心。

2. 指导选择助行器　每种助行器有不同的适用对象，要综合分析患者的情况，指导其选用合适的助行器，才利于步行功能的恢复。

3. 指导调节助行器高度　手杖的高度一般为屈肘25°~30°，腕关节背伸，小趾前外侧15cm处到背伸手掌心垂直距离，或把手平股骨大转子。肘杖的前臂套应在肘与腕中点稍上方，把手平股骨大转子。确定腋杖长度最简单的方法是身长减去41cm，也可以为从患者的腋前襞到足外侧15cm处地面的距离或从腋前襞垂直到地面的距离再加5cm，把手平股骨大转子。

4. 指导使用助行器　教给患者持助行器行走的正确步态，如持双拐行走时的常用步态如下。

（1）摆至步　双拐同时向前迈出，然后身体重心移至双拐，再将双腿向前摆至双拐稍后方。

（2）摆过步　双拐同时向前迈出，然后身体重心移至双拐，再将双腿用力向前摆出，使双足着地点超过双拐的连线，再将双拐向前迈取得平衡。

（3）交替式两点步　左拐与右足同时向前迈出，然后右拐与左足再向前迈出，如此交替行进。此法常在四点步后应用，稳定性不如四点步，但步行速度快。

（4）三点步　双拐先向前迈，然后患腿迈出，最后健腿迈出。如持单拐行走，拐一般放在健侧，步态同前。此法步行速度较快，稳定性良好，适用于单侧下肢不能负重者。

（5）四点步　先迈左拐，再迈右足，然后迈右拐，最后迈左足。此法稳定性好，练习难度小，步行速度较慢，适用于双下肢运动功能障碍者。

（6）步行式助行架步态　先提起助行架放在上肢前方远处，再迈患腿，最后迈出健腿与患腿在同一水平。

5. 预防压疮　长期使用助行器行走的患者，其腋下、肘部、腕部等处是压疮的好发部位，应注意预防，可通过增加受力部位的护垫厚度来缓解局部受压情况，要特别注意局部皮肤的颜色变化和疼痛情况，发现异常要及时处理。

6. 安全教育　让患者熟练地掌握助行器的使用方法及注意事项，加强保护措施，确保使用安全。

7. 注意事项

（1）保持良好的持拐行走姿势，将杖保持在足前外侧至少约10cm的位置，抬头向前看。

（2）使用腋杖时，应把腋垫抵在侧胸壁，使腋杖与躯干侧面呈15°角。

（3）使用步行式助行架时，应拿起助行架前移，避免向前滑行；步行时不应紧靠前横杆，否则易向后跌倒。

目标检测

1．装配假肢后的康复护理措施有哪些？

2．佩戴矫形器后的康复护理措施有哪些？

3．如何进行轮椅的选择？

4．持双拐行走时的常用步态有哪些？

（高　娜）

第五章

常见病症的康复及护理

第一节　常见并发症的康复及护理

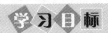

知识目标

1. 掌握废用、误用、过用综合征，骨质疏松的概念。
2. 熟悉废用、误用、过用综合征，吞咽障碍，大、小便概念障碍，骨折疏松的康复评定方法，护理措施及健康教育。
3. 了解熟悉废用、误用、过用综合征，吞咽障碍，大、小便概念障碍，骨折疏松的的临床表现。

能力目标

学会常见并发症康复护理的实际应用。

【引导案例】

女，46 岁，因脑卒中住院治疗，经过一段时间的康复训练，患手突然浮肿疼痛及肩关节疼痛，活动受限，伴有皮色的改变。请问可能的原因？对该患者应该实施怎样的康复护理措施？对此病应如何预防？

在疾病临床治疗中，常常遇见许多并发症，这些并发症的出现给临床治疗与护理带来了许多困难，为避免并发症的发生，预防及护理是相当必要的。预防性、对症性的康复护理是不同时期患者护理的核心内容。

一、合并废用、过用、误用综合征的康复及护理

（一）废用综合征

1. 概述

（1）概念　废用综合征又称制动综合征或运动不足病，于 1964 年由 Hirschberg 首先提出，是指由于机体不能活动的状态而产生的继发障碍，导致患者出现以局部或全身生理功能衰退为主要特征的临床综合征，具体可有关节挛缩、肌肉萎缩、体位性低血压、肺部感染、肺功能下降、压疮、深静脉血栓、便秘、智力减退等临床表现。

（2）病因 ①因病情及治疗需要而长期保持安静或卧床状态；②神经、肌肉系统疾病或骨关节病变导致的各种运动障碍；③各种原因引起的感觉障碍，特别是深感觉障碍，因缺少刺激而致活动减少；④抑郁症患者自主活动减少，长时间静止不动；⑤疼痛使肢体或躯体活动受限、减少；⑥老年人因器官功能退化，日常活动减少，患病后活动更少；⑦长期使用支具、石膏、夹板固定等使肢体或躯体活动受限。

（3）临床表现 包括局部性废用和全身性废用，局部性废用可引起关节挛缩、废用性肌无力及肌萎缩、废用性骨质疏松，局部水肿、皮肤萎缩、压疮、静脉血栓形成等；全身性废用可引起心肺功能下降、消化功能减低、内分泌改变、易疲劳以及神经、情绪、认知改变等；此外，长期卧床、重心降低尚可引起直立性低血压、尿频等。

①关节挛缩 多为肢体运动障碍、关节制动、肌肉痉挛、组织水肿、疼痛、康复重视不够等因素使关节及周围肌肉、肌腱、韧带缺乏活动或活动范围不充分引起。临床可表现为肌张力增高、关节畸形及关节活动范围下降。根据关节活动范围下降程度不同，又将关节挛缩分为轻、中、重三度：轻度时关节活动范围为正常时的2/3；中度时关节活动范围为正常时的1/3～2/3；重度时关节活动范围仅为正常时的1/3。因关节挛缩使肢体运动功能不同程度下降，患者日常生活活动能力将受到严重影响，如下肢关节挛缩可致患者步行障碍，同时跌倒风险大大增加；上肢关节挛缩可使患者穿脱衣物、进食、如厕等出现困难而需他人协助。此外，因关节畸形压迫邻近组织诱发疼痛，可使患者丧失治疗信心，不愿进行功能训练，而这又将进一步加重关节挛缩，形成恶性循环。

②废用性肌无力及肌萎缩 是因肌肉不活动或活动减少而导致的肌力、肌耐力下降及肌容积缩小。一般情况下，维持肌肉的正常容积，必须有一定量的肌肉收缩活动；而若想保持正常的肌力，肌肉活动必须达到其最大收缩能力的20%～30%，若每日肌肉活动量超过此值可增加肌力，而低于20%则可使肌力缓慢下降，有调查显示：绝对卧床的健康人，每周肌力可减少10%～20%，两个月后肌容积可减少一半，其中抗重力的下肢肌肉比上肢肌肉更易萎缩。临床中各种原因导致的长期卧床，神经、肌肉系统疾病等均可引发废用性肌无力及肌萎缩，肌萎缩和无力可使肢体活动能力显著下降，对患者日常生活产生严重影响。

③体位性低血压 又称直立性低血压，指因体位改变而出现的血压降低现象，常伴一过性脑缺血症状。正常人长时间站立，或从卧位突然转到坐位、立位时，因重力作用使全身血流量的70%处于心脏水平以下，静脉回流量减少，由此可引发血压降低及脑缺血症状。体位性低血压发作时除有血压降低表现外，还可伴有站立不稳，视力模糊，头晕目眩，软弱无力，大小便失禁等症状，严重时会发生晕厥，增加外伤危险。

④废用性骨质疏松 由于肌肉不活动和负重减少而引起的骨量丢失称废用性骨质疏松。临床中神经、运动系统疾病引发的活动障碍、长期卧床、太空飞行等为废用性骨质疏松的常见病因。骨质疏松最大的危险是骨折概率增加，此外因骨钙流失，尚可引发内分泌系统的改变，出现尿钙、粪钙增加，而尿钙增加的同时，又使尿路结石的风险大大增加（详见骨质疏松的康复护理）。

⑤呼吸功能改变 卧位时膈肌上抬，加之床面阻碍可使胸廓扩张受限，因此进出

肺的气体量减少，作为代偿，呼吸可相应变快、变浅，长此以往，肺功能可出现变化，肺功能指数如肺活量、潮气量、最大呼气量可降低。另外，长期卧床使患者肺部感染的发生概率大大增加，而感染又将进一步影响患者的呼吸功能。

⑥泌尿生殖系统改变　患者尿量增加、无机盐排泄增加，尿路结石、尿路梗阻及感染的风险增加。长期卧床患者中15%～30%由于膀胱充盈不足，排尿不畅、尿钙增高、磷酸分泌排泄增加等诸多因素诱发结石。结石可损伤、刺激尿路黏膜，促使细菌生长，使感染机会增加；长期不动可使肾小球过滤结石和浓缩尿液能力下降，精子生存及性激素减少。

⑦皮肤改变　长期卧床患者若护理不当，极易发生压疮；其次静脉回流受阻、局部受压可致皮肤局部水肿，从而诱发皮下蜂窝织炎；另外肘部及膝部的皮下粘液囊炎亦较常见。

⑧静脉血栓形成　由于长期卧床、运动减少，患者血流缓慢，血液黏稠度增加，血液处于高凝状态，这些均可促进静脉血栓的形成。血栓形成一方面可影响肢体血供，引发局部皮肤营养障碍，严重时可造成肢体坏死；另一方面栓子脱落可造成肺、脑等部位的栓塞。

（4）治疗　对废用综合征的治疗，预防是重点，如果在疾病早期能对患者状况进行正确评估，并及时进行积极有效的康复训练，大部分的废用综合征是可以完全避免的，如果已经出现了废用综合征再进行康复训练，虽能在一定程度上改善患者状况，其整体预后还是要下降很多，因此，本节重点介绍相关废用综合征的预防，对于已发生的废用综合征，可根据患者具体功能障碍表现参考相关章节内容进行对应的康复治疗。

2. 主要功能障碍的评定

（1）功能障碍　废用综合征引起的功能障碍常见有以下几种。

①关节挛缩　因肌张力增高、关节畸形及关节活动范围下降导致步行、穿脱衣物等日常生活能力受到影响，自理能力下降。

②废用性肌无力及肌萎缩　因肌肉容积、肌力、肌耐力下降，致使肢体活动能力明显下降，患者生活质量明显减低。

③废用性骨质疏松　使骨折风险大大增加，一旦发生可进一步加重病情，形成恶性循环。

④心肺功能下降及体位性低血压。

⑤皮肤改变　皮肤水肿及压疮等好发。

⑥深静脉血栓形成　可致肢体缺血坏死，栓子脱落可形成脏器栓塞。

（2）评定项目　需对原发疾病进行相关评估，常规包括一般体格检查（如生命体征、一般状况、胸腹部、神经系统等的评估）、实验室检查（血、尿、便等）、影像学检查（X线、CT、MRI等）；此外，还应进行康复治疗相关的评估：①关节活动范围（ROM）测定；②肌力评定；③肢体周径及长度评定；④步态分析；⑤平衡和协调运动功能评定；⑥日常生活活动能力（ADL）评定；⑦心肺功能评定。

3. 康复护理措施

（1）关节挛缩的防治 ①去除引发关节挛缩的病因；②急性期将瘫痪肢体保持于正确的功能位；③定时给患者变换体位；④及时康复介入，对患者进行合理的主、被动活动；⑤必要时借助相关器械进行矫正训练。

（2）废用性肌无力及肌萎缩的防治 防止肌萎缩最好的办法就是主动运动，在病情允许的情况下，鼓励患者早期进行相关肌群的主动收缩训练，借以维持肌力或促进肌力的恢复，据报道，每天以最大肌力的 20%～30% 使肌肉收缩数秒钟，或每日以最大肌力的 50% 收缩 1s 便可使肌力获得保持。对于完全瘫痪的患者，尚可用功能电刺激、易化技术、中国传统中医等治疗方法促进其功能恢复。

（3）体位性低血压的防治 ①定时变换体位，开始时动作缓慢，逐步提高速度；②平卧时，头高于足 30～50mm，随着病情稳定，逐步抬高上身；③做深呼吸运动，促进反射性血管收缩效果，颅高压者禁忌；④适当主动或被动运动四肢；⑤做健侧头部、躯干、肢体的阻力运动；⑥经常按摩四肢，也可用冷水按摩皮肤；⑦用弹性绷带缠绕下肢、腹部，促进血液回流。

（4）废用性骨质疏松的防治 根据患者具体情况进行力量、耐久和协调性的训练，做肌肉等长、等张收缩，鼓励患者负重站立，病情许可尽可能早恢复日常生活活动。

（5）呼吸功能改变的防治 鼓励或协助患者经常变换体位，拍背震动胸壁，促进排痰，保证呼吸道通畅，做深呼吸训练提高肺活量。病情许可尽早下地活动，合并呼吸道感染者应用抗生素积极防治。

（6）泌尿生殖系统改变的防治 适量饮水，尽可能直立位排尿，排尿障碍者应用间歇导尿。

（7）皮肤改变的防治 压疮治疗及护理见相关章节；肢体局部水肿可用弹性绷减少渗出。皮下黏液囊炎可使用非类固醇抗炎药、穿刺引流或可的松局部注射。

（8）静脉血栓形成 抬高下肢位置，促进静脉回流；早期活动肢体；高危者可用抗凝剂如华法林、肝素以及阿司匹林。严重血栓形成可行手术切除。

（9）心理护理 经常与患者沟通，向患者讲解早期康复训练对避免废用综合征的重要性，了解患者内心所想，帮助其树立战胜疾病的信心，争取患者的最大配合。

4. 健康教育 废用综合征是可防、可治的临床常见合并症，应使患者了解其发病机制及早期合理功能锻炼的重要性，鼓励患者克服早期锻炼中的身体不适及心理恐惧，与医护人员积极配合，最大程度避免废用综合征的发生。

（二）过用综合征

过用综合征的概念由 Lovett 于 1915 年首先提出，它是指康复治疗过程中因患者、家属，甚至医务人员对疾病康复过于"急于求成"，使运动训练量、次数、强度超过了患者实际承受的负荷，轻者可产生全身性疲劳，严重时可致局部肌肉、关节的损伤。

本病常发生在一些伴有运动功能障碍的疾病的恢复期或进展期，人为因素引起，只要患者科学认识完全可以避免，因而在治疗过程中要求医护人员全面掌握患者的病情，遵循少量多次的原则，合理安排每日的康复训练计划。所谓少量多次，训练量亦应逐级增加。此外，对患者、家属进行正确指导也十分必要，应既做到符合当前国际上倡导的强化训练总量，又切忌过度，避免负荷过量的不良影响。

（三）误用综合征

误用综合征是指在康复治疗过程中因方法错误所引起的医源性继发性损害。我国现代康复医学始于 20 世纪 80 年代，虽然近年来在政府的重视和大力扶持下我们的康复事业有了长足进步，但由于起步晚，在现行的临床操作中，康复治疗技术不规范者大有人在，而由方法错误导致的误用综合征也就相对普遍，误用综合征一旦产生将给患者的恢复造成不良后果，严重的可致终身残疾，因此必须给予足够重视。误用综合征临床常见病因及防治包括以下几点。

1. 粗暴的关节被动活动　运动功能障碍的患者是康复治疗的主要对象之一，对于存有运动功能障碍尤其是肢体瘫痪的患者，其重要康复措施之一就是进行肢体的被动运动，若操作过程中力度过大，或关节运动没能循序渐进，超过其病情允许范围则极易造成关节损伤，临床常见有肩－手综合征、肩关节周围炎。此外，过大的被动关节训练还可造成关节周围异位骨化。

针对上述，在做关节被动活动时应手法轻柔，注意训练量及强度。一般关节每次活动 3~5 次，每日重复 3 次即可。切忌几十次、上百次粗暴的关节被动活动。

2. 康复方法的错误　常见如不恰当操作致使异常协同模式强化、分离运动受到抑制，不适当的刺激使原本较高的肌张力进一步增高，或过早步行训练使患侧下肢膝反张及伸展协同运动模式加重等。针对上述，熟练掌握各种康复治疗技术的治疗指征是非常必要的，各种手法的运用应本着科学正确的原则，应从整体出发，机动灵活，真正做到治疗措施的个体化，切忌千篇一律，片面强调某一功能的恢复。

3. 护理方法的错误　错误的护理方法也可引发误用综合征，如下肢瘫痪患者平卧可引起外展、外旋不良肢位；肩关节半脱位患者，护理人员不适当动作，可诱发肩痛。因此护理人员在操作过程中一定注意动作轻柔、规范，对患者及家属的日常指导亦应科学、明确。

二、吞咽障碍的康复护理

（一）概述

1. 概念　吞咽障碍是指各种原因所致的饮食物咀嚼困难、不易下咽或是容易造成呛咳。正常的吞咽过程一般分为口腔期、咽期和食管期。任何一个环节出现障碍都会影响到吞咽功能的进行。

2. 病因　①口咽部疾病，如咽炎、口炎、咽后壁脓肿、咽肿瘤等。②食管疾病，如食管炎、食管瘢痕性狭窄、贲门失弛缓症、食管癌等。③神经肌肉病，如各种原因引起的球麻痹、重症肌无力、多发性肌炎等。④精神性疾病，如癔病等。

3. 分类

（1）**病理性吞咽障碍**　由于各种原因产生咽部通道结构病理性变化，导致食物通过时受到阻碍。

（2）**精神性吞咽障碍**　又称为功能性吞咽障碍，吞咽的功能没有异常，但是由于各种精神因素致使患者害怕和恐惧吞咽，拒绝吃任何食物。

（3）**神经源性吞咽障碍**　因为神经系统的疾病引发的与吞咽功能有关的肌群无力、

甚至瘫痪导致了吞咽障碍。脑卒中患者常因为球麻痹而引发吞咽困难。

4. 临床表现 通常为吞咽时产生呛咳，一口食物分为若干口咽下，咽部存在异物感而引起进食障碍和发音困难。

5. 治疗 除需对原发病进行积极有效治疗，去除病因外，目前针对吞咽障碍患者可进行直接吞咽训练、发音训练、呼吸训练，此外，亦可运用松弛疗法和药物治疗。

（二）康复评定

1. 主要功能障碍 吞咽无力，发音困难，饮水呛咳，咀嚼困难。

2. 一般评定

（1）导致吞咽障碍的相关疾病的评定 如脑损伤、重症肌无力、脑卒中等。

（2）一般情况的评定 是否存在发热、营养不良、脱水、病情稳定情况等。

（3）意识状态 通过昏迷评价表（glasgow）对意识状态进行评定，在训练之前确定患者是否具备可训练的意识水平，是否可以进行进食训练，是否发生动态变化。

（4）脑高级功能的评定 运用量表来进一步评定患者的认知、语言、情绪、注意力等。

3. 摄食-吞咽功能的评定

（1）口腔、唇、齿、软腭及咽部检查 观察唇颊部闭合能力，舌部的运动力量，味觉和口腔感觉、咀嚼能力；观察发音时双侧软腭的对称及上抬情况；恶心反射检查（用压舌板按压舌部诱发），恶心反射与吞咽障碍并不一一对应，恶心反射消失者可以没有吞咽障碍；吞咽观察。

（2）床边目测筛查测试

①饮水吞咽测试 主要用于吞咽障碍的筛查。被检查者采取放松体位，检查者将手指放于被检查者的喉结和舌骨部位。嘱被检查者做迅速地反复吞咽的动作。观察喉结及舌骨随吞咽而越过手指上移再复位的次数。计算30s内完成的次数，健康成人至少完成5~8次。如小于3次，提示做进一步检查。

②简易吞咽激发试验 将0.4ml蒸馏水注射到患者咽部上部，观察患者的吞咽反射和注射后到发生反射所需要的时间，如果超过3s，则视为不正常。该实验不需要患者的主动配合，因此临床上用于卧床不起者。

③咳嗽反射测试 将20%的生理盐水-酒石酸溶液2ml置于鼻喷器中，患者吸入喷雾后，引起咳嗽反射，若咳嗽反射减弱或消失，则患者误吸和误咽的可能性增加。

（3）量表法 可使用Frenchay构音障碍评定量表（详见第三章第十二节言语功能评定）：包括反射、唇、下颚、喉、言语、软腭、舌、呼吸8大项，28个小项。每小项按从轻到重分为a~e五级。例如：唇大项中有闭唇鼓腮小项，操作的时候让患者按照下面要求完成一项或两项动作，以评价闭唇鼓腮能达到程度。①让患者闭唇同时鼓腮坚持15s，记录患者所用的秒数。如有鼻漏气，捏住患者的鼻子。②让患者清脆的发出P音10次，记录所用的秒数同时观察患者闭唇的连贯性。具体分级标准如下：A级，极好的唇闭合。能保持唇闭合15s，能用连贯的唇闭合发出PP音。B级，偶尔漏气。在发爆破音时，每次发音时唇闭合不一致。C级，患者能保持唇闭合7-10s，发音时有唇闭合，但听不到发音。D级，唇闭合一部分功能丧失，不能坚持唇闭合，听不到发音。E级，患者不能进行唇闭合，听不到任何发音。

4. 辅助检查评定 借助影像学的检查以及超声等手段有助于对吞咽功能进行评估，并能了解误咽发生的时期。录像吞咽造影法，是目前最可靠的评价吞咽功能的方法。通过借助X线和录像设备，让患者含钡餐，评价有无误吸及评价摄食和吞咽障碍的状态。

（三）康复护理措施

1. 心理护理 恐惧是多数患者在训练前共有的心理，影响和干扰了正常的训练。因此在功能训练前要对心理进行疏导。护理人员要劝解患者，教会如何克服恐惧心理，让患者配合康复训练和治疗以及护理。如遇到儿童、智力障碍的患者以及个别伴有抑郁和焦虑的患者，尽量运用语言耐心的教导，让患者稳定情绪，尽量配合治疗。

2. 直接吞咽训练 直接吞咽训练需具备一定条件：首先要求意识清醒，此外，吞咽反射可以引出，内科状况稳定。

（1）**食物选择** 由于患者的吞咽功能不一，因此所选食物的黏稠度和质地都应有不同的选择。黏稠度是指食物对剪切力的耐受力，通过黏稠度检测仪可以客观的检测出。食物给予的顺序通常是：黏稠度由半流质、流质到水；质地由软食、半固体到固体。

（2）**进食体位和进食** 体位为30°仰卧位，这个体位在重力的作用下有利于吞咽，能够放松颈前肌群，进一步利于吞咽。一口量是指每个患者每口进食最适合的量。应根据患者的不同而定量，从小量开始，逐渐增加，直至达到患者最适合的一口量。进食时应该缓慢开始，每次时间控制在45min左右，因很多患者无法坚持，故可采取少量多次的方式训练，延长进食时间，减少用餐的次数。每次进食后检查口腔有无残留物，防止残留食物引起误吸误咽。

3. 松弛疗法 吞咽障碍的患者常伴有构音障碍。通过随意肌群的放松，可降低非随意的咽喉肌群的紧张，从而为呼吸和更好地发音打下基础。具体方法：下肢松弛：从远端开始，做脚趾屈曲，膝关节伸直；上肢松弛：手握拳，双上肢向前平伸；胸腹部松弛：收小腹同时做深吸气动作；头部颈部肩部松弛：耸肩，皱眉闭目，用力咬牙，下颌上下左右旋转，舌抵硬腭。每个动作均做3s，放松，继续重复，往返10次。

4. 发音训练 可改善软腭和声带的运动。具体操作方法：首先让患者深吸一口气，然后呼气，呼气时嘱患者咳嗽，然后将咳嗽声音改成发音，发元音o，让其大声叹气；要尽可能坚持一口气发音，时间越长越好；然后由发单元音过渡到发2～3个元音；让患者数数，从1开始，变换音量，训练对音量的控制能力；深吸一口气，然后鼓腮，维持住，然后呼出。

5. 门德尔松手法 这种手法最常用于咽部，强调动作轻软，与吞咽动作同步。方法为：嘱咐患者在进行吞咽的同时，护理人员应用拇指和示指托起甲状软骨和环状软骨，上提后使食物能够顺利下咽。

6. 声门上吞咽 此法应用的原理是吸气后，呼吸停止声门闭锁，可以防止食物的误吸。方法为让患者在进食之前先吸一口气，然后屏住呼吸，开始咀嚼，然后吞咽，吞咽后嘱咐患者咳嗽1～2，让患者空吞咽1次，最后恢复到正常呼吸。

7. 呼吸训练 提高摄食吞咽时对呼吸的控制能力可以采用此法。此法强化声门闭锁；缓解肌肉的紧张。首先训练腹式呼吸，让患者卧位，腹部放一定重量的物体，嘱咐患者吸气和呼吸，感受腹部回缩和隆起的感觉。

8. 吞咽和空吞咽交替 防止咽部的食物残留可以采取此种方法。在每次摄食时，进行几次吞咽，可以去除残留食物。

9. 屏气－发声运动 强化声门闭锁时，可用此法。让患者坐在椅凳上，患者双手支撑凳面做推压运动，同时发"啊"音，可以有效防止误吸。

（四）健康教育

1. 合理选择食物 对于吞咽障碍患者的食物选择应该有利于吞咽，而且不容易发生误吸，所以要根据病情和患者个体化去合理选择食物。流动性较强的食物如液体、稀汤容易导致误吸；而不易流动的食物如香蕉、米糊等食物则不容易导致误吸。对于食物，剁碎和煮烂比较容易吞咽，而质地粗糙的食物吞咽起来比较困难。可以适当地鼓励患者饮用清水补充水分，因为清水不容易引起肺内感染。酸性和脂肪多的食物容易因误吸引起肺炎，因此要减少摄入。根据患者病情情况逐步过渡成正常的状态。

2. 注意进食的体位 进食的体位很重要，应采取45°坐位。在坐位时进食，头不要低下，更不能后仰，因为低头时，呼吸道关闭不好，容易呛入气管。如果发生吞咽无力，可用温度去刺激，比如用温度高的毛巾去擦嘴、喉部、颈部来促进喉部的运动功能。卧位时，最好将头和全身朝健侧倾斜，这样有利于食物正常流入食管，吞咽容易些，同时减少被吸入到气管的危险。

3. 注意吞咽技巧 教会患者掌握一口量的应用，一般一口量的大小为1匙，饮水尽量不用吸管，选择用汤匙。进食时让患者多做吞咽动作，轻咳，用力吞咽。

4. 食具的选择 开始时以长柄或粗柄、小且边缘钝滑的汤匙为宜，逐渐可以改变为正常的食具。

5. 其他 口腔的清洁很重要，定期地清理口腔卫生，防止食物残渣在口腔内存留。为防止食管反流造成误吸，患者在餐后应保持原体位半小时以上。

三、大小便功能障碍的康复护理

排尿与排便功能是机体将新陈代谢所产生的废物排出体外的生理活动过程，是维持生命的必要条件，也是人体的基本生理需要。人体排泄废物的途径有很多种，如呼吸道、皮肤、泌尿道及消化道，最主要的排泄途径是泌尿道和消化道。排泄功能障碍主要介绍小便功能障碍和大便功能障碍。

（一）排尿功能障碍

1. 概述

（1）尿失禁 是指排尿时不受意识控制或者失去意识控制，导致尿液不自主地流出，可分为以下3种。

①真性尿失禁 是指膀胱不能储存尿液，持续滴尿，膀胱内无尿状态。主要原因是大脑皮质与脊髓初级排尿中枢之间的联系受损，例如昏迷、截瘫等。因为大脑皮质不能控制排尿反射活动，出现膀胱逼尿肌的无抑制性收缩；也常见于因手术、分娩所

导致的膀胱括约肌本身损伤或者支配膀胱括约肌的神经病变等。

②假性尿失禁　是指膀胱内的尿液充盈达到一定程度时，产生一定压力，膀胱不自主地溢出一部分尿液，当膀胱内压力降低时，排尿可停止，此时膀胱仍成胀满状态，尿液不能排出。主要原因是某些因素抑制了脊髓初级排尿中枢，当膀胱尿液充盈，压力增高时，迫使少量尿液溢出。

③压力性尿失禁　是指当打喷嚏、大笑、咳嗽或运动时腹肌收缩，腹内压升高，导致少量尿液不由自主地排出。主要原因是膀胱括约肌张力减低，骨盆底部肌肉松弛。常见于中老年妇女。

（2）尿潴留　是指大量的尿液聚集在膀胱中而不能自主排出。膀胱容积在尿潴留过程中可达到 3000 ~ 4000ml，膀胱膨胀明显。患者常有下腹部的胀痛，伴有焦虑不安、排尿困难、汗出等症状。腹部检查过程中可见：耻骨上膨隆，囊样包块，伴有压痛，叩诊呈实音。引起尿潴留的原因有以下几种。

①动力性梗阻　单纯由排尿功能障碍引起，无膀胱、尿道等器质性梗阻病变，如疾病、外伤或使用麻醉剂引起脊髓初级排尿中枢活动抑制，不能形成正常的排尿反射。

②机械性梗阻　由于尿道或膀胱颈部出现梗阻病变，如肿瘤压迫或者前列腺肥大压迫尿道，引起排尿受阻。

③其他　各种原因引起不习惯卧床排尿和不能用力排尿，如情绪过于紧张，会阴部手术后伤口疼痛，肌肉紧张等不能及时排尿，尿液潴留过多，膀胱充盈过度，导致最终膀胱无力收缩，引发尿潴留。

2. 康复护理措施

（1）尿失禁患者的康复护理措施

①心理护理　尿失禁给患者带来的例如自卑、焦虑、羞涩等心理压力特别大，他们更希望得到他人的理解和帮助，同时疾病给患者生活中带来诸多不便，因此要求护理人员热心接待患者，尽可能给予患者开导和安慰，必要时提供更全面地帮助，以便消除疾病带来的自卑、焦虑、羞涩心理，让患者树立信心，积极投身于疾病的治疗和康复中。

②皮肤护理　尿失禁除了造成患者的心理障碍外，还会对患者的皮肤造成刺激和损伤，因此皮肤护理也是重要环节，要做到保持皮肤的清洁和干燥。患者床应铺中单和橡胶单，使用一次性纸尿裤或者使用尿垫，经常使用温水清理会阴部，勤换衣裤、纸尿裤、尿垫和床单。定期给患者按摩受压部位，防止压疮的发生。

③引流　男性患者可用尿壶，将尿壶于外阴部的适合部位，来接取尿液，或者用带胶管的阴茎套进行尿液接取，但不能长期应用此方法，要每天定时取下尿壶或者阴茎套，清洗，将局部暴露于空气中，来评估局部有无水肿、破损和发红改变。女性患者可用女式尿壶来接取尿液。其余同男士评估。

④重塑正常排尿功能　在病情状况良好的情况下，鼓励患者多喝水，白天最好摄入 2000 ~ 3000ml 液体，可以通过增加对膀胱的刺激来促进排尿反射的恢复进程，同时还可以预防泌尿系结石和感染。减少夜间尿量，入睡前可限制饮水，不要影响患者的休息。

（2）尿潴留患者的康复护理措施

①心理护理　同样要对患者进行心理安慰，消除因疾病带来的羞涩、自卑、焦虑情绪。

②环境提供　患者的排尿环境应遮挡屏风，请无关人员回避。调整护理的时间，让患者安心排尿。

③排尿反射训练　多听流水声音，经常用温水冲洗会阴部均可训练排尿反射；另外可以针刺中极、三阴交、阴陵泉等方法，刺激排尿。

④体位的调整　协助卧床患者选择适当体位，尽可能让患者选择习惯性姿势排尿。

⑤按摩　病情允许的情况下，可用手按压患者膀胱，不可蛮力、暴力按压，防止膀胱破裂。

3. 健康教育

（1）患者的情绪对排尿的影响很大，处于过度的紧张焦虑状态，会引起尿频、尿急、尿潴留，因此对患者情绪控制的教育是必要的。让患者保持情绪的稳定。

（2）为了刺激排尿反射，教育患者每日增加液体摄入量，还可以防止泌尿系感染和结石的形成。

（3）适当的运动能够增加腹部肌肉的力量，有助于预防尿失禁的发生，病情允许的条件下，嘱患者做全身运动，促进膀胱功能的恢复。

（二）大便功能障碍的康复护理

大肠的生理功能是吸收水分、电解质及维生素，形成粪便并排出体外。排便活动受大脑皮质的控制，人的意识可以抑制或促进排便，如果患者经常有意识地遏制排便，时间久即可引起直肠渐渐失去对粪便压力刺激的敏感性，如若粪便在肠内停留时间过长，水分过多地被吸收，则容易发生便秘。

1. 康复评定

（1）便秘　是指正常的排便形态发生改变，排便次数明显减少，排便困难，排出过干、过硬的粪便。引起便秘的原因多数是器质性病变、中枢神经系统病变、排便习惯不良、各种肛门直肠手术、药物的不合理使用、饮水量不足、长期卧床等。临床常有腹胀、腹痛、消化不良、食欲缺乏、粪便干等，体格检查时腹部常可扪及包块。

（2）腹泻　是指正常的排便形态发生改变，肠蠕动增快，排便次数明显增加，粪便不成形甚至呈水样。引起腹泻的原因有胃肠道疾病、饮食习惯不良、药物使用不当、情绪紧张等。临床上常见恶心、呕吐、腹痛、肠鸣、排便次数增加、排出粪便不成形或呈水样等。

（3）肠胀气　是指胃肠道内积聚过量的气体，不能及时排出。胃肠蠕动减少、使用多产气食物、肠道梗阻、肠道手术后等原因均可引起本病。临床以痉挛性疼痛、腹胀、肛门排气过度、呃逆等为主要表现。

（4）排便失禁　是指肛门括约肌不受意识控制，不由自主地排便。引起本病的原因有神经肌肉系统的病变，如胃肠道疾患、瘫痪、精神紧张、精神障碍等，临床上以不由自主地排出粪便为主要表现。

2. 康复护理措施

（1）便秘患者的康复护理措施

①心理护理 针对患者的紧张情绪包括焦虑不安给予适当的疏导和安慰，建立患者的信心，使患者意识到建立稳定的排便习惯是需要付出很大努力的。

②饮食护理 指导患者选择饮食，说明饮食的类型和排便的关系。

③环境 提供安静的有遮挡的排便环境，并给患者足够的排便时间。

④体位 尽可能抬高床头，帮患者采取坐姿排便，利用重力来增加腹内压，促进排便。

⑤腹部按摩 顺时针方向推腹部，促进排泄。

（2）腹泻患者的康复护理措施

①卧床休息 减少体力消耗，注意保温。

②心理护理 给予精神上的安慰和鼓励，维护患者的自尊。

③饮食护理 让患者多喝水，逐渐给予清淡的半流质食物，避免油腻的刺激性的食物。

④防止水和电解质的紊乱 静脉输液或者口服补液，遵医嘱给予止泻剂。

⑤观察病情 按时记录腹泻的次数及性状。病情严重时注意生命体征、尿量及神志的观察，怀疑传染病者，应及时隔离处理。

（3）排便失禁患者的康复护理措施

①心理护理 排便失禁的患者经常有羞涩、恐惧心理，常感到自卑，因此护理人员要理解和充分尊重患者，给予更多的心理安慰和支持，让其树立信心，积极参与治疗。

②饮食护理 饮食护理是排便失禁患者最好的控制方法。减少粗糙食物的摄入，鼓励喝茶，尽可能不用药物。

③重建排便能力 对于排便无任何规律的患者，可鼓励患者每隔 2～3h 使用坐便器排便一次。经过与医生的协调可定时使用导栓剂和灌肠，以刺激定时排便。教会患者进行肛门括约肌和盆底部肌肉的收缩训练。具体方法为：可让患者根据病情取立、坐或卧位，尝试做排便动作，先缓慢地进行肛门括约肌的收缩动作，然后缓慢的放松，每次大约 10s，连续 10 次，每次的锻炼不少于 20min，但是不可以让患者感到疲劳。

④皮肤护理 排便失禁的患者皮肤护理尤为重要，保持衣物和床单不被污染，定时换洗，或使用一次性尿布，每次排便后要用温水清洗肛门周围的皮肤，必要时可以涂抹软膏以保护皮肤，预防感染。定时按摩，防止压疮的发生。

3. 健康教育

（1）向患者及家属介绍饮食与排便的重要性以及相关的排便知识。

（2）选择适当的食物帮助排便。例如水果、蔬菜、核桃仁、松子、黑芝麻等食品，适当饮用蜂蜜也可以帮助便秘患者排便。

（3）保持良好的心情有助于排便，精神抑郁可导致便秘，情绪紧张容易引起腹泻，因此指导患者如何保持良好的情绪。

（4）让患者定时去排便，即使没有便意也要去排便，增加排便的意愿。

（5）加强锻炼可以增加胃肠蠕动，如太极拳、八段锦、气功、五禽戏等中医康复运动疗法，也可以选择慢跑、快走等方法，腰腹部的锻炼对便秘患者尤其适宜。

四、骨质疏松症的康复及护理

（一）概述

1. 概念 骨质疏松症（osteoporosis，OP），是一种骨基质和矿物质从骨内丢失所导致的代谢性骨病。

2. 病因

（1）骨合成减少 雄激素和雌激素都有合成蛋白质的作用。在一般情况下，雄、雌激素对骨的合成作用以及肾上腺皮质酮对骨的抗合成作用处于一个动态的平衡中。而在老年女性体内，雌激素减少八成，而肾上腺皮质酮只是减少了一成，因此造成了骨的分解增多而合成减少，长时间作用则易发生骨质疏松症。与此同时，雌激素的减少，使得骨对甲状旁腺敏感，多数的钙从骨中释放出来，从而加重了骨的吸收作用。

（2）钙代谢失调 通常正常情况下，每人每日摄入的钙有 1/3 被吸收，从粪便中排出 2/3，如果每天的钙质摄入正常，即可以维持每日活动所需，不会产生缺钙现象。但肾上腺皮质酮增加，既可影响骨的合成，还可影响肠道对钙的吸收，致使钙的排出量增加；此外，肾小管对钙的吸收变少，排出增多，也导致了钙的负平衡，如若食物中摄取的钙减少，则将进一步加重钙的负平衡。常见的老年性骨质疏松症与钙、磷等的摄入量减少有一定的关系。

（3）废用性结果 长期固定患侧肢体者，也通常可以引起骨质疏松，因为肌肉的活动量减少，骨缺少应有的刺激，骨母细胞的活动相应减少，最终引起骨质疏松症。

3. 分类 按病因可分为原发性和继发性两类。继发性骨质疏松症多数因内分泌代谢疾病（如甲状腺功能亢进、库欣综合征、性腺功能减退症、甲状旁腺功能亢进、1 型糖尿病等）或全身性疾病引起。绝经后骨质疏松症又称 Ⅰ 型原发性骨质疏松症，常发生于绝经后的妇女。老年性骨质疏松症又称 Ⅱ 型原发性骨质疏松症，老年人常见。特发性骨质疏松症发生于青少年，病因不明确。骨折是骨质疏松的最终结局，其中髋部的骨折最严重，常由跌倒引起。本病的致残率和致死率相当高，严重地威胁着中老年人的身心健康。

4. 临床表现

（1）疼痛 是原发性骨质疏松症最常见的症状之一。

（2）身长缩短、背屈加重 通常疼痛一段时间出现此症状。

（3）骨折 是骨质疏松症最常见，也是最严重的并发症之一。

（4）负重能力减退 常见负重能力，减退甚至不能担负自身的重量。

（5）心肺功能下降 骨折后引起胸廓变形，使得肺活量和最大换气量减少，心脏受压。

（6）腰背部活动障碍 腰椎的活动度下降，腰背部肌力下降。

5. 治疗　可针对症状进行药物或物理因子治疗，另外可以利用矫形器矫正脊柱的弯曲。积极预防骨折的发生，骨折是骨质疏松症最严重的并发症。降低骨折发生率是治疗的最终目的。

6. 并发症　胸廓畸形和驼背的患者常伴有呼吸困难、胸闷等表现。因胸廓畸形和驼背，肺的最大换气量、肺活量和心排血量显著下降，常容易并发肺部感染。因为感染和心血管疾病而死亡的髋部骨折患者也常见。幸存患者也常伴有生活能力的丧失，另外长期卧床加重骨量的流失，使骨折愈合更加困难。

（二）主要功能障碍的评定

1. 功能障碍

（1）骨痛和肌无力　轻症患者通常没有症状，一般在平片或骨密度（BMD）的测量时才被发现。重的患者常主诉自己全身骨痛或者腰背部疼痛乏力。疼痛通常为弥漫性，无固定处，检查很难发现压痛点。常于活动或者劳累后加重，负重的能力严重下降或者不能负荷本身的重量。骨折以髋部为最严重，常见于跌倒发作。

（2）骨折　常于轻微活动、弯腰、创伤、挤压、负重或摔倒后发生骨折。常见部位为髋部、脊柱。其他部位亦可发生。髋部骨折多出现在股骨颈部，常见于老年患者，多于跌倒或者挤压后发生。绝经后妇女多发生脊柱压缩性骨折，可以单发，也可多发，有无诱因均可引起，以身材缩短为突出表现，突发性腰疼是常见症状，常因疼痛在卧床时选取被动体位。

2. 一般评定项目　骨密度和骨质量可以反映骨骼的强度，但是目前临床上测量手段还欠缺。临床上评价骨质疏松症的两个指标是：骨密度的低下和脆性骨折。其中骨密度测定包括以下几种。

（1）骨矿密度　简称骨密度，是临床上诊断骨质疏松症、检测自然病程、预测骨质疏松症的骨折风险的最常用指标，但是仅能反映约70%的骨强度。

（2）定量超声测定法（QUS）　QUS经济方便，筛查简单，妇女和儿童尤为适用，对骨质疏松症及预测骨折的风险有一定的参考价值。

（3）X线摄片法　对骨质疏松症所致的骨折进行定性和定位诊断采用X线摄片是一种比较好的方法。

（三）康复护理措施

1. 体位保持　保持良肢位，采用正确的卧位和坐位。卧位时使用低枕，使背部的肌肉保持挺直状态。站立位时，患者肩膀要尽力向后伸展，腰部挺直并让其收腹。坐位要保持双足接触地面，腰部挺直。站立位时挺直脊柱，用力收缩腹肌，使腹压增大，臀大肌收缩，做吸气的动作同时伸展背部肌肉，扩展胸廓。在读书时或者工作时身体保持挺直，避免负重走路。

2. 安全措施　引起患者骨折及软组织创伤的主要因素是跌倒，因此在家时要注意安全。家里要保证光线充足，无障碍物，地面不可湿滑，固定好地毯。为患者准备防滑的鞋，鞋底可有纹路。对于站立不稳的患者，可以适当地装配步行器。

3. 运动护理

（1）长期进行握力锻炼或上肢外展等长收缩训练，可以防治桡骨和肱骨的骨质疏松。

（2）防治胸腰椎的骨质疏松，可借鉴我国的骨质疏松症诊疗指南，运用综合治疗方法早期治疗、个体化治疗。适当的治疗会减轻症状，降低并发症的发生率和改善预后。

（3）下肢后等长运动，用于防治股骨近端的骨质疏松；每次 10min（握力锻炼每次 30min），每天 1~2 次。

（四）健康教育

健康教育对骨质疏松症要强调三级预防。

1. 一级预防

（1）青少年期应注意合理调配饮食，不偏食，进行适当的体育运动，培养自己良好的生活方式。营养摄入中应尽量摄入含钙丰富的食物，例如豆制品、牛奶和蔬菜等。因为钙是防治骨质疏松症和提高骨峰值的重要营养物质，补充钙是预防骨质疏松症的最基本措施。应避免酗酒和嗜酒，少饮用碳酸饮品和其他混合类饮品。我国营养学会制定：成人钙元素的摄入量应为 800mg/d。应合理膳食，保证每天钙的摄入达到一定的标准。

> **知识链接**
>
> 　　废用、误用、过用综合征是康复治疗中较为常见的并发症，多因对疾病不正确的认识和操作引起，如果能在治疗过程中加以注意是完全可以避免的，因此要求医护人员在日常工作中加强业务知识学习，本着对患者认真负责的态度，运用科学正确的方法为患者解除疾病带来的痛苦，最大限度避免上述不良并发症的发生。吞咽障碍是临床上脑卒中患者常见的并发症之一，早期有效的康复治疗与护理，可以有效地进行防治，促进患者功能恢复。大小便排泄障碍是临床上常见疾病的并发症，及时早期地介入处理并发症是关键，采取合理有效地康复治疗和康复护理是疾病治愈的关键。骨质疏松症是临床常见病的并发症，早期的康复治疗和护理，对于原发疾病的治愈有较好的效果。

（2）要重点随访那些骨质疏松症的高危人群，特别是老年患者和绝经期后的妇女。

（3）防治影响骨代谢的疾病，尽量限制或减少影响骨代谢药物的应用等。

2. 二级预防　绝经后的妇女要积极防治与本病相关的疾病，例如甲状腺功能亢进、糖尿病、慢性肾炎等。

3. 三级预防　对已患有骨质疏松症的患者，要预防跌倒发作，可以选择拐杖或者穿防骨折的衣裤。出现骨质疏松症要及时正确地进行处理。

目标检测

1. 废用、误用、过用综合征的概念。

2. 废用综合征的临床表现。

3. 如何避免废用、误用、过用综合征的发生？

4. 简述骨质疏松症、吞咽障碍、大小便功能障碍的基本康复护理措施。

5. 骨质疏松症主要功能障碍有哪些？

6. 骨质疏松症应如何进行预防？

（孟宪国）

第二节 脑卒中的康复及护理

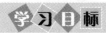

知识目标

1. 掌握脑卒中的主要康复护理措施、脑卒中的健康教育。
2. 熟悉脑卒中的各种功能障碍及康复评定。
3. 了解脑卒中的并发症。

能力目标

学会脑卒中患者的康复护理措施及健康教育。

【引导案例】

男，65岁，以"左侧肢体麻木，活动不灵1d"为主诉入院。昨日晨起发现左侧肢体麻木，中午开始不能活动。有高血压病史3年。查体：BP 160/90mmHg，神志清楚，语言流利，左侧鼻唇沟浅，伸舌偏左，左侧肢体偏瘫，左侧病理征阳性，左侧痛觉减退，双眼左侧偏盲。入院后诊断为"脑血栓形成"。请针对患者的情况选择合适的康复护理措施。

脑卒中是神经系统常见病。具有"三高"特点，即高发病率、高致死率、高致残率。脑卒中的发病率逐年上升，患者病后遗留多种功能障碍，给患者本人、家庭和社会都带来沉重负担。对脑卒中患者进行早期康复，可以减轻功能障碍，帮助患者尽早回归家庭和社会。

一、概述

脑卒中（stroke）又称脑中风、急性脑血管病、脑血管病等，俗称"偏瘫"、"半身不遂"。是一组突然起病，出现头痛、头晕、意识障碍等全脑症状及偏瘫、失语等局灶性神经功能缺损为特征的急性脑血管病。1995年全国脑血管病学术会议将脑血管疾病分为颅内出血（包括蛛网膜下隙出血、脑出血、硬膜外出血、硬膜下出血）、脑梗死（包括脑血栓形成、脑栓塞、腔隙性脑梗塞、血管性痴呆和其他）、短暂性脑缺血发作、脑供血不足、高血压脑病、颅内动脉瘤、颅内血管畸形、颅内静脉或窦血栓形成共八个大类。

脑血管病的相关因素有：①血管壁病变，其中高血压性动脉硬化和动脉粥样硬化所致的血管损害最常见，其次为结核、梅毒、结缔组织疾病和钩端螺旋体等多种原因所致的动脉炎；②心脏病和血流动力学改变，如高血压、低血压或血压的急骤波动，以及心功能障碍、传导阻滞、风湿性或非风湿性瓣膜病、心肌病及心律失常，特别是心房纤颤；③血液成分和血液流变学改变，如各种原因所致的高黏血症，以及凝血机制异常，特别是应用抗凝剂、服用避孕药物和弥漫性血管内凝血等；④其他病因，包括空气、脂肪、癌细胞和寄生虫等栓子，脑血管受压、外伤、痉挛等。

脑血管的危险因素与年龄、性别、种族、家族史、全身或某些脏器疾病，如高血压、心脏病、糖尿病、高脂血症以及个人生活方式和习惯，如吸烟、酗酒、不良饮食、体力活动少、超重、药物滥用等有关。

脑血管疾病的发病率各地很不均衡。据我国流行病学调查，脑血管病的年患病率为 109.7/10 万 ~217/10 万，我国每年新增患者约 150 万；据国外权威调查机构统计，存活者中轻残者占 40%，中、重残者占 40%，再住院者占 10%，重返工作岗位者只占 10%。随着神经科抢救和诊疗水平的提高，脑血管病的病死率有了明显的下降，随之而来的是致残的人数明显上升。脑卒中后的伤残严重影响了患者的日常生活，并给家庭、社会带来很大的负担，因此大力发展脑卒中的康复，使患者能够最大限度的回归社会具有重大意义。

二、主要功能障碍及评定

（一）脑卒中患者的主要障碍

由于病变的性质、部位、大小等不同，患者可能单独发生某一种或同时发生几种功能障碍，其中，以偏瘫和失语最为常见。

1. 运动障碍　运动障碍为锥体系统受损引起，是最常见的障碍之一。多表现为病灶对侧肢体不同程度的瘫痪或无力，同时伴有病灶对侧中枢性面瘫，称为"偏瘫"。运动功能的恢复一般经过弛缓期、痉挛期和恢复期 3 个阶段。

2. 共济障碍　又称共济失调，是指四肢协调动作和身体平衡发生障碍。由锥体外系受损引起。表现为各种不随意运动、肌张力异常、四肢协调运动功能低下和平衡障碍。脑卒中患者常见的共济障碍有大脑性共济障碍、小脑性共济障碍、感觉性共济障碍等。

3. 感觉障碍　多表现为深浅感觉（痛觉、温度觉、触觉、本体觉）减退或丧失，也可以出现感觉过敏或异常感觉，有时可出现剧烈疼痛。

4. 言语障碍　包括失语症和构音障碍。失语症是指正常获得言语能力后，由于大脑半球（优势侧）言语功能区损伤所致，表现为听、说、读、写能力的障碍。构音障碍是由于大脑损害引起构音器官的运动麻痹或协调运动障碍所致，表现为发音不清，音量小等。

5. 认知障碍　包括意识障碍、智力障碍、失认症和失用症等。脑卒中患者意识障碍的发生率约 40%。脑卒中患者智力障碍可引起记忆力、计算力、定向力、思维能力的障碍。

6. 心理障碍　脑卒中的患者主要表现为抑郁、焦虑、情感障碍等。情感障碍主要表现为患者不能以正常方式表达自己的情感，有"强哭强笑"等表现。

7. 日常生活活动能力下降　主要表现为进食、梳洗、更衣、入浴、转移、如厕等的基本动作与技巧不能独立完成。

8. 其他功能障碍　表现为：①大小便障碍，表现为尿失禁、尿潴留、大便潴留等。

②废用综合征，如压疮、肌萎缩、骨质疏松症、心肺功能下降、坠积性肺炎、体位性低血压、下肢深静脉血栓形成等。③误用综合征，由不正确的锻炼与治疗不当引起，如关节肌肉损伤，骨折、肩髋疼痛、痉挛加重等。④肩部功能障碍，多表现为肩痛、肩关节半脱位、肩手综合征（复杂性局域性疼痛综合征）；⑤吞咽障碍，是常见并发症，由于延髓损伤或急性半球损害所致，表现为进食困难、饮水呛咳、流涎、吸入性肺炎、营养不良，严重的情况会出现窒息，处理不当可致患者死亡。

（二）脑卒中患者的异常运动模式

脑卒中引起的运动功能障碍主要是"上运动神经元瘫痪"，损伤后出现异常的运动模式，主要有以下几种。

1. 肌张力异常 脑卒中患者早期，瘫痪多表现为"软瘫"，此时患者肌张力低下；急性期过后多表现为"硬瘫"，患者肌张力增高，并出现异常的痉挛模式。主要表现为上肢屈肌痉挛为主和下肢伸肌痉挛为主（表5-1）。使得上肢呈"挎篮状"，下肢行走时呈"划圈样步态"。

表5-1 典型的痉挛模式

部位	痉挛模式
上肢	肩胛骨回缩，肩带下降，肩关节内收、内旋，肘关节屈曲伴前臂旋后（某些患者前臂旋前），腕关节屈曲并向尺侧偏斜，手指屈曲、内收，拇指屈曲内收
下肢	患侧骨盆旋后、上提，髋关节伸展、内收、内旋，膝关节伸展，足跖屈、内翻，足趾屈曲、内收（偶有大趾伸展）

2. 联合反应 联合反应是指当健侧身体某一部位进行抗阻运动或主动用力时，诱发患侧肌群不自主的肌张力增高或出现运动反应。联合反应的存在有一定的规律，如上肢几乎是左右对称的，称为"对称性联合反应"，下肢的屈伸运动是左右相反的，称为"相反性联合反应"，患侧上、下肢之间也存在联合反应，如当下肢用力抗阻屈伸时，上肢也会出现同样的动作，称为"同侧性联合反应"。

3. 共同运动 又称联带运动、协同运动。是指脑卒中后患侧肢体出现一种不可控制的特定运动模式，当患者活动患侧肢体某一关节时，不能做单关节的运动，相邻的关节甚至整个肢体都随之运动。如上肢举起手臂时常见到屈肌或伸肌共同运动等。共同运动的本质是当高位中枢神经损伤后，失去了对脊髓的调控，出现了脊髓水平控制下的原始运动，也见于刚出生的婴儿。

4. 出现异常的原始反射 如抓握反射、吸吮反射、巴宾斯基征阳性等。

（三）针对主要障碍的评定方法

脑卒中发生后，对患者正确的康复评定，对判断患者的预后，指导医护人员制定和调整治疗方案、疗效观察等有重要指导意义。本节重点阐述 Brunnstrom 偏瘫六阶段评定法、吞咽障碍的评定。其他关于肌力、肌张力、感觉障碍、言语障碍、认知能力障碍、日常生活活动能力障碍、平衡和协调障碍的评定参考本书第三章相关内容。

1. Brunnstrom 偏瘫六阶段评定法 瑞典学者 Brunnstrom 在观察了大量的脑卒中患

者基础上，提出了将偏瘫恢复过程分为6个阶段的经典理论。各阶段的特点如下。

Ⅰ. 弛缓阶段　无随意运动，肌张力低，也称"软瘫期"。

Ⅱ. 痉挛阶段　出现联合反应，肢体近端可有少许随意运动，并开始出现痉挛。

Ⅲ. 共同运动阶段　出现由部分随意运动发起的共同运动，上肢为屈肌共同运动，下肢为伸肌共同运动，痉挛可达高峰。

Ⅳ. 部分分离运动阶段　除共同运动的活动外，出现一些脱离共同运动的活动，痉挛开始减弱。

Ⅴ. 分离运动阶段　出现独立于共同运动的活动，痉挛明显减轻。

Ⅵ. 正常阶段　协调运动正常或接近正常，痉挛基本消失，只速度较健侧慢。

偏瘫肢体功能恢复遵循这样的规律：先上肢后下肢，近端先于远端。上肢、手、下肢三部分的评定方法见表5-2。

表5-2　Brunnstrom 运动功能评定

阶段	上肢	手	下肢
Ⅰ	无任何运动	无任何运动	无任何运动
Ⅱ	仅出现痉挛、协同运动模式	有极细微的屈指	有极少的随意运动
Ⅲ	痉挛加剧、可随意发起协同运动，联带运动达高峰	能屈曲和钩状抓握，但不能伸指	随意引起共同运动，在坐和站立位时，有髋、膝、踝的协同性屈曲
Ⅳ	出现脱离协同运动的分离运动：肩0°、肘屈90°时前臂可旋前、旋后；伸肘时，肩可前屈90°；手可触及腰骶部	能侧捏和松开拇指，手指有半随意的小范围伸展	开始脱离共同运动。坐位时可屈膝90°以上，足可向后滑动。在足跟触地时踝能背屈
Ⅴ	分离运动增强，痉挛减轻，共同运动减弱。肘伸展时上肢可外展90°；上肢前平举及上举过头；前臂能旋前、旋后	手掌能抓握球形物和圆柱状但不熟练；可以随意全指伸开，但范围大小不等	分离运动增强，痉挛减轻，共同运动减弱。立位时髋伸展位能屈膝；膝伸直，足稍向前踏出，踝能背屈
Ⅵ	协调运动接近正常，痉挛基本消失，Ⅴ级动作的运动速度达健侧2/3以上	可进行各种抓握；可进行单指活动，但比健侧差；可全范围伸指	协调运动接近正常，以下运动速度达健侧2/3以上：坐位时髋可交替地内、外旋，并伴有踝内外翻；立位伸膝位时髋可外展

对于偏瘫运动功能的评价常用的还有 Fugl-Meyer 评定法当中的运动评定部分、上田敏运动功能评定等，不再详述。

2. 吞咽障碍的评定

（1）临床评估　对患者进行吞咽障碍的描述。可用洼田饮水试验等。

洼田饮水试验，由日本学者洼田俊夫提出。分级明确清楚，操作简单，利于选择有治疗适应证的患者。方法：患者端坐，喝下30ml温开水，观察所需时间喝水呛咳情况。

1 级（优），能顺利地 1 次将水咽下。

2 级（良），分 2 次以上，能不呛咳地咽下。

3 级（中），能 1 次咽下，但有呛咳。

4 级（可），分 2 次以上咽下，但有呛咳。

5 级（差），频繁呛咳，不能全部咽下。

正常：1 级，5s 之内；可疑：1 级，5s 以上或 2 级；异常：3～5 级。

（2）实验室评定　可用视频荧光造影，嘱患者吞硫酸钡，在动态下监测患者的吞咽过程，以了解吞咽过程中是否存在食物残留及误吸的情况。

（3）咽部敏感试验　用柔软纤维导管中的空气流刺激喉上神经支配区黏膜，根据感觉到气流压力来确定障碍的阈值和程度。

三、康复护理措施

目前认为，脑卒中的康复应从急性期开始，康复训练开始得越早，功能恢复的可能性越大，预后越好。一般认为康复治疗开始的时间应为患者生命体征稳定，神经病学症状不再发展后 48h 即可开始。对未进行手术治疗的蛛网膜下隙出血患者，近期再发病的可能性很大，应观察 1 个月左右再谨慎地开始康复训练。

脑卒中的康复目标：通过物理治疗、作业治疗等综合措施和手段，最大限度地促进功能障碍的恢复，防止废用和误用综合征，减轻后遗症；发挥残余功能，通过代偿和使用辅助工具，以争取患者达到生活自理，重返社会。

（一）软瘫期的康复护理

此期指发病开始 2～4 周内。相当于 Brunnstrom 分期 Ⅰ～Ⅱ 期。康复护理的重点是：及早介入，预防卧床之后带来的系列并发症及继发性功能障碍，同时为下一步的训练做好提前准备。

此期康复护理的主要措施有：保持良肢位、关节活动度训练、翻身训练、床上运动等。

1. 保持良肢位　良肢位是指为了防止或对抗痉挛姿势的出现而设计的一种治疗性体位，是早期抗痉挛治疗的一种重要措施，通常选用下列体位。

（1）患侧卧位　患侧卧位是最有治疗意义的体位，该体位可以增加患侧感觉输入，牵拉整个偏瘫侧肢体，有助于对抗痉挛。健侧手在上面还可以自由活动。头用高度适中的枕头支撑，患肩充分前伸，屈曲 90°～130°，避免其后缩和受压，患侧肘关节伸展，前臂旋后，掌心向上，躯干稍后旋，背部用枕头支撑。健侧上肢可放在身上或身后的枕头上，防患侧肩胛骨回缩。患侧下肢髋关节伸展，膝关节轻度屈曲。健侧下肢屈髋屈膝向前，置于高度适宜的枕上。注意：足底不放任何支撑物，手不握任何物品，以免刺激患者，诱发"抓握反射"和"阳性支撑反射"（图 5-1）。

（2）健侧卧位　健侧在下，患侧在上。头下垫高度适宜的枕，在躯干的前后各放一个枕头，患肩充分前伸屈曲 90°～130°，肘关节伸展，前臂旋前，腕、指关节伸展，患侧上肢放于胸前枕上。患侧下肢髋、膝关节自然屈曲向前，像"踏出一步"样，其下方垫软枕。注意：足不要悬空，健侧肢体自然放置（图 5-2）。

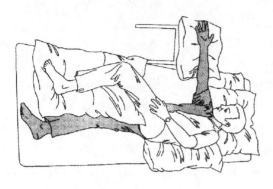

图 5 - 1　患侧卧位

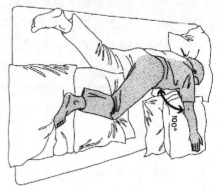

图 5 - 2　健侧卧位

（3）仰卧位　该卧位易引起压疮和诱发异常反射活动，应尽量少用，或与前两种卧位交替使用。头下垫高度适合的枕，患肩垫枕以防止肩后缩，高度与心脏水平面相当，以防加重患肢水肿，患侧上肢伸展稍外展，前臂旋后，拇指指向外方。患髋垫枕以防止后缩，患腿股外侧垫枕头，以防止大腿外旋。（图 5 - 3）

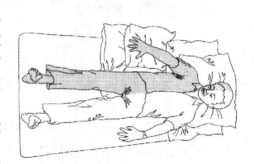

图 5 - 3　仰卧位

2. 关节活动度训练的护理　主要是为了预防关节活动受限，促进关节的血液循环，预防关节肿胀，增强感觉输入等目的。患者病情稳定后，从 3 ~ 4d 起开始。先从健侧开始，然后参照健侧关节活动范围做患侧练习。一般按从肢体近端到肢体远端的顺序进行，动作要轻柔缓慢。重点进行肩关节外旋、外展和屈曲，肘关节伸展，腕和手指伸展，髋关节外展和伸展，膝关节伸展，足背屈和外翻。一般每天 2 ~ 3 次，每次 5min 以上。训练时要注意活动幅度由小到大、用力适度，并要保护好关节。

3. 变换体位的护理　为了避免压疮和肺部感染的发生，应及时进行体位的转换。在生命体征稳定并确保呼吸道通畅的情况下，应每 1 ~ 2h 转换一次体位。

（1）向健侧翻身训练　护士一手放在颈部下方，另一手放在患侧肩胛骨周围，将患者头部及上半躯干转成侧卧位，然后一只手放在患侧骨盆将其转向前方，另一手放在患侧膝关节后方，将患侧下肢旋转并摆放成半屈曲位。

（2）向患侧翻身训练　护士先将患侧上肢放置于外展 90° 的位置，再让患者自行将身体转向患侧。

（3）主动向患侧翻身训练　患者仰卧位，双手呈 Bobath 握手（握手的要点是：患手拇指置于健手拇指之上，见图5 - 4），健侧上肢带动患侧上肢呈伸直位，置于头上方。健侧下肢"屈曲蹬床"给翻身提供动力，上肢左右侧方摆动，借助摆动产生的驱动力配合下肢一起，完成翻身动作。

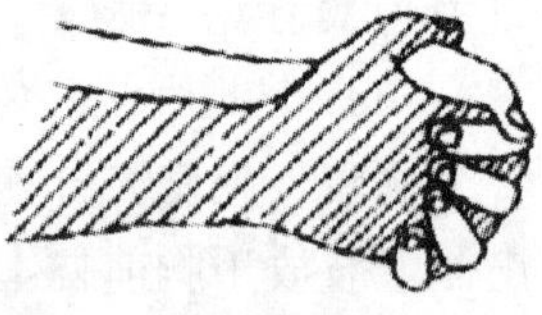

（4）主动向健侧翻身训练　上肢与（3）相同，健侧下肢

图 5 - 4　Bobath 握手

屈髋屈膝，健足插入患腿腘窝处，沿患侧小腿下滑直至勾住患侧足跟部。同样借助上肢摆动惯性，翻向健侧。

4. 床上运动的护理 早期床上运动是脑卒中康复的主要内容之一，应尽早进行，使患者从被动活动过渡到主动活动，并能预防压疮等并发症。

（1）上肢自助运动 上肢 Bobath 握手，用健手带动患手向前上方举过头顶，并停留片刻再缓慢地返回胸前，每日数次，每次 10~20 个。

（2）桥式运动 加强患侧伸髋屈膝肌的练习，从而提高下肢及骨盆的控制能力，促进分离运动的产生。分为双桥运动、单桥运动、负重桥式运动。

①双桥运动 仰卧位，上肢放于体侧，双下肢屈髋屈膝，双足平踏床面，伸髋并抬高臂部，维持此姿势数秒后再缓慢放下，必要时护理人员可协助，见图 5-5。

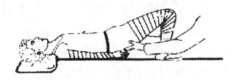
图 5-5 双桥运动

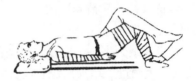
图 5-6 负重桥式运动

②单桥运动 当患者能完成双桥运动后，让患者患腿屈曲支撑于床面，健腿伸展，将臀部抬高，见图 5-6。

③负重桥式训练 与②基本相同，只是将健侧腿放于患腿上，完成抬离床面。

5. 排泄护理 当患者出现二便失禁、便秘或尿潴留时，应保持会阴部清洁，预防泌尿系感染，必要时给予导尿，应用开塞露等药物以缓解症状。

6. 呼吸道护理 保持病室的环境整洁，温，湿度适宜，安静，安全。定时为患者翻身、拍背和体位引流，必要时吸痰，防止误吸引起坠积性肺炎。

7. 饮食护理 对有意识障碍和吞咽障碍者经口进食，易发生吸入性肺炎，应给予鼻饲或静脉补液，以保证水和营养的供给。注意加强口腔护理。

8. 健康宣教 对家属进行脑卒中康复知识及护理知识的宣教和培训。

（二）痉挛期的康复护理

一般在软瘫期 2~3 周开始，此期患者开始出现痉挛并逐渐加重。相当于 Brunnstrom 分期Ⅱ~Ⅳ期。此期的康复护理目标：进一步抗痉挛模式；抑制共同运动模式，诱发分离运动；促进正常运动模式出现。

1. 抗痉挛训练

（1）卧位抗痉挛 仰卧位，患者双下肢屈曲，上肢 Bobath 握手抱住双膝，头抬起，身体抱成球状，前后摇摆。此姿势既能起到降低下肢伸肌痉挛的作用，又能起到抑制上肢屈肌痉挛的作用。

（2）上肢控制能力训练 重点是肘部的控制能力训练。仰卧位，患侧肩前屈90°或外展90°，患肘尽量伸展，再屈曲依次触摸自己的前额、鼻、口唇等部位，每次触摸完毕再回到原伸展位，重新开始。

（3）下肢控制能力训练 可进行伸髋屈膝训练、髋膝屈曲训练、踝背屈训练和下肢内收、外展训练等。

①伸髋屈膝训练　患者仰卧位，护理员一手握住患足，让患者屈膝并将患者放至床沿以下，然后再协助患者将患足放回原位，反复练习。

②髋膝屈曲训练　患者仰卧位，护理员一手控制患足，保持足背屈，另一手控制膝关节，注意保持髋关节内收，患足不离床，完成屈髋屈膝动作，再缓慢伸直，反复练习。

③踝背屈训练　患者仰卧位，双腿屈曲，双足踏在床面上。护理员一手用虎口握住踝关节前上方，用力向下按压，一手使足背屈外翻。当被动踝背屈抵抗消失后，让患者主动保持该位置。之后可让患者主动练习。

④下肢内收、外展训练　在双桥训练的基础上，健腿保持不动，患腿做小幅度内收、外展动作；之后患腿支持体重，健腿内收、外展练习。

2. 坐位训练　病情允许的情况下，易早开展，以预防长期卧床产生的并发症，如体位性低血压等。

（1）坐位耐力训练　应先从半坐位（约30°），如患者能坚持30min以上并无不适时可逐渐增大角度、增加次数和延长时间。如能在90°坐位坚持30min，则可进行床边坐起训练。

（2）床边坐起训练

①从患侧坐起　先翻向患侧卧位，指示患者用患侧前臂支撑坐起。必要时护理人员一手放在患侧头部，另一手扶住患侧下肢给予协助，使其坐起。

②从健侧坐起　先翻向健侧卧位，患侧上肢放于体前，健侧下肢置于患侧下肢的下面，指导患者用健侧上肢支撑慢慢坐起。必要时护理人员给予适当协助。

3. 坐位平衡训练　患者坐起后要对患者进行坐位平衡训练。进行坐位训练时，要求患者双足踏地或踏在支持台上，这对预防尖足内翻非常必要。分别对患者进行Ⅰ、Ⅱ、Ⅲ级平衡的训练。（详见第三章）

4. 站起训练　患者坐于床边，双足平放在地面，身体前倾，将重心前移至双下肢。护理人员要面向患者前方站立，将患者双上肢搭在自己肩上，护理人员用双手扶住患者腰部给予协助，同时用自己的膝部抵住患侧膝部，以利于其站立。如患者下肢力量恢复较好时，也可让患者独立站起，即患者双足分开一脚宽，Bobath握手伸肘，上肢伸展前伸，身体前倾，重心移至双下肢，抬头向前，慢慢伸髋、伸膝站起。（图5-7）

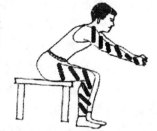

图5-7　坐立位训练

5. 站立平衡训练　训练患者站立位Ⅰ、Ⅱ、Ⅲ级平衡（详见第三章）。需注意加强对患者的保护，以防止患者摔倒。

6. 床-轮椅转移训练　将轮椅放于患者健侧与床成30°~45°角，锁好手闸，竖起脚踏板，患者在床边站起，健手扶床，以健足为轴旋转身体直至臀部正对轮椅方可坐下。轮椅-床转移同上述原则。

7. 步行训练　患者站立能达到自动态平衡，患腿持重达到体重一半以上时，可开始迈步训练。①步行前先做好准备训练。让患者练习患腿前后摆动，伸髋和屈膝动作完成，并注意训练患腿的负重能力等。②扶持步行：护理员站在偏瘫侧，一手握住患手，掌心向前，另一手从患侧腋下穿出置于胸前，手背抵住患者前胸，与患者一同缓慢前行。③改善步态训练：对患者的异常步态进行有针对性控制训练。如患者骨盆上抬，说明患者膝屈曲和踝背屈差，应重点训练。④由简单步行过渡到复杂步态训练。

8. 上下楼梯训练 遵循"健腿先上，患腿先下"的原则。①上楼梯：护理员站在患侧后方，一手控制患侧膝关节，另一手扶持健侧腰部，帮助将重心转移到患侧，健足先登上一级台阶，重心充分前移，护理员一手固定腰部，一手协助患侧屈，髋屈膝登上一级台阶。②下楼梯：护理员站在患侧，协助完成膝关节的屈曲及迈步，健手扶楼梯以提高稳定性。

（三）恢复期的康复护理

恢复期是指病情已稳定，功能开始恢复的时期。相当于 Brunnstrom 分期 Ⅴ～Ⅵ。此期康复是痉挛期康复的延续，部分治疗方法与前期相同。康复目标：抑制痉挛和共同运动模式，改善和促进精细与技巧运动，提高 ADL 能力。

1. 上肢控制能力的训练 主要包括臂、肘、腕、手的训练，提高控制能力及精细动作的能力。如训练患者编织、绘画、拧螺丝、搭积木等。

2. 日常生活活动能力训练 详见第四章相关内容。

3. 感觉功能训练的护理 对有感觉功能障碍者可用毛刷逆毛方向刷擦，用冰刺激局部皮肤，或用手指轻抓，以促进感觉功能的恢复。

4. 失语症训练的护理 通过训练提高其残存的言语功能，改善交流能力。护理人员要鼓励其开口说话，训练从简单的拼音入手，由易到难，循序渐进。（详见第四章相关内容）

5. 认知功能训练 包括记忆力训练、注意力训练、思维能力的训练等。

6. 心理护理 脑卒中后由于多种功能障碍，使其生活不能自理，严重伤害了患者的自尊，易产生自卑；又由于长期枯燥的康复训练，功能恢复缓慢，使其对未来没有信心，会产生悲观、失望等不良情绪，针对患者的心理特点，医护人员应给予充分的理解和支持，适时给予鼓励和安慰，增强患者康复的信心。

（四）后遗症期

一般认为 6 个月至 1 年患者即为后遗症期。此期将在家中或社区进行三级康复治疗。此期的重点放在整体 ADL 水平的改善，通过手杖、轮椅、步行器的使用，环境的改造、职业训练或指导使患者尽快回归社会。

（五）并发症的康复护理

脑卒中患者常见并发症有压疮、肩部功能障碍、骨质疏松、肺部感染、废用综合征、误用综合征、过用综合征等。护理内容参见本章第一节。

四、健康教育

在脑卒中患者即将出院之前，应向患者提供相关疾病的康复知识，强调自我治疗护理的重要性，提高患者的自我康复、自我保健意识，预防并发症。健康教育和指导是一种新的护理模式，体现了以人为本、人文关怀的健康理念。

1. 教会患者掌握自我护理的技能　对于偏瘫患者，为了防止发生异常运动模式，要求患者要掌握一些康复训练的正确方法并积极参与，如步行的训练，上、下台阶的训练，肌力的训练等；对于长期卧床的患者，为了防止发生压疮、坠积性肺炎、下肢深静脉血栓等并发症，让患者掌握一些康复护理训练技术，如衣、食、个人卫生、移动、翻身等操作要领，从而提高患者的生活自理能力。

2. 对患者家属的健康教育　除教会患者家属一些必知的康复训练技能外，还应强调对患者的照顾应以自我照顾为主，家属只采取在旁保护，以改善预后，降低伤残，同时让他们认识到康复是一个长期的过程，回到社区后，还需要继续进行康复功能的训练，定期复诊，按时服药，防止功能退化。

3. 养成良好的生活饮食习惯　为了预防脑卒中的复发，除积极治疗原发病（高血脂、糖尿病、心脏病、高血压等）外，还要养成良好生活习惯，如戒烟酒、合理膳食、避免过度疲劳等。

4. 对患者进行心理健康指导　脑卒中后功能障碍的患者，生活完全或部分不能自理，功能恢复缓慢，使患者易丧失信心，医护人员要指导患者始终保持情绪稳定，培养良好的兴趣和爱好，如打太极拳、写字、积极参加社会活动等，从而唤起对生活的乐趣，有助于全面康复。

知识链接

脑卒中的三级预防：①一级预防，针对其已知危险因素的早期预防，在只存在一种或几种危险因素而没有脑血管病的先兆或表现时积极治疗存在的危险因素，定期监测其他危险因素的发生并采取针对性措施；②二级预防，指对已经发生一次或多次卒中的患者通过寻找卒中事件发生的原因，治疗可逆性病因，纠正所有可干预的危险因素，以达到预防卒中再发的全部过程，包括：控制血压、血糖、血脂，抗血小板聚集，抗凝，手术治疗，介入治疗以及改变生活方式等。其目的就是为了预防或降低卒中患者再次发生卒中的危险性。③三级预防，实施临床治疗与康复以及减少后遗症的预防，即对已患脑卒中的个体，早期或超早期治疗，降低致残程度，继续清除或治疗危险因素，预防脑血管病再发。

目标检测

1. 脑卒中患者的主要功能障碍有哪些？
2. 简述脑卒中患者的关节活动度训练的要点。
3. 试述脑卒中患者上、下楼梯训练的原则和要点。
4. 什么叫良肢位？脑卒中患者的良肢位主要有哪些，摆放要点是什么？

（陈　睿）

第三节 脑外伤的康复及护理

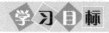

知识目标
熟悉颅脑损伤的康复护理方法，颅脑损伤的临床分类。
能力目标
1. 能够配合康复医生进行脑外伤康复护理评定。
2. 能够配合康复医生进行脑外伤康复功能训练。

【引导案例】

患者，女，外出爬山游玩时，不慎被山上滚石砸伤头部，导致颅脑损伤。经过积极住院治疗后，病情基本恢复，但患者时常出现吃饭剩余、阅读漏读一侧、画图明显缺少对侧部分，对一侧物品忽略。请问该患者出现的康复问题是什么？应采取哪些康复护理措施。

颅脑损伤（TBI）是一种常见的创伤，在我国发病率仅次于四肢的创伤，居创伤发生率的第二位，男性发生率高于女性，男女比例为3:1。随着社会生产建设和交通事业的发展，颅脑损伤的发病率有增高趋势，而且损伤往往不是单一存在，因此，脑外伤的康复及护理具有重要意义。

一、概述

（一）概念

颅脑损伤（traumatic brain injury，TBI）是由于创伤所引起的脑部损伤，包括头部软组织损伤、颅骨骨折和脑损伤。

（二）病因

造成颅脑损伤的主要原因有交通事故、工伤、运动损伤、火器伤、锐器伤、钝器伤、爆炸伤、高处跌落和撞击伤等。在所有的损伤中交通事故所致颅脑损伤约占半数，其中损伤前饮酒最常见。

（三）分类

1. 按损伤方式分 分为闭合性损伤和开放性损伤，前者指头部接触较钝物体或间接暴力所致，脑膜完整，脑组织不与外界相通，无脑脊液漏；后者多为锐器或火器直接造成，伴有头皮、颅骨、硬脑膜、脑组织损伤，脑组织与外界相通，有脑脊液漏。

2. 按损伤部位分 分为局部脑损伤和弥漫性脑损伤，当造成损伤的外力作用于局部脑组织时，可导致额叶、顶叶、颞叶、脑干等部位的损伤；当外力较强致脑组织损伤广泛时，可出现弥漫性脑组织损伤。

3. 按损伤病理分 分为原发性损伤和继发性损伤，前者指在头部受到撞击后即刻发生的损伤，如脑震荡、脑挫裂伤、颅内血肿；后者是在原发性损伤的基础上而出现的一系列病变，如脑水肿、脑血肿、脑缺血、脑缺氧、颅内压升高、脑疝等。

4. 按损伤性质分 分为脑震荡、脑挫伤、脑撕裂伤和颅内血肿。

5. 按其伤情表现分 在急性期主要依据昏迷时间、格拉斯哥昏迷分级计分（Glasgow coma scale，GCS）分为轻、中、重型。在恢复期主要依据伤后遗忘（post traumatic amnesia，PTA）的时间分类。

（四）临床表现

颅脑损伤引起的中枢神经系统损伤的表现形式是多种多样的，在受伤 24 ~ 48h 之内，随时都可发生病情恶化。轻度者为单纯性脑震荡，有短暂的意识丧失，一般不超过 6 ~ 12h，无明显结构上的变化，也不遗留神经功能障碍，患者几天后可恢复正常的活动。神经系统检查无阳性体征，一般预后良好；中度、重度者常是脑组织挫伤伴有擦伤和压伤，伤后立即发生意识丧失，瞳孔改变，昏迷时间可为数小时、数日不等，同时伴有阳性神经系统体征。

二、主要功能障碍及评定

（一）功能障碍

1. 认知功能障碍 颅脑损伤后常见的认知障碍有注意力的下降，记忆力和学习能力减退，空间关系失认，单侧忽略等。

2. 行为功能障碍 由于患者承受各种行为和情感方面的困扰，可导致包括否认、抑郁、倦怠嗜睡、易怒、攻击性及躁动不安等反应，严重者会出现人格改变、行为失控。

3. 言语功能障碍 脑损伤后常见的言语障碍为言语错乱和失语症。

4. 运动功能障碍 是肌肉收缩和张力失调导致运动控制方面的问题。通常以高肌张力多见，表现为患侧上肢不能穿脱衣物，下肢站立平衡差，不能入厕、入浴和上下楼梯等。

5. 感觉功能障碍 由于大脑皮质的感觉区域受损引起如触觉、痛觉、温度觉和实体觉的异常，视觉、听觉、味觉和嗅觉等特殊感觉功能异常。

6. 迟发性癫痫 有一半患者在发病后 1/2 ~ 1 年内有癫痫发作的可能。

（二）康复护理评定

1. 颅脑损伤严重程度评定

（1）格拉斯哥昏迷评定量表 颅脑损伤的程度主要通过意识障碍程度来判断，昏迷持续时间、伤后遗忘是判断严重程度的指标。国际上普遍采用格拉斯哥昏迷量表（GCS）来判断急性损伤期意识情况，见表 5 - 3。

表 5-3 格拉斯哥昏迷量表（GCS）

项目	试验	患者反应	评分
睁眼反应	自发	自己睁眼	4
	言语刺激	大声向患者提问时患者睁眼	3
	疼痛刺激	捏患者时能睁眼	2
	疼痛刺激	捏患者时不睁眼	1
运动反应	口令	能执行简单命令	6
	疼痛刺激	捏痛时患者拨开医生的手	5
	疼痛刺激	捏痛时患者撤出被捏的手	4
	疼痛刺激	捏痛时患者身体呈去皮质强直（肢体异常屈曲）	3
	疼痛刺激	捏痛时患者身体呈去小脑强直（肢体异常伸展）	2
	疼痛刺激	捏痛时患者毫无反应	1
言语反应	言语	能正确会话，并回答医生他在哪、他是谁及年和月	5
	言语	言语错乱，定向障碍	4
	言语	说话能被理解，但无意义	3
	言语	发出声音，但不能被理解	2
	言语	不发声	1

该方法检查颅脑损伤患者的睁眼反应、言语反应和运动反应三项指标，确定这三项反应的计分后，再累积得分，作为判断伤情轻重的依据。GCS 总分为 15 分。根据 GCS 计分分为：轻度脑损伤 13~15 分；中度脑损伤 9~12 分；重度脑损伤 ≤8 分。

（2）昏迷时间长短评定 昏迷时间 >6h 为严重损伤；1~6h 为中度损伤；<1h 为轻度损伤。

（3）伤后遗忘（PTA）期间长短评定 PTA 是指受伤后（记忆丧失）到连续记忆恢复所需的时间。PTA <10min 为极轻型；10min~1h 为轻型；1h~1 日为中型；1 日~1 周为重型；>1 周为极重型。

2. 认知功能评定 初期可采用简易智能量表（简称 MMSE）进行初测和筛选，以后根据临床需要选择有关的测验。评定内容主要包括记忆能力评定、注意能力评定、思维能力评定。

3. 知觉功能评定 评定内容包括失认症的评定、失用症的评定。

4. 行为障碍评定

（1）发作性失控 往往是颞叶内部损伤的结果，是一种无诱因、无预谋、无计划的突然发作，直接作用于最近的人或物，如打破家具、抓伤他人等。发作时间短，发作后有自责感。

（2）额叶攻击行为 又称脱抑制攻击行为，因额叶受损引起。特点是对细小的诱因或挫折发生过度的反应，其行为直接针对诱因，最常见的是间歇性的激惹，并逐步升级为一种完全与诱因不相称的反应。

（3）负性行为障碍 常因额叶和脑干部位受损引起。特点是精神运动迟滞，感情淡漠，失去主动性，患者往往不愿动，即使日常生活中最简单、最常规的活动也完成得十分困难。

5. 言语障碍　在失定向阶段主要为言语错乱，表现为失定向，对人物、时间、地点等不能辨认，答非所问，但没有明显的词汇和语法错误；不配合检查，且意识不到自己回答的问题是否正确。另外，常见失语症，可参考第三章失语症的评定。

6. 颅脑损伤的功能预后评估　常用 Glasgow 预后量表（GOS），它是对颅脑损伤患者恢复及其结局进行评定，根据患者能否恢复工作、学习、生活能否自理等指标把残疾的严重程度分为 5 个等级：死亡、植物状态、重度残疾、中度残疾、恢复良好。

三、康复护理措施

颅脑损伤患者的康复应是全面康复，可以分为急性期、恢复期、后遗症期三个阶段进行。

（一）急性期康复治疗与护理

颅脑损伤后，无论手术与否，适当的非手术治疗，均不可缺少。

1. 药物治疗　应用抗水肿、止血、皮质激素、抗癫痫等药物治疗，以改善脑细胞代谢功能活化剂，促进神经生长因子等。

2. 营养支持　给予高蛋白、高热量饮食，避免低蛋白血症，提高机体免疫力，促进创伤的恢复，神经组织修复和功能重建。

3. 促醒疗法　为了加速患者苏醒恢复的进程，应增加各种神经肌肉促进的刺激手段帮助患者苏醒、恢复意识。可以采取：①自然环境刺激，有计划地让患者接受自然环境发出的声响刺激；②家庭成员参与；③手法刺激，采用按摩和被动运动以及快速擦刷、拍打刺激患肢皮肤；④定时翻身、给患者梳头、洗脸等皮肤刺激，提供各种感觉传入。

4. 保持呼吸道通畅　颅脑损伤患者都有不同程度意识障碍，丧失正常的咳嗽反射和吞咽功能，容易发生误咽、误吸，因此，要及时清除口咽部的血块和呕吐物，注意帮助患者排痰，防止呼吸道感染。

（二）恢复期康复治疗与护理

颅脑损伤是一种弥漫性、多部位的损伤，因此在躯体的运动、认知、行为和人格方面出现不同程度的障碍，以致学习困难。主要介绍认知、知觉和行为障碍的治疗。

1. 感知、认知功能障碍的护理　感知、认知功能障碍表现多样，主要的治疗护理包括失用症训练、失认症训练、记忆训练、注意力和思维的训练等。

（1）失用症训练的护理　①穿衣失用：护理人员可用暗示、提醒指导患者穿衣训练，甚至可手把手地教其穿衣。②意念失用：当患者不能按指令要求完成一系列动作时，可通过视觉暗示帮助患者，如摆放餐具后吃饭、洗菜后切菜、泡茶后喝茶等动作。③运动失用：如训练刷牙时，可将刷牙的动作分解并示范，然后指导患者一步步完成。反复训练，改善后可逐步减少暗示、提醒，并增加难度。④结构失用：

可用积木排列立体构造的图或对其家庭常用物品的排列、堆放等，由易到难，可给予暗示和提醒。

（2）失认症训练的护理　①视觉空间失认：对颜色和面容失认的患者可利用各种颜色的图片和亲人的照片反复进行辨认、学习；对于方向失认者让其画房屋、钟表或在交通图上标出回家的路线；对于结构失认者可利用彩色的积木、拼板等拼出不同的图案并进行讲解。②Gerstman 综合征：对失读、失写的患者应加强患者阅读、书写的训练，并指导其对字词句的理解；对左、右失认和手指失认的患者进行左、右方位和手指认识的训练。③单侧忽略：要不断提醒患者注意被其忽略的一侧，如在与患者交流时要站在忽略侧；为了加强对患侧的感觉输入，可利用拍打、挤压、冰刺激等方法，使患者注意患侧的存在。

（3）记忆训练的护理　训练时可利用日常生活活动、姓名和面容、编故事、笔记本、时间表、手表、地图等来加强记忆。训练要多刺激、多重复，以便强化记忆。

（4）注意力训练的护理　①删除游戏：在纸上写几个大写的拼音字母如 HUYA、HO、G，让患者删除指定的字母如 A，成功之后改变字母顺序再删除指定的字母，反复多次训练无误后增加难度。②时间感：要求患者按口令启动秒表，并于 10s 时停止，几次后，让患者不看表，要求患者启动秒表，用心计算时间，10s 时停止，来增加其时间感，以后将时间逐渐延长，以增加难度。③猜测游戏：取一个弹球和两个杯子，护理人员在患者的注视下将一个杯子扣在弹球上，让其指出有球的杯子，反复训练无误后可增加难度。

（5）思维训练的护理　①排列数字：给患者 3 张数字卡，让其由大到小按顺序排好，然后每次给 1 张数字卡，根据数字的大小重新排好。正确后再给几张数字卡，问这些数字有何共同之处（奇或偶）。②分类：给患者一张列有三类物品（如家具、花、动物等）共有 30 种物品名称的单子，让其进行分类，可给予适当协助，正确无误后可增加难度。③给患者一张当地的报纸，首先问其报纸首页的信息，如日期、报纸名称等。如回答无误后，再让其指出报纸中的专栏，如广告、文娱、体育等。如回答无误后，再增加难度。

2. 行为障碍的康复与护理　颅脑损伤患者的行为障碍是多种多样的。行为异常的训练方法如下。

（1）躁动不安行为的康复护理　首先排除引起躁动不安原因，如头痛、呼吸道不通畅、尿潴留、便秘、被服被大小便浸湿等因素，经临床分析后给予处理；其次是环境管理，保持病房安静，避免不良刺激。

（2）易冲动行为的康复护理　提供一个安全、布局合理、安静的房间；控制患者的不良行为，对所有恰当的行为进行奖励，用简单的奖励方法如实物、代币券等教会患者自我控制。

（三）后遗症期康复治疗与护理

颅脑损伤患者经过临床处理和正规的康复治疗与护理后，各种功能已有不同程度改善，大多可回到社区或家庭。应利用家庭或社区环境继续加强日常生活活动能力等训练。

四、健康教育

1. 坚持锻炼 对存在失语、肢体功能障碍或生活不能自理的患者，当病情稳定后即开始康复锻炼。要耐心指导患者功能锻炼，树立患者重新生活的信心。

2. 按时服药 对有外伤性癫痫的患者，应在医生指导下按时服药，控制症状发作。

3. 注意保护 患者外出时戴安全帽，避免太阳暴晒头颅缺陷部位，保护患者避免碰撞，防止患者摔倒、跌伤。

> **知识链接**
>
> 外伤性癫痫是指继发于颅脑损伤后的癫痫性发作，可在伤后即刻发作、或伤后数小时至1个月以内、或伤后1个月乃至数年之内发作。其原因是瘢痕、粘连和慢性含铁血黄素沉积的刺激所致。全身发作以意识丧失 5～15min 和全身抽搐为特征；局限性发作以短暂意识障碍或丧失为特征，一般持续数秒，无全身痉挛现象。

目标检测

1. 请回答运用哪些方法加速颅脑损伤昏迷患者苏醒恢复的进程。
2. 怎样对颅脑损伤患者的失认症、失用症进行护理训练。
3. 简答颅脑损伤的临床表现。
4. 简答颅脑损伤主要的功能障碍有哪几方面。

（黄学英）

第四节　脊髓损伤的康复及护理

学习目标

知识目标
1. 掌握脊髓损伤的概念、脊髓损伤的康复护理措施。
2. 熟悉脊髓损伤的主要功能障碍、康复教育、脊髓损伤平面与功能预后的关系。
3. 了解脊髓损伤康复评定、病因、ASIA的损伤分级。

能力目标
学会脊髓损伤患者的康复护理措施及健康教育。

【引导案例】

男，30 岁，建筑工人，从施工现场高处坠落，导致双下肢活动受限 3 个月。查体：双上肢正常。髂腰肌肌力左侧 5 级，右侧 4 级；股四头肌肌力左侧 4 级，右侧 3 级；胫前肌肌力左侧 2 级，右侧 1 级。①患者最可能的诊断是什么？②请判断损伤平面。③结合患者情况判断患者的预后如何？④对患者的康复护理措施有哪些？

脊髓损伤患者，受损平面以下的感觉运动功能丧失，大小便失禁，并且终生难以恢复，是一种严重致残性的损伤。目前脊髓损伤尚不能治愈，正规的康复训练是有效的治疗方法。通过康复治疗，可使脊髓损伤患者充分发挥残留功能，预防各种并发症的发生，显著降低致残率，提高患者生活质量。

一、概述

（一）定义

脊髓损伤（spinal cord injury，SCI）是由于各种原因引起的脊髓结构、功能损害，导致损伤水平以下感觉、运动、自主神经功能改变的一种临床综合征，包括不完全性脊髓损伤、完全性脊髓损伤、马尾损伤三种类型。

（二）流行病学

各国统计资料显示，脊髓损伤多为健康的青壮年，年龄在 40 岁以下者占 80%，男女比例约为 4∶1。据统计，美国的年发病数约为 50/100 万；澳大利亚、加拿大等为 12.24/100 万，北京为 6.8/100 万。从数字上来看，发达国家患病率要高于发展中国家。

（三）脊髓损伤的致病原因

1. 外伤性脊髓损伤 约占脊髓损伤的 70%。主要原因为高空坠落、暴力击打、运动损伤等。据调查，我国脊髓损伤的前三位原因为：自高处坠落（41.31%）、车祸（21.81%）、暴力（16.71%）；美国脊髓损伤前三位原因为：车祸（43.5%）、运动损伤（16.0%）、跌伤（15.0%）。脊柱最容易受损伤的部位是：下颈段 $C_5 \sim C_7$、中胸段 $T_4 \sim T_7$、胸腰段 $T_{10} \sim L_2$。

2. 非外伤性脊髓损伤 主要因脊髓或脊柱病变引起，如横贯性脊髓炎、椎间盘突出、脊髓型颈椎病、脊柱化脓性感染、脊柱结核、脊柱脊髓肿瘤等。

二、主要功能障碍及评定

（一）主要功能障碍

1. 运动障碍和感觉障碍 脊髓损伤早期也成为休克期，患者主要表现为受伤平面以下出现弛缓性瘫痪（肌张力低），2~4 周后逐渐演变为痉挛性瘫痪（肌张力高）。胸髓损伤表现为截瘫，高位颈髓损伤表现为四肢瘫。按照损伤程度，脊髓损伤又可分为完全性损伤和不完全性损伤，其中完全性损伤表现为损伤平面以下的感觉、运动功能完全丧失；不完全性损伤可表现为不同的临床综合征：包括中央束综合征、脊髓半切综合征、前束综合征、后束综合征、圆锥损伤综合征、马尾损伤综合征等。

（1）中央束综合征 上肢较下肢瘫痪严重，行走功能、大小便功能恢复的可能性较大，而上肢功能恢复的预期不大乐观，预后较理想。

（2）脊髓半切综合征 又名 Brown – Sequard 综合征，损伤平面以下同侧肢体的运动及深感觉消失；对侧肢体的痛觉和温度觉消失；预后也较理想。

（3）前束综合征 脊髓前部受损，损伤平面以下运动和痛、温觉丧失，本体感觉存在。

（4）后束综合征 脊髓后部受损，损伤平面以下本体感觉丧失，运动和痛、温觉存在。

（5）圆锥损伤综合征 脊髓圆锥损伤，表现为大小便功能障碍、对称性骶骨部感觉障碍。

（6）马尾损伤综合征 椎管内骶神经根损伤，引大小便功能障碍、下肢反射消失。

（7）脊髓震荡 暂时性、可逆性脊髓或马尾神经生理功能丧失。

除上述各型出现深、浅感觉不同程度的丧失外，脊髓损伤后患者还伴有各种疼痛，约有40%患者的疼病可影响日常生活活动。脊髓痛是一种中枢性疼痛，常表现为损伤水平以下的感觉过敏或烧灼感，可在伤后数天或数周发生。

2. 膀胱、直肠障碍

（1）膀胱功能障碍 发生于颈、胸、腰髓损伤的患者，由于膀胱肌肉痉挛，膀胱容量缩小，因此小便次数增加而致每次的尿量减少，称为上运动神经源性膀胱。发生于骶髓和圆锥马尾神经损伤的患者，中断了排尿反射弧，尿道外括约肌功能减弱，使得残余尿量和膀胱内压增加，常发生尿潴留和尿失禁，称为下运动神经源性膀胱。这些患者易导致泌尿系统感染，极大地影响患者的日常生活。

（2）直肠功能障碍 常见的障碍是便秘。颈、胸、腰髓损伤的患者出现上运动神经源性直肠，直肠充盈即会反射性排便；损伤在骶髓和马尾出现下运动神经源性直肠，排便反射消失出现大便潴留，若周围神经受损，盆底肌肉松弛则可出现大便失禁。

3. 自主性反射障碍（AD） 是一种急性的交感兴奋综合征，常发生于 T_6 或以上的脊髓损伤患者，表现为严重的高血压、搏动性头痛、眼花、视物不清、心动过缓、损伤平面以上出汗、潮红和鼻塞等症状。一般发生于伤后2个月之后。最常见的原因为膀胱和肠道的扩张、便秘、膀胱的感染、压疮、疼痛等。

4. 循环障碍 T_6 以上的脊髓损伤，由于失去了对交感神经元的兴奋与抑制的控制，可表现为心动过缓、体位性低血压、下肢水肿及深静脉血栓形成等。

5. 呼吸 T_9 以下的患者，才具有真正呼吸功能。颈髓损伤患者，呼吸能力减弱，痰不易咳出，易造成肺炎、肺不张。C_4 以上平面损伤患者，膈肌瘫痪，无法自主呼吸，需要依靠膈肌起搏器维持呼吸。

6. 其他障碍 脊髓损伤患者还存在性功能障碍、心理障碍、压疮、尿路感染、异位骨化等障碍。

（二）脊髓损伤的康复评定

1. 神经损伤平面的确定 神经损伤平面是指脊髓具有身体双侧正常感觉、运动功能的最低节段。由于脊髓损伤平面与患者预后直接相关，故准确地判断平面，对判断患者的预后有重大意义。平面的确定依据主要根据运动平面和感觉平面。注意二者可以不一致，且左、右两侧也可不同。不一致时综合判断，取最低的神经平面水平。神经平面的综合判断以运动平面为主要依据，但 $T_2 \sim L_1$ 损伤无法评定运动平面，所以主要依赖感觉平面来确定神经平面。C_4 损伤可以采用膈肌作为运动平面的主要参考依据。神经平面采用关键肌和关键点的方式来评定，采用积分方式使不同平面及损伤分类的患者严重程度可以横向比较。

（1）运动平面判定 主要依据10对关键肌，见表5-4。

表 5 – 4　运动关键肌

平面	关键肌	平面	关键肌
C_5	屈肘肌（肱二头肌、旋前圆肌）	L_2	屈髋肌（髂腰肌）
C_6	伸腕肌（桡侧伸腕长肌和短肌）	L_3	伸膝肌（股四头肌）
C_7	伸肘肌（肱三头肌）	L_4	足背屈肌（胫前肌）
C_8	中指屈指肌（中指深屈肌）	L_5	长伸趾肌（趾长伸肌）
T_1	小指外展肌（小指外展肌）	S_1	足跖屈肌（腓肠肌、比目鱼肌）

评定方法：运用徒手肌力检查法，将肌力（0~5 级）作为分值，把 10 对关键肌的分值相加。正常者两侧运动平面总积分为 100 分。

注意事项：①确定损伤平面时，该平面的关键肌肌力必须≥3 级，该平面以上的关键肌肌力必须≥4 级。②若左、右两侧损伤平面不一致，则分别评定，分开记录。

（2）感觉平面判定　主要依据 28 对关键点，见表 5 – 5。

无法对照关键肌判定时，则引入感觉平面的判定。检查身体两侧 28 对皮区关键点的针刺觉和轻触觉。通过检查，可以确定正常感觉功能的最低脊髓节段即感觉平面。

表 5 – 5　感觉关键点

平面	部位	平面	部位
C_2	枕骨粗隆	T_8	第八肋间（T_7 和 T_9 之间）
C_3	锁骨上窝	T_9	第九肋间（T_8 和 T_{10} 之间）
C_4	肩锁关节的顶部	T_{10}	第十肋间（脐水平）
C_5	肘前窝的桡侧面	T_{11}	第十一肋间（T_{10} 和 T_{12} 之间）
C_6	拇指	T_{12}	腹股沟韧带中点
C_7	中指	L_1	T_{12} 与 L_2 之间上 1/3 处
C_8	小指	L_2	大腿前中部
T_1	肘前窝的尺侧面	L_3	股骨内上髁
T_2	腋窝	L_4	内踝
T_3	第三肋间	L_5	足背第三跖趾关节
T_4	第四肋间（乳线）	S_1	足跟外侧
T_5	第五肋间（T_4 与 T_6 之间）	S_2	腘窝中点
T_6	第六肋间（剑突水平）	S_3	坐骨结节
T_7	第七肋间	$S_{4~5}$	会阴部

评定方法：　每个关键点要按 3 个等级分别评定打分。0 = 缺失；1 = 感觉改变（部分障碍或感觉改变，包括感觉过敏）；2 = 正常或完整；NT = 无法检查。正常者两侧针刺觉和轻触觉的总积分各为 112 分，分数越高表示感觉越接近正常。

注意事项：①每个关键点要检查 2 种感觉：轻触觉和针刺觉。②以患者正常脸颊的感觉作为参照。

2. 损伤严重程度评定 目前多采用美国脊髓损伤学会（ASIA）的神经病损分级法，该分级源于 Frankel 分级。可分为 A、B、C、D、E 五级，见表 5-6。

表 5-6　国际脊髓功能损害分级

分级		特征
A	完全性损伤	骶段无感觉或运动功能
B	不完全性损伤	神经平面以下包括骶段（S_{4-5}）有感觉功能，但无运动功能
C	不完全性损伤	神经平面以下有运动功能，大部分关键肌肌力 <3 级
D	不完全性损伤	神经平面以下有运动功能，大部分关键肌肌力 ≥3 级
E	正常	感觉和运动功能正常，但肌肉张力增高

3. 日常生活活动能力的评定 参见第四章相关内容。

4. 不同损伤水平患者的功能预后评定 脊髓损伤平面和功能预后有密切关系。理想的预后目标的实现还需要适当的临床和康复治疗，见表 5-7。

表 5-7　脊髓损伤平面和功能恢复的关系

损伤平面	最低有功能的肌肉	活动能力	生活能力
$C_1 \sim C_3$	颈肌	必须依靠各级起搏维持呼吸，可用声控方式操纵某些活动	完全依赖
C_4	膈肌、斜方肌	需使用电动高背轮椅，有时需要辅助呼吸	高度依赖
C_5	三角肌、肱二头肌	可能用手在平坦路面上驱动高靠背轮椅，需要上肢辅助具及特殊推轮	大部分依赖
C_6	胸大肌、桡侧伸腕肌	可用手驱动轮椅，独立穿上衣，可以基本独立完成转移	中度依赖
$C_7 \sim C_8$	肱三头肌、桡侧屈腕肌	轮椅使用，可以独立完成床、轮椅、厕所、浴室的转移	大部分自理
$T_1 \sim T_6$	上部肋间肌、背肌	轮椅独立，用连腰带的支具扶拐可以短距离步行	大部分自理
T_{12}	腹肌、胸肌、背肌	用长腿支具扶拐步行，长距离行走需要轮椅	基本自理
L_4	股四头肌	用短腿支具扶拐步行，长距离行走需要轮椅	基本自理

三、康复护理措施

（一）脊髓损伤早期康复护理

脊髓损伤的康复应从损伤后就立即介入。临床治疗与康复治疗是同时进行的，也是互相配合的。

1. 损伤现场 一旦怀疑有此损伤，要马上运送到就近医院及时救治，最好在伤后 6h 内（黄金阶段），最晚在伤后 24h 内对其进行手术治疗，转送时应使用平板或担架，不要强行改变患者体位。搬运前要先对患者进行固定，特别注意头、颈、腰，要保持脊柱的平直，并用毛巾填充平板与患者背部之间的空隙，防运送中的移动。搬运时至少要 3 人以上参与，防止二次损伤。

2. 良肢位的摆放　可预防关节的挛缩和压疮，抑制痉挛的发生。

（1）仰卧位　双上肢放于身体两侧，手抓握毛巾，防"猿手"发生，肘关节伸展；膝下各垫一软枕，双足抵住木板使踝背屈，足跟垫气圈防压疮，见图 5 - 8。

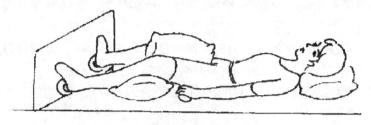

图 5 - 8　仰卧位

（2）侧卧位　躯干后放一枕头支持，双肩向前伸呈屈曲位，肘关节屈曲，前臂旋后，上方的前臂放在胸前的枕头上，腕关节自然伸展，手指微屈；下方的髋、膝关节伸展，踝关节自然背屈，上方的髋、膝关节微屈曲放于软枕上，踝关节自然背屈，见图 5 - 9。

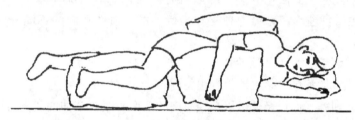

图 5 - 9　侧卧位

3. 体位变换　正确变换体位是预防压疮和关节挛缩的重要环节。

（1）遵循"轴向翻身"原则，需 2 ~ 3 人同时进行，头与躯干必须同时翻转，避免 2 次损伤。翻身时注意不要将患者在床上拖动以防止皮肤擦伤。每次体位变换时，应简单检查一次患者骨突处的皮肤情况。

（2）定时变换体位：急性期应每 2h 按顺序更换一次体位，恢复期可以每 3 ~ 4h 更换体位一次。

（3）尽早鼓励患者床上坐起，预防体位性低血压。

4. 定时减压　坐位时每 15min 减压 1 次，以防压疮。

5. 饮食护理　脊髓损伤早期患者因交感神经功能下降，肠蠕动减慢，食欲缺乏，必要时给予静脉营养。2 ~ 3 周肠蠕动恢复后，摄入足量营养，多摄入高纤维素食物，以通便。

6. 大、小便的护理　患者出现尿潴留，可采用留置导尿。留置导尿时注意夹放导尿管的时机，要记录出入水量，以判断放尿时机。膀胱在储尿 300 ~ 400ml 时有利于膀胱自主收缩的功能恢复。便秘患者可用润滑剂、缓泻剂、灌肠等方法。腹泻少见，合并感染，可应用抗生素治疗。

7. 关节的被动活动 瘫痪肢体的被动活动应在入院后首日进行，每个肢体活动的顺序由近端到远端，做各个关节，每天至少2次，每次每个关节应活动5min。由于患者没有感觉，应避免过度过猛的活动，以防关节软组织的过度牵张损伤。

8. 呼吸功能的训练、排痰训练 主要针对颈髓损伤及膈神经损伤而影响呼吸功能者，目的是改善膈肌功能，改善气体交换效率，改善通气，防止肺部并发症。常用的方法有腹式呼吸、缩唇呼吸等，若痰液黏稠，可体位引流同时辅助手法叩击排痰。

9. 坐位训练与坐位平衡训练 为避免体位性低血压的发生，可先将患者床头逐步抬高适应。开始角度应从15°~30°起，根据患者适应情况，逐渐增加体位的倾斜度，以无头晕等低血压症状为度，逐步过渡到60°，直至最后90°。坐起后训练患者的坐位Ⅰ、Ⅱ、Ⅲ级平衡。

10. 患者及家属心理护理 几乎所有患者都存在严重心理障碍，经历震惊→否定→抑郁→对抗→承认→独立→适应。护士要鼓励患者，帮助其建立信心。在抑郁期要预防患者自杀。

（二）脊髓损伤中、后期康复护理

中、后期指受伤后2~6个月内。此时病情已稳定，康复训练全面进行。在早期康复治疗的基础上，进一步强化有关训练如肌力训练、平衡训练等体能性训练，康复目标：患者能够生活自理、在轮椅上独立和步行。根据损伤平面的不同分别采用不同康复方法。

1. 肌力增强训练 为了使用轮椅及拐杖步行，应着重于背阔肌、肩带肌、上肢肌、腹肌肌力的训练。训练方法参加第四章相关内容。

2. 肌肉牵伸训练 通过牵伸可以减轻肌肉的痉挛。主要牵伸的肌肉有内收肌群、腘绳肌、跟腱。牵伸内收肌群是为了避免患者因内收肌痉挛而造成清洁会阴困难；牵伸腘绳肌是为了能让患者实现床上坐位；牵伸跟腱是为了防止跟腱挛缩，利于步行训练。

3. 翻身训练 应教会患者自主翻身的技巧。C_6完全性损伤的患者可以利用上肢甩动的惯性，将自己从仰卧位翻成俯卧位；或者利于腕关节残存肌力勾住布带进行翻身。胸腰段损伤的患者可以直接利用肘和手的支撑向一侧翻身。

4. 转移训练 转移是实现日常生活自理的基础，也可有效预防压疮。转移训练包括床上转移、坐－站转移、床－轮椅转移等，转移时可借助滑板等辅助具。参见第四章相关内容。

5. 站立位训练及和站立平衡训练 当患者能坐起，无直立性低血压等不良反应时可进行站立位训练，在训练时要注意保持脊柱的稳定性，可采用佩带腰围训练或站立床训练，从倾斜20°开始，逐渐增加角度，约8周后达90°。

6. 行走训练 先要进行步态分析，以确定下肢肌肉的功能状况。神经损伤平面在腰或以下才能具有实用步行能力。关节控制肌的肌力不能达到3级以上水平者，考虑佩戴支具练习。开始先在平行杠内站立及行走，平稳后移至杠外用双拐来代替平行杠进行训练，脊髓损伤患者架双拐可练习四点、三点、二点步。最后还可练习跨越障碍、上下台阶、摔倒和摔倒后站起等。

7. 轮椅训练 适用于L_3以上水平完全性损伤的患者以及不具有实用步行能力者。

可练习轮椅驾驶、上下坡道、上下台阶、摔倒后复原等技巧。

8. 作业疗法 当患者卧床时可进行折纸、编织等活动；当患者乘轮椅后可做木工、坐位套圈、投球游戏；当患者用站立床站立时可做些手工艺制作；后期宜进行娱乐活动，如轮椅乒乓球、篮球、轮椅马拉松、游泳等运动。通过以上活动可以锻炼躯干、肢体的肌力及手的灵活性，从而最大限度地恢复患者的各方面能力。

9. ADL能力的训练 可利用辅助用具来指导和协助患者进行衣、食、住、行和个人卫生的训练，帮助患者克服困难，实现生活自理。参见第四章相关内容。

10. 矫形器、假肢、辅助器具的使用 指导患者正确穿脱、使用矫形器、假肢、辅助器具，经常检查器具是否压擦皮肤，预防局部感染等。

> **知识链接**
>
> 脊髓损伤后的性功能障碍是康复过程中极为重要的问题，涉及到生理、心理、生育等。对性功能障碍的男性恢复勃起能力的技术有：①血管活性物质阴茎海绵体注射；②真空技术，采用产生负压的装置将阴茎置于其中，利用负压使阴茎涨大；③阴茎假体技术；④骶前神经刺激器植入体内刺激阴茎勃起。女性性功能障碍涉及问题：①生育，脊髓损伤对女性患者的生育无影响；②性反应，女性患者在生殖器感觉丧失后，性敏感区趋向于转移到其他部位，仍然足以刺激产生性高潮；③分娩，T_{10}以上水平损伤者，不能感受子宫收缩，应注意早产问题。损伤部位在$T_{10} \sim T_{11}$水平时，子宫收缩力弱，可能需进行剖宫产。

（三）并发症的康复护理

脊髓损伤患者常见并发症有压疮、泌尿系统感染、痉挛、骨质疏松、异位骨化、下肢深静脉血栓形成、体位性低血压、体温控制障碍、截瘫神经痛、自主神经反射亢进等。护理措施参见本章第一节。

四、健康教育

（1）教育患者养成良好心态，正确对待残疾。能利用轮椅、自助器具、辅助器具，尽量完成力所能及的工作，提高生活质量。

（2）养成良好卫生习惯，预防肺部和泌尿系统感染的发生。

（3）加强大、小便管理。教会患者学会处理自己的大小便。高位截瘫患者的家属协助患者处理大小便。

（4）对患者进行性教育，并指导患者使用药物和性工具。这是维系患者家庭完整的重要手段。

目标检测

1. 脊髓损伤患者早期的康复护理措施有哪些？
2. 脊髓损伤患者进行肌肉牵伸训练的目的是什么？
3. 脊髓损伤患者坐位训练的要点是什么？

（陈 睿）

第五节　脑性瘫痪的康复及护理

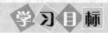

知识目标

熟悉脑性瘫痪的康复护理方法，脑性瘫痪的临床分类。

能力目标

1. 能够配合康复医生进行脑性瘫痪的康复护理评定。

2. 能够配合康复医生进行脑性瘫痪的康复功能训练、健康教育。

【引导案例】

患儿，男，3岁，家人发现他说话不流利，不能独立行走，来医院就诊，了解其母分娩时难产，患儿出生时无呼吸，体重2000g。查体：患儿右肘屈曲不能伸直，左上肢功能可，走路时双下肢内收，足尖着地，诊断为母亲分娩难产缺氧导致小儿脑瘫。请问应如何对其进行康复护理。

小儿脑瘫的发生率在发达国家平均在2‰左右，我国为1.5‰～5‰。脑瘫患儿往往以运动障碍为主，而且也影响到患儿的能力、个性、认知以及与家庭、社会的关系，因此，积极探索小儿脑瘫的有效康复治疗与护理方法，是一项重要的临床工作。近年来，对于小儿脑瘫的康复治疗，通过国内外医学工作者的努力，已取得了一定突破。

一、概述

（一）概念

小儿脑性瘫痪（cerebral palsy，CP）简称小儿脑瘫，又称儿童脑性瘫痪综合征，是指出生前至出生1个月内脑发育尚未成熟阶段，由于各种致病因素所致的非进行性脑损伤综合征。以姿势异常及中枢神经性运动障碍为主要表现，并常伴有智力、语言、视觉、听觉、行为和感知等多种障碍。

（二）病因

小儿脑瘫的直接病因是脑损伤和脑发育缺陷，其发生时间可分为三个阶段：出生前因素、出生时因素和出生后因素。

1. 出生前因素　孕期感染、遗传因素、孕期大量酗酒、吸烟、宫内不良因素、用药等。

2. 出生时因素　难产、早产、产伤、新生儿窒息、缺氧、核黄疸、过期产、巨大儿等。

3. 出生后因素　高热惊厥、头部外伤、脑膜炎、颅内出血等。

（三）分类

在 2006 年第二届全国儿童康复、第九届全国小儿脑瘫康复学术会议上，重新修改和制订了新的分类标准如下。

1. 按临床神经病学表现分类

（1）痉挛型　是最常见的一种类型，主要病变在锥体束。表现为：①肌张力增高，被累及肌肉张力不同程度增高，被动运动时有"折刀样"张力增高现象。②上肢表现为肩关节内收和内旋，肘关节屈曲，前臂旋前，腕关节及手指屈曲。③下肢表现为髋关节伸展和内收，膝及踝关节伸展，足及足趾跖屈并略内翻，扶立及行走时足尖着地，大腿内收肌紧张，下肢呈剪刀姿势。

（2）不随意运动型　主要病变在锥体外系，包括手足徐动、舞蹈样动作、肌张力失调和震颤等，在新生儿期表现为：①难以用意志控制的全身性不自主运动，颜面肌肉、发音和构音器官也受累，常伴有流涎、咀嚼吞咽困难，语言障碍；②当进行有意识、有目的的活动时，表现为不自主、不协调和无效运动增多，安静时不随意运动消失；③不随意运动以上肢为重，也可见皱眉、眨眼、张口、颈部肌肉收缩、脸歪向一侧；④由于上肢摇动不定，可使躯干和下肢失去平衡，容易摔到。

（3）强直型　以锥体外系受损为主，较少见。表现为：①肢体僵硬、活动减少；②被动运动时，肌张力呈现铅管状或齿轮状增高；③常伴有智力低下、情绪异常、语言障碍、癫痫等。

（4）共济失调型　此型少见，主要病变在小脑。①患者平衡能力差，缺乏稳定性和协调性，醉酒步态；②眼球震颤、头及手轻微震颤；③指鼻、指指、跟膝胫试验都难以完成。

（5）肌张力低下型　表现为：肌张力低下，四肢呈软瘫状，自主运动少。

（6）混合型　某两种类型以上症状同时出现，此型常提示脑部病变广泛，以痉挛型和共济失调型出现为多见。

2. 按瘫痪的部位分类

（1）单肢瘫　仅有一侧上肢或下肢出现运动障碍，此类病例较罕见。

（2）双肢瘫　运动障碍不对称地累及双侧肢体，通常下肢比上肢严重。

（3）三肢瘫　三个肢体受累。

（4）偏瘫　一侧上、下肢运动障碍，表现为上肢内旋屈曲，手握拳，下肢内旋，脚尖站立，而另一侧肢体正常。

（5）四肢瘫　运动障碍不对称地累及四肢，且头部控制能力差。

3. 按运动障碍程度分类

（1）轻度　症状轻微，日后不需依赖他人照顾，可独立完成日常生活活动。

（2）中度　症状较重，治疗后仍需借助于支架和自助具才能进行日常活动。

（3）重度　有严重的运动功能障碍，常伴有语言、智力障碍，治疗十分困难，日后很难独立生活，需终生被照顾。

（四）脑瘫患儿的早期表现

主要指出生后至 6 个月或至 9 个月期间患儿的临床主要表现。

（1）患儿易被激惹，持续哭闹或者过于安静无声，哺乳吞咽困难，易呕吐，体重增长较慢。

（2）肌张力低下，自发活动较少。

（3）身体发僵，姿势异常，动作不协调。

（4）不认人或不会哭，反应较迟钝。

（5）运动发育落后，如翻身、爬、坐、抓握等。

（6）常有惊厥发作。

二、主要功能障碍的评定

通过对患儿的身体情况、家庭环境和社会环境，进行全面的检查、询问和了解。诊断脑瘫包括 6 个要素：运动发育落后或异常，肌张力异常，肌力异常，姿势异常，反射异常以及辅助检查的异常。其中前 5 项是脑瘫诊断的必备要素。可以通过询问病史、体格检查、辅助检查等方法对脑瘫患儿全面评定。

（一）运动功能评定

1. 运动发育的评定　小儿粗大运动功能发育的规律总结为："二抬、四翻、六会坐、七滚、八爬、周会走"，而脑瘫患儿运动发育常落后于这个规律。

2. 反射评定　紧张性颈反射、拥抱、握持等原始神经反射持续存在，消失较晚。

3. 肌张力评定　肌张力低者身体发软、自发运动减少、蛙位、倒 U 字形姿势；肌张力亢进者身体发硬，角弓反张，这些表现在 1 个月时即可见到。如果持续 4 个月以上，可诊断为脑瘫。年龄小的患儿常做以下检查。

（1）硬度　通过触诊了解肌张力，肌张力增高时肌肉硬度增加，被动运动有紧张感。低肌张力时触诊肌肉松软，被动运动无抵抗感。

（2）摆动度　固定肢体近端，使远端关节及肢体摆动，肌张力增高时肢体摆动幅度小，肌张力低下时无抵抗，肢体摆动幅度大。

（3）关节伸展度　被动伸屈关节时观察伸展、屈曲角度。肌张力增高时关节伸屈受限，肌张力低下时关节伸屈过度。

4. 关节活动度评定　可以大于或小于正常。

（二）感觉功能评定

1. 协调功能评定　如共济运动、不自主运动等。

2. 特殊感觉评定　①视觉障碍：主要表现为眼球斜视、眼震、凝视障碍及近视等。②听觉障碍：难辨程度从高音到低音的变化，常伴有听力缺损或耳聋。

（三）言语功能评定

主要由发声、构音器官运动障碍、听觉障碍、智能和生长环境等原因导致。

（四）行为智能评定

常表现为多动、情绪不稳，自闭，智商测定困难。反应迟钝及叫名无反应，2 个月不能微笑、4 个月不能大声笑，此时要考虑智力问题。

（五）综合发育能力评定

人体的中枢神经系统在胎儿时期由神经管发育而成，出生时脑和脊髓外观虽已基本成形，但脑的发育还很不完善，新生儿主要表现为粗大的运动，无精细、协调的随意运动。随着婴幼儿年龄的增长，大脑发育的成熟，神经系统功能不断完善，可以通过儿童不同年龄阶段各种能力发育情况进行综合评定，了解患儿的综合功能状态，见表5-8。

表5-8 儿童不同年龄阶段各种能力发育综合评定

身体发育	交流与语言	社交行为	自我照料	注意力兴趣	游戏	智力与学习
1个月	尿湿或饥饿时会哭闹		会吸奶			饥饿时或不适时会哭闹
2个月		会对微笑报以微笑		会对微笑报以微笑	会抓握置于手中的物体	
3个月	感到舒适时会发出愉快的声音		会把手中的物体均送到口中			认识自己的妈妈
4个月				会对玩具和声响产生短暂兴趣	玩弄自己的身体	
5~6个月	会发出简单的声音				会以简单物体做游戏	能识别几个人
7~8个月		开始理解"不"的含义并作出相应的反应	会咀嚼固体食物	对照料者产生强烈的依附感		
9~10个月	能对不同的事物使用不同的声音		开始自己进食		开始喜欢做社交性游戏（捉迷藏）	会寻找掉出视线的玩具
11~12个月			独自用杯子喝水	对玩具和活动能保持较长的兴趣		
12个月~2岁	开始使用简单的词	开始按要求做简单的事情			能模仿他人	会照着做简单的动作
2~3岁	开始将3个或以上的词同时使用	喜欢在做完简单的事情后得到表扬	会脱简单的衣服		开始与其他孩子一道游戏	能按要求进行指点
3~4岁	能使用简单的句子	能与成人交往	能自己解手	能将不同物体分类摆设	独立地与孩子和玩具做游戏	能遵从简单的指令
4~5岁			洗澡和穿衣能帮助做简单的事情	会拼装玩具		能遵从多个指令

三、康复护理措施

（一）运动疗法

1. 正确体位 由于脑瘫患儿的姿势异常和不对称，训练过程中必须注意保持正确的姿势和体位，这样可以阻止原始反射，防止异常姿势和痉挛的发生。

（1）正确的卧姿

①侧卧位　此体位常采用，可以有效抑制全身伸肌痉挛和各种紧张性反射的作用，有利于患儿双手在胸前进行各种活动。

②俯卧位　为帮助患儿抬头和增强上肢支撑力，预防髋屈曲挛缩时也可采用，在胸前垫一个楔形垫，患儿俯卧在上面，头和双手放在楔形垫的前方，不能抬头的患儿，操作者要协助患儿抬头，楔形垫的前面可以放一些玩具，便于患儿玩耍，整个治疗过程中必须有人看护，以免发生窒息。

③仰卧位　很少采用，因为可引起全身伸肌痉挛。对于肌肉紧张亢进的患儿，可采用悬吊式软床上的仰卧位，其作用在于使躯干屈曲，双肩胛带与两侧骨盆带呈水平位，肩与上肢要在身体前方，手放于正中线，以利于头部保持中位。

（2）正确的坐姿

①坐地板和床上　背部挺直，髋关节屈曲90°，膝关节伸直，两大腿旋外分开。如果患儿不能独自保持正确的坐姿，操作者可坐在患儿身后协助完成。

②坐椅子上　坐在合适的椅子上，头应保持正直呈中立位，胸背挺直，髋、膝、踝关节屈曲90°，两脚平放在地板上。如果患儿不能坐稳，可以在椅子上安装支撑板，支撑躯干和手臂，并用安全带固定，使髋部、膝部、踝关节屈曲。

（3）正确的抱姿　使患儿头颈脊柱竖直，尽可能使双上肢和手保持正中位，双下肢屈曲分开。有三种抱法：①面对面抱法，常用于痉挛型脑瘫患儿，见图5-10；②面对背直抱法，见图5-11；③简易抱法，常用于手足徐动型脑瘫患儿。

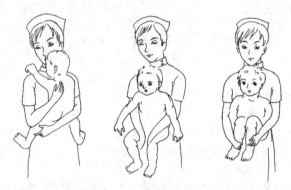

图5-10　面对面抱法　　图5-11　面对背直抱法

2. 体位控制训练　近年来，针对痉挛的运动疗法比较多，较著名的有Bobath法，其治疗重点可概括为：阻止原始反射；促进正常的姿势反射发育；发展正常的自动反应和运动能力。在具体训练方法上强调按正常婴幼儿运动发育的各个阶段来进行训练，如抬头→翻身→坐→爬→跪→站→走。

（1）头颈部控制训练　头颈部的运动发育是人体所有运动发育的基础，头部控制不良，必然导致运动发育的迟缓。由于受紧张性迷路反射的影响，痉挛型脑瘫患儿可能会出现角弓反张，表现为头向后仰，双肩旋前上抬姿势。可采用下列训练方式矫正：使患儿于仰卧位，操作者可用双前臂轻压患儿双肩，双手托住患儿头部两侧，使患儿颈部伸展至水平位，再用双手轻轻向上抬起患儿头部。然后用双手抓住患儿肘部，将上肢抬高并往外旋，把患儿拉坐起来，即可将其头抬高而保持正中位。

弛缓型患儿肌张力低下，患儿头无法控制在正中位，可对其进行俯卧位视觉调整反应易化训练，将患儿放在床上呈俯卧位，利用玩具、奶瓶、响声等吸引患儿抬头，对障碍严重的患儿，操作者可帮助患儿抬头，并维持头与躯干成直线的位置，如此反复训练。

（2）躯干旋转训练　躯干旋转训练可提高对腹外斜肌的控制能力，作为翻身、坐位练习的前期准备训练。训练方式为以下几种。

①上肢带动旋转训练　患儿处于仰卧位，使双下肢呈屈曲位，操作者用自己膝关节予以固定，双手交叉握住患儿的双上肢上举过头，将两上肢左右交叉，带动患儿身体从仰卧位旋转向左（或右）侧，同时令患儿头向左（或右）侧转动，并协助其完成躯干的屈曲和旋转，同时头部、躯干、骨盆、下肢随之旋转。

②下肢带动旋转训练　患儿仰卧位，操作者用双手分别握住患儿双足踝部左右交叉，带动患儿身体旋转向左（或右）侧，同时骨盆、躯干、头部也随之旋转。开始训练时，操作者借助响声、玩具逗引患儿伸手抓玩具时，引导患儿在侧卧、仰卧之间旋转练习，最后尽可能让患儿自己完成。

（3）爬行动作训练

①骨盆控制训练　是决定今后爬行、坐位、立位与行走能力的基础。患儿仰卧位，双下肢屈曲，上抬骨盆，反复训练。

②支撑训练　让患儿俯卧在楔板上，见图5－12，支撑训练逐渐从肘部支撑训练→前臂支撑训练→双手支撑训练，都是为爬行移动作准备。当患儿能够很好地保持手膝跪立位和完成上下肢交替动作时的重心转移，说明此时患儿已具备了爬行能力。

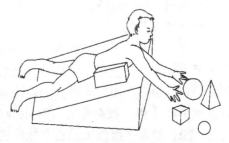

图5－12　俯卧在楔板上

③爬行动作训练　训练初期，应进行单肢体训练，按右手→左膝→左手→右膝这四个动作的不断交替循环训练，渐渐过渡到正常的爬行动作与爬行速度，见图5－13。

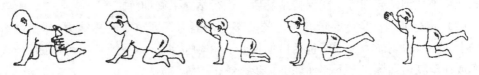

图5－13　爬行动作

（4）关节控制训练　保持下肢各关节正常的活动范围和姿势变化，对于行走十分重要。

①髋关节内收、外展训练　髋关节内收、外展的异常运动姿势较多，如由于肌张力较高造成肌肉挛缩，双下肢会出现内收、内旋的"剪刀"样姿势；由于肌张力低，出现的外展、外旋的"青蛙"样姿势。对于出现"剪刀"样姿势的痉挛型脑瘫患儿，要

尽可能早地对髋关节的外展、外旋肌进行牵拉训练，以维持其正常的活动度或扩大受限的关节活动范围。对于"青蛙"样姿势的患儿，主要训练患儿髋关节内收、内旋动作。

②髋关节后伸训练　让患儿在俯卧位将下肢伸直向上抬，训练时注意不要让患儿的臀部向上翘起。患儿自己不能完成后伸动作，操作者可以用一只手在患儿的臀部进行固定，另一只手在患儿上抬下肢的膝关节下给予向上抬起的帮助，反复练习。

③膝关节屈曲训练　患儿俯卧位，让其上抬小腿到最大范围，并且让患儿将小腿抬高到与床面成90°时保持这一姿势，小腿上抬训练是一个抗重力屈伸活动的过程，注意活动的速度尽可能地慢和均匀。

（5）坐位身体控制训练

①弛缓型　针对患儿坐时不能抬头挺胸，操作者用一只手扶着患儿胸部，另一只手扶其腰部，帮助患儿坐位。为了保持背部伸直，操作者可以握住患儿的髋部往下压，以刺激患儿抬头和伸直脊柱，亦可以将患儿置于自己的大腿上进行上述操作，这一体位有利于患儿将双腿分开，双手放在中线位活动。

②痉挛型　见图5-14。为了缓解痉挛，使患儿背部充分伸展，操作者坐在患儿背后，将自己的双手从患儿腋下穿过，用双臂顶住患儿双肩，阻止肩胛骨内收，同时用双手将患儿大腿外旋分开，再用双手分别按压患儿的双膝，使下肢伸直，使其学习独立向前弯腰，保持坐位。

（6）平衡训练

①坐位平衡训练　包括起坐训练和坐位平衡训练，教会患儿如何从卧位坐起至单独坐；教会患儿用手支撑坐，即身体前倾，用手臂支撑；教会患儿在凳上独坐，先进行坐位静态平衡训练，患儿能保持静态平衡后，训练其动态平衡，做身体向各个方向的旋转、前倾等平衡训练。

②站立平衡训练　站立是行走的基础，包括站起训练和站立平衡训练。教会

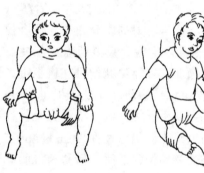

图5-14　痉挛型患儿坐位训练

患儿从跪位到站立训练，手膝四点跪训练→双膝跪立训练→蹲起训练→站立训练；教会患儿从坐位到站起训练，能保持站稳后，进行站立平衡训练。

（7）步行训练　步行要求有一定的动态平衡能力，即重心转移能力，同时要有很好的上、下肢协调能力。训练包括借助性步行和独立步行。平地行走可用助行器、学步车或在双杠内训练；上下楼梯训练；步态矫正训练。

（二）日常生活活动能力训练

日常生活自理能力的训练是脑瘫患儿康复的重要内容。在治疗过程中，应采取一切可能的方法来发展该方面的技巧与能力，通过指导下的反复练习、模仿和逐步学习自己进食、穿脱衣、个人卫生等，实现日常生活中最大程度的功能独立。

1. 进食训练

（1）进食时，最重要的应该让患儿保持良好的姿势，以减轻痉挛，加强咀嚼能力。

（2）注意对患儿的餐具进行选择，最好选择硬塑料碗、盘等餐具，餐具最好有把手和防滑等。

（3）尽早完成从坐在操作者腿上到坐在凳子上进食的体位转变。

（4）尽可能地保持身体竖直位及对称姿势，头和肩向前，髋关节稍屈曲，抑制患儿的伸展模式。

（5）注意控制患儿的下颌，加强患儿的咀嚼能力，如果患儿不能闭嘴，操作者可以上抬其下颌，帮助吞咽。

（6）在用勺喂饭时，应从患儿口唇的中央喂入口内，避免引起患儿头部过度伸展和向一侧回旋。

（7）饮水时采用带缺口的杯子，使杯子不要碰到鼻子，保持头部不要向后仰。

（8）当患儿获得咀嚼能力后，开始进行患儿自行进食训练，让患儿自己用手将食物拿到口中，同时训练上肢的主动伸展，手眼协调，手口协调，手指灵活，抓握与放开等动作。

2. 穿脱衣服训练　训练应该先从简单的衣物开始，并让患儿了解穿脱衣服的顺序，先给予辅助，逐渐变为独立穿脱衣服。患儿穿的衣服也应剪裁得肥大、宽松一些，质地尽量选择手感舒适、柔软、无刺激的布料。根据患儿的障碍程度予以相应的训练。

3. 梳洗训练　首先让患儿知道身体各部位的名称、位置及方位；熟悉常用的梳洗用具并知道如何使用；再训练患儿上肢的运动和控制能力，尤其是手的精细动作和控制能力。手的训练方法主要有手腕的转动、手眼及双手协调、手的握力和前臂的旋前、旋后等。

4. 排泄动作训练　可从两岁开始训练，一般先训练小便，再训练大便；先训练使用便盆，后训练使用坐厕。包括穿脱裤子、清洁、站立、坐位平衡和手功能的训练，直至能独立完成大小便，同时也要养成定时排便的习惯。

（三）言语治疗

早期训练有利于刺激患儿语言能力的发展，促进患儿言语交流能力的产生和应用。训练时要根据语言能力评定结果，参照正常发育情况循序渐进，可一对一地训练，亦可集体训练。

（四）娱乐活动

通过绘图、球类、搭积木、撕纸、玩橡皮泥、串珠子、玩牌、剪纸以及一些集体性的游戏活动等，使患儿身体各方面能力均得到提高。

（五）心理治疗

脑瘫患儿心理障碍者较多，患儿多有情绪障碍，行为异常，认知障碍。在综合治疗中尊重患儿、理解、安慰、鼓励患儿，在矫治肢体功能障碍的同时，激发患儿的积极参与性，提高治疗训练

> **知识链接**
>
> 引导式教育起源于20世纪20年代，是由匈牙利学者 Peto 教授创建的一种综合治疗方法。目前广泛应用于小儿脑性瘫痪的临床及家庭康复治疗，是国际公认最有效的方法之一。该法的理论基础是指通过他人的引导、诱发和教育，采用综合的康复手段，以娱乐性和节律性意向来激发患儿的兴趣和参与意识，调动患儿的自主运动等各方面的潜力，以此来促进功能障碍者的改善。

效果，积极与患儿交流，逐渐克服患儿的偏执、依赖心理，培养其自理能力，使其适应社会。

（六）引导式教育

引导式教育的基本方法是：首先对患儿进行功能评定，根据脑瘫患儿的疾病类型、病情轻重、年龄进行分组，如把条件相似（年龄、残疾种类、智力水平）的患儿放在一起，进行小组训练。每一次训练任务被分解成若干个按顺序排列的单一动作。患儿先学习掌握每一个单一动作，然后将这些单一动作串起来，就完成了训练任务。

（七）支具和辅助器具

对于脑瘫后肌痉挛或肌无力引起的功能丧失或肢体畸形，可以采用支具。如对于脑瘫伴有严重残疾的患儿，影响到下肢的行走，可用拐杖辅助行走，不能行走可用轮椅代步；各种生活能力的辅助器具可以改善患儿的日常生活能力，如抓物器、系扣器等。

四、健康教育

脑瘫的康复治疗所付出的代价很高，所需时间甚长，给家庭、社会带来极大负担。因此，加强对脑瘫有关知识的宣教，做好预防工作，防止脑瘫的发生，是提高人口素质，减轻家庭、社会负担的根本措施。

（一）做好预防

（1）坚持优生优育，保证胎儿健康发育。

（2）积极开展早期产前检查，如有高血压应及时治疗，避免难产。

（3）保证孕妇良好的营养，预防早产。

（4）婴儿出生后定期去医院检查，以尽早发现发育迟缓的症状，并给予及时指导及治疗；定期进行预防接种，防止脑膜炎及其他传染病发生。

（二）密切配合

对于脑瘫患儿，家庭治疗非常重要。父母要对患儿进行及早教育，除了正确的指导和训练外，还要帮助患儿树立自信心，使患儿学会生活的基本技能，能更多地照顾自己，步入社会。

（三）安全教育

对患儿及家属应加强安全和预防有关疾病常识的健康教育，如防止坠床、跌伤、吞入异物等意外伤害发生。

目标检测

1. 请描述小儿脑瘫患者按临床神经病学表现的分类。

2. 如何对小儿脑瘫患儿家长进行健康教育？

3. 简答脑瘫患儿的早期表现有哪些？

4. 简答痉挛型脑瘫患儿的表现有哪些？

5. 简答不随意运动型脑瘫患儿的表现有哪些？

6. 脑瘫患儿肌张力常通过哪三方面评定_____、_____、_____。

7. 日常生活活动能力训练包括_____、_____、_____、_____。

8. 对于脑瘫患儿的正确抱姿有_____、_____、_____。

9. 患儿，男，2岁，因难产造成其小儿脑瘫，该患儿主要表现为坐立不稳、行走困难，请为该患儿制订康复护理目标与计划。

（黄学英）

第六节　周围神经病损的康复及护理

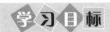

知识目标
1. 掌握周围神经病损分类、临床表现。
2. 熟悉几种常见的周围神经病损的康复与护理。

能力目标
1. 能够配合康复医生进行周围神经病损的康复护理评定。
2. 能够配合康复医生进行周围神经病损的康复功能训练。

【引导案例】

患者母亲，女，24岁，于2010年10月14日在产钳助产下分娩一男婴，体重3350g。2010年10月15日病程记录显示新生儿右上肢肌力差，拥抱反射未引出，请骨科会诊，诊断为"右臂丛神经损伤"。请问为此患儿可以采取哪些康复护理措施。

周围神经病损临床上发病率较高，损伤后功能障碍较严重。近年来，随着医学不断进步，使周围神经病损的治疗效果大大提高，但功能障碍的恢复离不开康复治疗。因此，积极恰当的康复处理不仅能预防或减轻并发症，而且能促进神经的修复与再生，最快地恢复实用功能，减少残疾发生。

一、概述

（一）概念

周围神经病损是指周围神经干或其分支受到外界直接或间接力量作用而发生的损伤。周围神经是传递中枢神经和躯体各组织间信号的装置，依其功能及在中枢的起始部位，分为脑神经和脊神经；依据分布的对象不同，分为躯体神经和内脏神经，周围躯体神经是运动神经、感觉神经和自主神经组成的混合神经。

（二）病因

周围神经损伤的原因有多种，其中开放性损伤、牵拉伤和骨折脱位造成的损伤是临床上最常见的神经致伤原因。习惯上将属于炎症性质的称为神经炎，将受外力作用而发生损伤的称为周围神经损伤，将由于营养、代谢障碍、中毒等所致的称为周围神经病。

1. 机械性损伤　大多由金属、刀、玻璃及机器造成的损伤，如刀割伤、挤压伤、挫伤、撕裂伤和骨折脱位所致的损伤等。

2. 火器伤　由枪弹及爆炸物造成的损伤。

3. 医源性损伤　如注射伤、产伤、手术等技术操作有误造成。

4. 其他　如感染、中毒、缺血、营养代谢障碍、结缔组织病、肿瘤及放射损伤等所致的周围神经病。

（三）分类

根据神经损伤的程度，Seddon 于 1943 年提出三种类型。

1. 神经失用　为神经损伤中最轻度的一种损伤，多为牵拉、短时间压迫、临近组织的震荡波及所致。神经传导功能障碍为暂时性的生理性阻断，神经纤维不出现明显的解剖和形态上的改变，远端神经纤维不出现退行性改变。

2. 轴突断裂　为中度损伤，多为挤压、牵拉、骨折、药物刺激、较长时间压迫、缺血等所致。轴突在髓鞘内断裂，神经鞘膜完整，远端神经纤维发生退行性改变，经过一段时间后神经可自行恢复。

3. 神经断裂　为重度损伤，多为严重拉伤或切割伤、化学性破坏、严重缺血等所致。神经束或神经干完全断裂，或为瘢痕组织分隔，需通过手术缝接神经。缝合神经后可恢复或部分恢复功能。

（四）临床表现

周围神经病损后，临床上主要表现为不同程度的运动、感觉障碍，同时可有肢体营养障碍和自主神经系统紊乱等表现。

1. 运动障碍　该神经支配的某些肌肉迟缓性瘫痪、肌张力降低、肌肉萎缩。如臂丛神经损伤者，由于上肢运动障碍可不同程度地影响进食、个人卫生、家务活动以及写字等手精细动作。

2. 感觉障碍　包括主观感觉障碍和客观感觉障碍。

（1）主观感觉障碍　即在没有任何外界刺激的情况下出现的感觉障碍，包括以下几种。

①感觉异常　如局部麻木、冷热感、潮湿感、震动感，以麻木感多见。

②自发疼痛　是周围神经病损后最突出的症状之一，随损伤的程度、部位、性质的不同千差万别，常见的有刺痛、跳痛、刀割痛、牵拉痛、灼痛、胀痛、触痛、撕裂痛、酸痛、钝痛等，同时伴有一些情感症状。

③幻肢痛　周围神经损失伴有肢体缺损或截肢者有时出现幻肢痛。

（2）客观感觉障碍　包括：①感觉丧失；②感觉减退；③感觉过敏，以痛觉过敏最多见，其次是温度觉过敏；④感觉过度、感觉倒错。

3. 反射障碍　周围神经病损后，其所支配区域的深浅反射及腱反射减弱或消失。

4. 自主神经功能障碍　自主神经为刺激性病损时，出现皮肤发红、皮温升高、潮湿、角化过度及脱皮等；有破坏性病损时，则表现为皮肤发绀、冰凉、干燥、无汗或少汗，皮下组织轻度肿胀，指甲（趾甲）粗糙变脆，毛发脱落，甚至发生营养性溃疡。

二、主要功能障碍的评定

周围神经病损后，应仔细全面地采集病史，进行全身体格检查与功能评定。

（一）运动功能的评定

1. 观察　观察肢体有无畸形、肌肉萎缩、有无肿胀、程度及范围如何、对患侧肢体进行周径测量，并与健侧对比。

2. 肌力和关节活动范围测定　可用徒手肌力检查法（按 0~5 级的肌力检查记录）和器械检查（包括关节活动范围测量器、捏力计、握力计、拉力计等）测定肌力。

3. 运动功能恢复情况评定　英国医学研究院神经外伤学会将神经损伤后的运动功能恢复情况分为六级，见表 5-9，这种分法对高位神经损伤很有用。

表 5-9　周围神经损伤后的运动功能恢复等级

恢复等级	评定标准
0 级（M_0）	肌肉无收缩
1 级（M_1）	近端肌肉可见收缩
2 级（M_2）	近、远端肌肉均可见收缩
3 级（M_3）	所有重要肌肉能抗阻力收缩
4 级（M_4）	能进行所有运动，包括独立的或协同的运动
5 级（M_5）	完全正常

（二）感觉功能的评定

周围神经病损后感觉消失区往往较实际损伤小，且感觉消失区边缘存在感觉减退区。

1. 感觉检查　检查内容包括浅感觉（触觉、温觉和痛觉）和深感觉（位置觉、两点分辨觉及形体觉）。

2. 感觉功能恢复评定　对感觉功能的恢复情况，英国医学研究院神经外伤学会也将其分为六级，见表 5-10。

表 5-10　周围神经损伤后的感觉功能恢复等级

恢复等级	评定标准
0 级（S_0）	感觉无恢复
1 级（S_1）	支配区皮肤深感觉恢复
2 级（S_2）	支配区浅感觉和触觉部分恢复
3 级（S_3）	皮肤痛觉和触觉恢复，且感觉过敏消失
4 级（S_3^+）	感觉达到 S_3 水平外，两点分辨觉部分恢复
5 级（S_4）	完全恢复

（三）其他评定

包括腱反射检查、自主神经检查、电生理学检查、日常生活活动能力评定等。

三、康复护理措施

（一）早期康复治疗与护理

1. 病因治疗 尽早去除病因，防止神经损伤进一步加重。

2. 运动疗法 应注意神经损伤的急性期，动作要轻柔，运动量不能过大。具体有以下措施。

（1）保持功能位 周围神经病损后，为了预防关节挛缩，应将损伤部位及神经所支配的关节最大程度地保持在功能位。

（2）被动运动 为了保持和改善关节活动度、防止肌肉挛缩变形以及保持肌肉的生理长度和肌张力，治疗师可直接或借助器械对受累处进行被动运动，或患者用健侧帮助患侧自主运动。

（3）主动运动 如神经病损程度较轻，肌力在 2～3 级以上，在早期也可进行主动运动。注意运动量不能过大，尤其是在神经创伤、神经和肌腱缝合术后。

3. 理疗 包括温热疗法（如热敷、短波、蜡疗、红外线照射）、激光疗法、水疗法等，改善局部血液循环、缓解疼痛、松解粘连、促进水肿吸收，促进神经再生的作用。

4. 矫形器的应用 周围神经损伤后，由于神经修复时间很长，容易发生关节挛缩。因此，在损伤早期使用夹板，可以防止挛缩等畸形发生；在恢复期使用矫形器，可以矫正畸形。

（二）恢复期康复治疗与护理

急性期炎症水肿消退后，即进入恢复期。

1. 改善组织营养状况，有利于受损神经的再生 早期应用具有营养神经作用的药物，如维生素 B_1、维生素 B_{12}、烟酸、辅酶 A、ATP 等，以促进神经再生。对保守治疗与神经修补术后患者早期应用理疗，有利于受损神经的再生。

2. 减慢肌肉萎缩，促进神经再支配 可采用电针、电刺激疗法以及按摩、被动运动等方法，以减轻失神经肌肉萎缩，保持肌肉质量，促进神经再支配。

3. 增强肌力 当神经再生进入肌肉内，肌电图检查出现较多的动作电位时，就应开始增强肌力的训练，以促进运动功能的恢复。根据病损神经和肌肉瘫痪程度可以采取运动疗法、电疗法以及有关的作业治疗，比如 ADL 训练、编织、打字和娱乐活动等。

4. 促进感觉功能的恢复 可采用直流电离子导入疗法、低频电疗法、电按摩及针灸等治疗异常感觉。对实体感缺失者，当指尖感觉有所恢复时，可在布袋中放入日常可见的物体，用患手进行探拿，以训练实体感觉。

5. 解除心理障碍 周围神经病损患者，往往伴有急躁、焦虑、忧郁、躁狂等心理问题，可采用心理咨询、集体治疗等方式来消除患者的心理障碍，积极地进行康复治疗。

（三）常见周围神经病损的康复与护理

1. 臂丛神经损伤 本病较为常见，其损伤的原因很多，如上肢过度牵拉或过度伸展、锁骨骨折、第一肋骨骨折、肩关节脱位、锁骨上窝的外伤、产伤及颈部手术等，皆可引起臂丛神经的损伤。根据受伤部位的高低，可分为以下三类。

（1）上臂型（臂丛上部瘫痪） 为 $C_5 \sim C_6$ 神经受伤。主要表现为上肢近端瘫痪，上臂及前臂外侧面有感觉障碍，肱二头肌反射及桡骨骨膜反射减弱或消失。此类患者一般预后良好。

（2）前臂型（臂丛下部瘫痪） 较少见，为 $C_8 \sim T_1$ 神经受损。引起尺神经、臂及前臂内侧皮神经功能障碍以及正中神经部分功能障碍。其主要特点是上肢远端瘫痪，臂及前臂内侧皮神经感觉障碍。

（3）全臂型（混合型） 比较少见但严重，臂丛神经束从 $C_5 \sim T_1$，都有不同程度的损伤，不局限于任何一个神经束。引起整个上肢下运动单位性瘫痪及感觉障碍、腱反射消失、肌肉萎缩、自主神经功能障碍。

康复与护理方法：采用支架、支具保护患肢，使患肢关节保持在功能位，同时可按摩患肢各肌群，被动活动患肢各关节，并可选用温热疗法、电疗法。

2. 桡神经损伤 常见原因为肱骨上部骨折、腋杖压迫、手术、刀枪伤等直接损伤该神经。出现垂腕、垂指畸形，前臂伸肌群萎缩，2～5指掌关节不能伸，拇指内收，手臂桡侧及1、2、3指感觉减退或消失。

康复与护理方法：在进行必要的手术、药物治疗的同时，可以进行适当的理疗，应使用支具使腕背伸30°、指关节伸展、拇外展，以避免肌腱挛缩，并进行受累关节的被动运动，以避免关节强直。

3. 腓神经损伤 腓神经损伤在下肢神经损伤中最多见。膝关节外侧脱位、膝外侧副韧带撕裂伤、腓骨头骨折、小腿石膏固定太紧、手术时绑膝带过紧、臀部肌内注射等可引起腓神经损伤。临床表现患足不能背伸、外展，足下垂并转向内侧，足趾下垂，出现"马蹄内翻足"，行走时呈"跨越步态"；小腿前外侧及足背感觉障碍。

康复与护理方法：可用超短波、中低频电疗；可用足托或穿矫形鞋使踝保持90°位。如为神经断裂，应尽早手术缝合。

四、健康教育

1. 随访 有条件的患者可以每天或隔天来医院治疗，以后可以1周、2周来1次，接受医生或治疗师的指导。

2. 再教育 对出院患者再教育非常重要。患者必须意识到和学会在日常生活中、工作中保护无感觉区。农村患者要特别注意不要被荆棘和碎片刺伤。

3. 家庭康复 鼓励患者积极地参与家务活动，如打扫卫生、煮饭和种花等，

> **知识链接**
>
> 周围神经病损患者常有感觉丧失，日常家务劳动如做饭、烧水时无感觉区，容易被烫伤或碰伤，而且伤口由于营养不良，较难愈合。因此，教育患者要学会自己保护无感觉部位，每天查看数次容易受伤的部位，注意局部皮肤有无发红、水疱、烫伤、青肿、擦伤、切伤等。对有感觉丧失的手，应经常保持清洁、注意戴手套保护；对有坐骨神经或腓总神经损伤的下肢，注意保护足底，特别注意在脱穿鞋时防止足的磨损。

尽量生活自理；其他一些作业活动，如缝纫、工艺、娱乐等均可在家里进行。

4. 社区康复 已建立了社区康复网络的地区，患者应充分利用社区资源进行康复治疗。这是既节约资金，又行之有效的方法。

5. 职业康复 对严重的神经病损，如臂丛损伤的患者，职业康复是必须考虑和接受的问题。给予患者相应的训练，并为他们创造学习和就业条件。

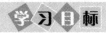

1. 周围神经病损的定义。
2. 请描述周围神经病损恢复期增强肌力的康复方法。
3. 请描述如何对桡神经损伤进行康复护理。
4. 简答周围神经损伤后的运动功能恢复等级。
5. 简答周围神经损伤后的感觉功能恢复等级。

（黄学英）

第七节 骨折后的康复及护理

学习目标

知识目标
1. 熟悉骨折后患者早期和后期的基本康复护理措施，骨折后患者的健康教育内容，几种常见骨折的康复护理措施要点。
2. 了解骨折后患者的主要功能障碍及康复功能评定。

能力目标
学会骨折的康复护理及健康教育。

【引导案例】

女性，25岁，骑自行车时跌倒，右上肢着地，致右上肢疼痛，不能活动，查右上肢近端肿胀，压痛明显，被动活动时有骨擦感。最可能的诊断是什么？患者需现场急救后送医院，现场处理要点应是什么？入院后对确定诊断最有帮助的检查项目是什么？患者骨折已3月，固定已解除，对其进行的康复处理措施有哪些？

骨折是骨科常见病、多发病，骨折治疗的三大原则是：复位、固定和功能锻炼。早期有效的康复治疗与护理，可以有效减少并发症，促进患者功能恢复。

一、概述

（一）概念

骨折指骨的完整性和连续性中断。骨折时往往伴有肌肉、肌腱、韧带、血管、神经、关节囊、滑囊、滑膜、皮肤等软组织损伤，损伤后常遗留功能障碍，是引起肢体残疾的一个重要原因。因此，骨折后的康复护理非常重要。

（二）病因

骨折可由创伤或骨骼疾病所致，主要导致骨折的原因包括以下几种。

1. 直接暴力　暴力直接作用使受伤部位发生骨折，常伴有不同程度软组织损伤。如撞伤，打伤、火器伤等。

2. 间接暴力　暴力通过传导、杠杆、旋转和肌收缩使肢体远处发生骨折。

3. 积累性劳损　长期、反复、轻微的直接或间接损伤，可致使身体某一特定部位骨折，如远距离行军易致二、三跖骨及腓骨下 1/3 骨干骨折。

4. 骨骼疾病　如骨髓炎、骨肿瘤所致骨质破坏，受轻微外力即发生骨折，称为病理性骨折。

（三）分类

1. 根据骨折处是否与外界沟通分类

（1）闭合性骨折　骨折处皮肤或黏膜完整，不与外界相通。

（2）开放性骨折　骨折附近的皮肤或黏膜破裂，骨折与外界相通。

2. 根据骨折的程度和形态分类

（1）不完全性骨折　骨的连续性或完整性仅有部分中断，包括裂缝骨折和儿童的青枝骨折。

（2）完全性骨折　骨的连续性或完整性全部中断，管状骨骨折形成两个或两个以上的骨折段，在 X 线上可见骨折线。根据骨折线可分为横行骨折、斜形骨折、螺旋形骨折、粉碎性骨折、嵌插性骨折、压缩性骨折、凹陷性骨折、骨骺分离。完全性骨折大多伴有移位，其移位有成角移位、侧方移位、缩短移位、分离移位和旋转移位五种。

3. 根据骨折端的稳定程度分类

（1）稳定性骨折　指骨折端不易移位或复位后经适当外固定不易发生再移位，如青枝骨折、横骨折等。

（2）不稳定性骨折　指骨折复位后容易发生再移位，如斜骨折、粉碎性骨折等。

（四）骨折的愈合过程

1. 血肿机化期　骨折后，局部血肿 6～8h 即开始形成血凝块，以后逐渐机化，肉芽形成并逐渐纤维化形成纤维连接，即纤维性骨痂，在骨折后 2～3 周内完成。

2. 原始骨痂形成期　纤维组织转化为软骨组织，然后发生骨化，形成中间骨痂；骨内外膜的成骨细胞在断端内外形成的骨样组织逐渐钙化形成新生骨，即内骨痂和外骨痂，以上骨痂会合，又经不断钙化，4～8 周达到临床愈合标准。

3. 骨痂改造期　随着肢体的活动和负重，原始骨痂逐渐被改造为永久骨痂，具有正常的骨结构。其间成人一般需要 2～4 年，儿童在两年以内。

（五）临床表现

1. 非特异性的表现　局部疼痛、压痛、肿胀、瘀斑、功能障碍。

2. 特有局部表现　以下三项中有一项特有表现即可认为有骨折存在。

（1）骨折部位出现畸形；

（2）在非关节部位出现异常活动；

（3）骨折断端间有骨擦音或骨擦感。

3. 全身表现　严重骨折合并组织器官损伤时会出现休克、急性呼吸衰竭等全身表现。

（六）治疗

骨折治疗的三大原则是：复位、固定和功能锻炼。

1. 复位　复位是将移位的骨折段恢复正常或使之接近正常的解剖关系，重建骨骼的支架作用。复位方法包括：手法复位，指应用手法使骨折复位；手术复位，指应用手术暴露骨折段，在直视下将骨折复位。

2. 固定　固定是用一定的方法，将骨折维持于复位后的位置，待其坚固愈合。固定的方法包括以下几种。

（1）外固定　常用的外固定物有小夹板、石膏绷带、持续牵引、外固定支架等。

（2）内固定　切开复位后，可用对人体组织无不良反应的金属内固定物，将骨折断端固定，从而达到解剖复位和相对固定的要求。常用的内固定物有接骨板、螺丝钉、髓内针等。

3. 功能锻炼　功能锻炼是骨折后康复治疗的重要手段，可以促进骨折愈合，预防和减少骨折后的并发症、后遗症，故应鼓励患者早期进行功能锻炼；但功能锻炼必须按一定方法循序渐进，否则也可引起不良后果。

（七）并发症

1. 早期并发症　休克、感染、重要内脏器官损伤、重要动脉损伤、脊髓损伤、周围神经损伤、脂肪栓塞症等。

2. 后期并发症　坠积性肺炎、压疮、关节僵硬、骨化性肌炎、创伤性关节炎、缺血性骨坏死、缺血性肌挛缩、下肢深静脉血栓形成等。

二、主要功能障碍的评定

（一）功能障碍

骨折后引起的主要功能障碍有：

（1）患肢功能丧失；

（2）肌肉、肌腱、韧带和关节囊等软组织损伤，导致瘢痕粘连和关节、肌肉挛缩；

（3）废用性肌肉萎缩、关节僵硬和骨质疏松；

（4）卧床引起的心肺功能水平下降；

（5）关节内骨折可继发创伤性关节炎。

（二）一般评定项目

（1）关节活动范围（ROM）测定；

（2）肌力评定；

（3）肢体周径和长度的测定；

（4）步态分析；

（5）感觉功能评定；

（6）日常生活活动能力评定；

（7）长期卧床者，特别是老年患者，应注意对心、肺等功能的检查。

三、康复护理措施

（一）骨折的基本康复护理措施

骨折患者的康复护理目的是通过各种康复手段，最大限度地保持和恢复患者的肌肉功能和关节活动度，防止失用性关节挛缩的发生。方法包括物理因子疗法、运动疗法、作业疗法、心理护理等。康复护理工作可根据功能锻炼内容分两期进行。

1. 骨折早期康复护理 骨折早期即骨折固定期。此时骨折断端不稳定，容易再移位，伤肢的肿胀和疼痛是骨折复位固定后最主要的症状和体征，持续性肿胀是骨折后致残的最主要原因。因此，功能锻炼的主要目的是促进血液循环，以利消肿和固定。形式是伤肢肌肉做等长收缩，加强未制动肢体和关节的功能训练，预防肌肉萎缩和关节僵硬。

（1）肌力练习 骨折后因肢体制动，主动运动停止，肌肉的失用性萎缩很快发生，故患肢肌力训练应在复位稳定 1～2d 后局部疼痛减轻时，即应开始被固定区域肌肉有节奏地等长收缩练习。骨折后，复位、固定一旦牢固，应立即进行固定关节周围肌肉的等长收缩训练，用力在最大肌力的 50% 以上，每日数次。

（2）关节活动训练 关节主动运动是消除水肿的最有效、最可行的方法。因为制动会使关节周围的纤维组织如关节囊、关节韧带和疏松结缔组织缺乏必要的被动牵张，可逐渐缩短，使关节活动受限，韧带抗张力强度下降。而且制动影响关节滑液的分泌与流转，造成软骨组织营养障碍及萎缩，最终可导致关节粘连、僵硬、畸形。因此伤肢近端与远端未被固定的关节，需行各个方向的全幅度运动，一天数次，以保持各关节活动度，防止其挛缩。尽可能进行主动运动和抗阻运动，以防止肌萎缩及促进患肢血液循环。有困难时，可进行被动运动。上肢应特别注意肩外展及外旋，掌指关节的屈曲及拇外展；而下肢则注意踝关节的背屈运动。

（3）早期负重训练 制动停止了骨骼的应力负荷，同时使骨组织血液循环减少，血流缓慢，这都会妨碍骨无机盐的代谢，引起骨无机盐的流失，造成明显的骨质疏松。在骨松质区及肌腱、韧带附着区的骨质代谢活跃，骨质疏松更加明显，可显著地降低骨强度，为再次骨折或在粗暴的被动活动中造成撕脱性骨折制造了条件。以上改变也可影响骨痂形成，延缓骨折愈合。早期负重训练有助于防止以上情况的发生。下肢骨折只要病情许可应尽早进行负重练习，可在支具保护下进行，术后 2～3d 在疼痛、肿胀减轻后，应鼓励患者扶拐下地进行负重训练；卧床时可在床尾放置坚硬物，让双足支撑其上，进行负重练习。

（4）其他 患肢抬高，有助于肿胀消退，肢体的远端必须高于近端，近端要高于心脏平面；也用红外线或各种透热疗法，促进消肿；用断续直流电或中频电刺激预防肌萎缩等。

2. 骨折后期康复护理 骨折后期即指骨折愈合期。此期骨折临床愈合或已去除外固定，康复护理的目的主要是消除残存肿胀，软化和牵伸挛缩的纤维组织，增加关节活动范围和肌力,恢复肌肉的协调性和灵巧性,促进肢体功能恢复正常。训练的主要方式是加强主动活动和抗阻练习,恢复日常生活活动能力和工作能力。

(1)关节活动度练习　轻度的关节活动度障碍经过主动、助力及被动运动练习,可以逐步消除。关节活动度练习前作适当的热疗也可增强练习的效果。治疗中宜经常作关节活动度检查,以观察疗效。进步不明显时需考虑改进治疗方法。最后如关节活动度停止进步,应根据实际功能恢复程度采取相应对策,如对日常生活及工作有明显影响,则应考虑施行关节松动术,通过利用关节的生理运动和附属运动被动地活动患者关节,以改善关节活动范围;然后术后早期开始关节活动度练习及持续被动运动(CPM),以防止再次粘连。也可在麻醉下使用手法松动术,但要注意防止造成骨骺端骨折或撕脱骨折。若关节挛缩粘连较为严重时,作关节功能牵引,特别是加热牵引,是目前较有效的方法。

(2)肌力练习　骨折时,如不伴有周围神经损伤或特别严重的肌肉损伤,伤区肌力常在3级以上,则肌力练习应以抗阻练习为主,可以按渐进抗阻练习的原则作等长、等张练习或等速练习。抗阻练习可用橡皮筋、拉力器、沙袋、弹簧以及特制器械进行。等张、等速练习的运动幅度随关节活动度的恢复而加大。肌力练习应在无痛的运动范围内进行,若运动时出现疼痛,则应减小运动幅度。受累的肌肉应按关节运动方向依次进行练习,逐渐使肌力达到与健侧基本相等为止。肌力的恢复是运动功能恢复的必要条件,同时亦可恢复关节的稳定性,防止关节继发退行性变,这对下肢负重关节尤为重要。

(3)作业治疗　在康复过程中随着关节活动度和肌力的恢复,应逐步增加动作的复杂性、精确性,以恢复其实用功能。如果在下肢骨折后平衡协调功能恢复不佳,则容易引起踝关节损伤或跌倒而导致再次骨折及其他损伤。还要注重速度的练习及恢复静态、动态平衡与防止倾倒的练习。

(二)常见骨折的康复护理

1. 肱骨干骨折　肱骨干是指肱骨外科颈下 1cm 至肱骨髁上 2cm 之间的部分。肱骨干中下 1/3 交界处后外侧有桡神经沟,骨折易伤及桡神经。此外,肱骨骨干骨折也有可能伤及由上臂经过的肱动脉、肱静脉、正中神经和尺神经,具体康复护理措施如下。

(1)各部位骨折经处理后即开始主动握伸拳、屈伸腕练习及主动耸肩练习。禁止做上臂旋转活动,直至外固定去除。

(2)第 2~3 周开始做整个患肢的前屈、后伸练习,及前臂内外旋活动,并逐渐从肘关节的被动屈伸运动过渡到肘关节的主动屈伸运动。

(3)去除外固定后,增加肩、肘关节各个方向的活动,逐渐增加患肢关节主动活动的幅度,加强恢复肩带肌力的训练。

2. 肱骨髁上骨折　肱骨髁上骨折时指肱骨髁上约 2cm 以内的骨折。此处前方有冠状窝,后方有鹰嘴窝,骨质薄弱容易发生骨折。最常见于 10 岁以下儿童,其中伸直型占 90% 以上,多由间接暴力引起,即跌倒时手掌着地,暴力将骨折远端推向后方,引起向后移位,近断端向前移位,可压迫或损伤正中神经、桡神经、肱动静脉。屈曲型少见,多由直接暴力所致,跌倒时肘后着地,远折段向前上方移位,合并血管神经损伤者较少。康复护理措施如下。

（1）临床复位及固定后，即日开始做握伸拳练习。

（2）第3天即可开始指、腕的主动屈伸练习和患肢三角巾胸前悬挂位，做肩前后、左右摆动练习；做指与腕的抗阻练习。

（3）1周后增加肩部主动练习，包括肩屈、伸、内收、外展与耸肩，并逐日增加其运动幅度。

（4）外固定去除后加强关节活动度练习，主要是肘屈伸、前臂旋转的主动训练。伸展型患者可增加肱三头肌抗阻练习和肘关节屈曲牵引；屈曲型患者则可增加肱二头肌抗阻肌力练习和肘关节伸直牵引。

3. 尺桡骨干双骨折　尺桡骨干双骨折是最常见的前臂骨折，多发生于青少年，可因直接暴力或间接暴力所致，常合并软组织严重损伤。这种骨折治疗复杂，固定期长，后遗的功能障碍多，包括影响较大的前臂旋转功能障碍。所以，尺桡骨干双骨折后的康复护理应及时、细致地进行。康复护理措施如下。

（1）复位后即可做握拳、屈伸手指、对指练习，站立位时在前臂用三角巾悬吊胸前的情况下，用健肢帮助做患肢肩关节前后、左右摆动及水平面上的绕圈运动。练习过程中，禁忌做前臂的旋转运动。

（2）第2周开始，患肢可做肩关节主动活动训练及手指抗阻训练。

（3）第3周开始进行肱二头肌、肱三头肌等长收缩训练，做肩关节各方向运动训练。

（4）第4周后可做肘关节主动运动训练。

（5）去除外固定后，可进行各关节的充分运动，尤其要进行前臂内外旋主动训练、助力训练，逐渐恢复前臂的旋转功能。有旋转功能障碍时，可采取前臂内旋与外旋牵引，促进前臂旋转功能的恢复。

4. 股骨干骨折　股骨干骨折按骨折的部位分为上1/3、中1/3、下1/3骨折，各部位骨折因肌肉牵拉和暴力不同而发生不同的畸形，如成角、短缩和旋转畸形。而下1/3骨折，因远折段受腓肠肌牵拉向后屈曲，可刺伤或压迫腘动脉、腘静脉和腘窝神经，要注意观察，早发现、早处理。康复护理措施如下。

（1）患者做牵引术后第2天开始做大腿、小腿肌肉的等长收缩练习，同时做踝与足趾主动运动和髌骨被动运动（即左右推动髌骨），防止关节面粘连。

（2）骨折后3~4周，指导患者开始做髋关节和膝关节的主动屈伸运动，并逐渐增大运动幅度。同时应做积极的上肢支撑练习及扩胸、深呼吸、抬起躯干、健肢等活动。

（3）6周后，如骨折恢复良好，可去除牵引，在外固定的保护下，进行全面的关节和肌肉锻炼，可以练习在床沿上坐，并于坐位做躯干运动及髋、膝、踝的主动运动，积极进行双上肢支撑练习。腿部力量恢复后，逐步开始扶双拐站立、行走，开始不负重，以后逐渐增加负重程度。双拐下地2周后逐渐过渡到扶单拐行走，一般为6个月可去拐行走。

股骨干骨折越靠近膝关节，膝关节功能损害越大，血肿容易使股中间肌粘连，造成严重的膝关节活动障碍。应早期采用物理治疗以促进血肿吸收，减少粘连形成。早日开始股四头肌和髌骨活动是非常重要的，通过做持续被动活动改善膝关节活动范围。

5. 胫腓骨骨干骨折 胫腓骨骨干骨折在临床上的发病率为各部位骨折之首，占8%~10%，其中约半数为胫腓骨双骨折。因其表浅，开放性骨折也最多见。另外，胫腓骨中下1/3处的骨折，因该段血供不佳，可能会导致骨延迟愈合或假关节形成，必须加以重视。康复护理措施如下。

（1）闭合性稳定型胫排骨骨折 如横断、短斜行骨折，复位后用石膏固定，待石膏干后可做未被固定关节的主动运动、股四头肌静力性收缩运动。1周后增加踝屈伸静力性收缩练习和趾抗阻练习，并做髋部肌抗阻练习。第2个月可用双拐做患肢不负重的步行，年老体弱者需要进行斜板床上练习及平行杆内练习，再过渡到正常步行。

（2）不稳定的长斜形、螺旋形骨折和粉碎性骨折 用持续牵引和长腿石膏外固定者，石膏干后开始做未被固定关节的主动运动、股四头肌静力性收缩运动。切开复位内固定术后用石膏外固定者，术后3~5d开始康复训练，方法同上。2周后开始做抬腿练习和膝关节的屈伸练习。如扶杆做坐位起立与坐下练习；双足站立做踏足尖、下蹲起立练习等。再过2周，扶杆站立位练习改为双下肢交替进行，开始扶双拐步行，以后逐步增加患肢步行时的负重，并改用单拐。术后6周外固定去除后，充分进行髋、膝、踝关节各方向的主动运动练习。

四、健康教育

（1）提高安全意识，加强生产、生活环境中的安全保护措施，预防骨折的发生。

（2）老年人因骨骼脱钙致骨骼脆性增加，轻度损伤即有可能导致骨折，所以应加强锻炼与饮食调养，补充含钙高的食品。

（3）康复过程中注意加强营养的摄入，多吃含钙丰富的食物，劳逸结合，以防止再次损伤。

（4）康复过程遵守循序渐进原则 功能训练应从骨折复位固定开始，并贯穿于全部治疗过程。根据骨折愈合情况及稳定程度，活动次数由少到多，活动范围由小到大，负重由轻到重。

> **知识链接**
>
> 很多人认为骨折后多喝骨头汤可以补钙，促进骨折愈合。然而，据专家介绍，骨折患者喝骨头汤过多，弊大于利。原因是骨头汤里的钙含量微乎其微，且缺少促进钙吸收的维生素D。所以，多喝骨头汤并不能达到补钙效果。另外，骨头汤脂肪含量很高，对于需要长期卧床的骨折患者来说，反而容易引起高血脂、高血压等疾病。专家建议：骨折患者想要补钙，不妨多喝牛奶、羊奶，多吃虾米等真正含钙高的食品。骨折后患者机体处于高代谢状态，也会出现负氮平衡和钾、磷丢失，所以更需要均衡合理地补充营养。

目标检测

1. 简述骨折早期基本康复护理措施。
2. 骨折后主要功能障碍有哪些？

（张　洁）

第八节　手外伤后的康复及护理

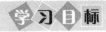

知识目标
1. 掌握手外伤后的康复护理方法。
2. 熟悉手外伤后的功能障碍评定。
3. 了解手外伤后的健康教育。
能力目标
学会手外伤后的康复护理及健康教育。

【引导案例】

男性患者，28岁，工作时不慎将左手示指割伤，导致左手示指指骨开放性骨折，指屈肌腱损伤。现场急救应如何处理？术后对其进行的康复处理措施有哪些？

上肢的功能集中于手部，手外伤对于患者造成较大程度的功能障碍。早期有效的康复治疗与护理，可以减少并发症，促进患者功能恢复。

一、概述

手是人类在进化过程中分化形成的独特的运动与感觉器官。手及腕部在劳动过程中最易遭受损伤，往往会造成皮肤、骨、关节、肌腱、血管、神经等组织的复合性损伤，对手的功能损害较多。由于损伤及手术、固定等因素而发生肿胀、粘连、挛缩，关节僵硬、肌肉萎缩等并发症，导致或加重手的功能障碍。手康复是根据损伤性质及程度的不同，在手外科治疗的基础上，研究手功能障碍的原因、防治及恢复或补偿手的功能。手功能的康复不仅要求运动功能的恢复，还要求感觉的恢复。

手有摸、握、抓、钩、弹、夹等基本动作。拇指占手功能的50%，示指配合拇指能完成握、持、捏等动作。中指、无名指、小指具有扩大手掌和协助拇指、示指握持的功能。

手的姿势有休息位和功能位。休息位是指手处于静止状态下的一种腕关节处于背伸10°～15°，伴有轻度尺偏的半握拳姿势。此时手部的各组拮抗肌的张力呈现平衡状态。手的休息位有助于手部疾病的诊断，如神经、肌肉或肌腱损伤时，因破坏了手部肌力的平衡，可引起休息位异常。手的功能位是指手处于运动前能最大限度发挥其功能的位置或姿势。此时手处于前臂半旋前位，腕背伸20°～25°的"握小球"体位。手外伤后，特别是估计患者关节功能难以恢复正常，甚至会发生关节强直者，在此位置固定，可使伤手保持最大的功能。

二、主要功能障碍及评定

（一）功能障碍

1. 运动障碍　手外伤后可出现各种并发症，导致肌肉萎缩、无力、关节僵硬等。

2. 感觉障碍　患者常伴有感觉减退、感觉缺失、感觉过敏等症状。

3. 心理障碍　患者有自卑感，感到不能适应社会。

4. ADL 能力降低　运动、感觉、心理障碍均导致日常生活活动能力降低。

（二）一般评定项目

（1）手的关节活动度评定。

（2）手的肌肉肌力评定。

（3）手指肌腱功能评定。

（4）手部感觉评定。

（5）手的灵巧性及协调性评定。

（6）肢体体积测量。

（7）ADL 能力评定。

三、康复护理措施

手外伤比较复杂，可为手部某一组织的损伤，如皮肤撕脱、肌腱损伤、骨折等，也可是多种组织的复合伤。不同组织损伤的康复护理各有特点，复合性损伤时则需作综合考虑。手外伤患者的康复护理目标包括：促进组织愈合；预防和减轻肿胀；减轻疼痛；预防肌肉的误用、废用和过度使用；避免关节损害或损伤；使高敏感区域脱敏；感觉再教育和再发展运动和感觉功能。

（一）手外伤的基本康复护理措施

1. 运动疗法

（1）关节活动范围训练　关节活动范围训练常用来预防关节挛缩，恢复或改善关节功能。损伤、手术可引起关节活动范围受限，软组织纤维化，引起手持续肿胀和僵硬，最终出现永久功能丧失。练习前可采用热疗改善软组织的延伸性，减轻不适，增强治疗效果。训练包括不同肌腱的滑动和复合的握拳运动。可徒手或借助器械，进行主动或被动运动，以改善功能。被动练习要在患者耐受限度内进行，过度会加重组织创伤，因此手法要轻柔。情况允许，可教给患者方法，让患者按要求主动训练。治疗后，如患者诉手长时间疼痛，则提示治疗强度过量。

（2）肌力和耐力训练　在患者有接近全范围的关节活动和相对无痛时，开始进行肌力练习。早期，患者可以用健手提供助力，之后利用健侧上肢、手辅助器、手练习器、弹力带、负重物等进行渐进抗阻力练习。逐渐增加重复练习次数以及通过逐渐增加日常生活活动和功能性活动的时间锻炼耐力。活动或练习不应引起疼痛、肌肉不适等。

（3）关节松动技术　通过对关节的牵引、滑动、滚动、挤压、旋转等手法，利用关节的生理运动和附加运动被动地活动患者的关节，达到维持或改善关节活动范围、缓解疼痛的目的。

（4）**神经肌肉促进技术** 早期进行正常运动模式并结合正确的感觉输入训练，尽快地恢复手的全部功能。

2. 作业疗法 针对伤手的功能障碍，选出一些有助于恢复伤手功能和技能的作业进行训练，逐步恢复患手最大的功能，如治疗泥手练习、弹力带锻炼、娱乐治疗等。

3. 物理因子疗法 针对手部损伤特点，选择最佳物理因子进行治疗，如水疗，直流电离子导入，低、中、高频电疗，肌电生物反馈，光疗等。

4. 手夹板 主要用于保持功能位，防止挛缩，预防或矫正肢体畸形以及帮助无力的肢体运动等，分为固定性和功能性夹板两类，主要有手功能位夹板、抗痉挛夹板、手舟骨固定夹板、Kleinert 夹板、掌骨固定夹板等。

5. 心理康复 手外伤多为突发性损伤，一旦手功能障碍，导致生活不能自理，丧失劳动能力，使患者对生活失去信心，产生抑郁、焦虑、烦躁等情绪。在治疗的过程中要进行有针对性的心理指导，减轻他们的心理负担，增强信心，积极自我康复。

（二）手外伤的康复护理措施

手外伤常见问题的康复护理措施如下。

1. 肿胀 注意患肢制动、抬高患肢。条件允许时尽早开始主动运动，也可采用超短波、红外线照射治疗，已形成慢性水肿者，可用加压治疗，如弹力套、弹力绷带。

2. 关节僵硬 关节挛缩起因是水肿，最难处理的是掌指关节过伸和近端指间关节屈曲挛缩畸形。要尽早开始活动，能做主动运动的关节，要按照手关节的解剖活动轴的运动范围尽可能地做最大范围的活动，以维持手关节的运动。物理因子疗法早期可防止粘连形成，后期可软化纤维组织，增加弹性。对于已经僵硬的关节可采用手部关节松动技术改善关节运动范围。重度挛缩者应手术治疗。

3. 肌肉萎缩 肌力 1 级以下可用肌电生物反馈训练。2 级继续电刺激，按摩、助力运动。3 级及以上做抗阻练习。损伤区较远的关节应早期开始各方向大幅度活动，而靠近伤区的关节早期应制动，待皮肤基本愈合后开始小幅度的主动或抗阻运动，并逐渐扩大其运动范围。伤区附近的肌肉早期只能做轻度的等长收缩练习，皮肤愈合后再做动力型练习和抗阻练习以恢复手部的肌力。

4. 瘢痕挛缩 可根据具体情况，每天主动或被动活动伤手，使手部做充分的屈伸练习。

5. 疼痛及感觉障碍 可用药物、物理因子疗法、支具缓解疼痛。经皮神经电刺激在感觉过敏或失交感神经支配导致的疼痛特别适用。手的感觉训练可分两个阶段进行。早期主要是痛、温、触觉和定位、定向的训练；后期主要是辨别觉的训练。手的感觉恢复顺序依次是痛觉、温度觉、32Hz 震动觉、移动性触觉、恒定性触觉、256Hz 震动觉、辨别觉。

6. ADL 能力降低 可根据患者情况选择适当的 ADL 的训练，如书写、编织、剪纸等，以恢复手的灵活性、协调性，提高生活、学习、工作中手的精确操作功能。

（三）常见手外伤的康复护理

1. 手部骨折后康复护理措施 根据骨折的部位、程度不同有所差异，需严格掌握其适应证，以防骨折的再移位或对愈合造成不良影响。一般分为两个阶段：固定期和临床愈合期。固定期康复重点是控制水肿，促进骨折愈合。愈合期重点是消除残存肿胀，软化松解纤维瘢痕组织，增加关节活动范围，恢复正常肌力和耐力，恢复手功能协调性和灵活性。稳定性骨折，一般伤后肿胀和疼痛减轻即可开始主动活动，不稳定性骨折应固定3周以上再开始主动运动练习。

（1）掌骨骨折　可分为掌骨头骨折、掌骨颈骨折、掌骨干骨折和掌骨基底骨折。①固定期，与骨折部位无联动关系的手指进行主、被动活动，开始以指间关节的被动屈伸运动为主，也可配合局部按摩。②骨折愈合后，发生掌骨骨折的手指进行主、被动活动，开始以被动为主，幅度不宜过大，以骨折部位不感到疼痛为度，1周后可开始以主动活动为主，范围逐渐加大。

（2）指骨骨折　可分为近节指骨骨折、中节指骨骨折、远节指骨骨折。

①固定期　术后第2天，开始健指主动活动，若健指与患指的屈伸活动有联动关系，则以被动活动为主。进行腕关节、前臂的主动活动。待患指疼痛、肿胀开始消退，进行被动的屈伸活动。近节指骨折不宜活动掌指关节。

②骨折愈合后　重点是指间关节屈伸练习。待指间关节的挛缩粘连松动后，以主动活动为主，助动活动为辅。

2. 肌腱修复术后的康复护理措施　肌腱损伤修复术后为促使肌腱愈合，需使用石膏托或用低温热塑材料制成夹板固定伤手，必须注意避免做引起被修复肌腱张力增加的主动及被动运动。要注意防止因固定导致的关节活动障碍和肌肉萎缩。

指伸肌腱修复后1~3周，在夹板控制范围内练习主动屈指，被动伸指。禁止被动屈指和主动伸指。3周后，去除掌侧夹板，6周后，去除夹板，开始主动伸指练习。第7周，开始抗阻练习。

指屈肌腱修复术后至4周，在夹板内进行单个手指的被动屈曲、伸直练习。第4周，允许伤指主动屈曲。第6周，轻度功能性活动。第7周，抗阻练习。第8周，强化抗阻练习。第12周，主动活动。

肌腱愈合后，应着重进行恢复肌腱活动度的练习以防止术后瘢痕粘连。远端关节的被动与主动运动，如指伸肌腱修复后腕、掌指与指间各关节的同时屈曲；指屈肌腱修复后腕、掌指与指间各关节的同时背伸，都有助于减轻粘连，恢复肌腱向远端的滑行。而要减轻肌腱向近端滑行时的粘连，方法极为有限，收效更难，而且只有靠近端肌肉的主动收缩才可能有效。增加肌腱活动度的练习，常需与理疗结合进行，可软化瘢痕组织，如各种热疗、超声波疗法等。

3. 肌腱松解术后的康复护理措施　肌腱修复术后如果肌腱与周围组织粘连较牢固，经康复治疗无效，需行肌腱松解术。而在肌腱松解术后极易导致再次粘连。故松解术后必须早期进行肌腱活动度练习。松解术后不宜再持续固定。术后24h开始，去除敷料，患者主动屈伸训练。假如松解术后没有肌腱滑动，可在术后48h给予功能性电刺激。主动+助动活动掌指关节、近侧指间关节和远侧指间关节，使其屈伸达最大范围。疼痛、水肿必须对症处理。术后2周，可拆线，并进行软化松解瘢痕的处理。术后2~3周，开始功能性活动练习。术后6周，开始抗阻练习。

4. 周围神经修复术后康复护理措施　手部的运动和感觉功能分别由正中神经、尺神经和桡神经支配。手部神经损伤常见的原是机械性损伤，损伤后头 1～3 个月是神经修复的"黄金时期"，神经从修复到恢复功能平均每天只能按 1mm 计算。无论是早期还是恢复期，及时、恰当地康复治疗十分重要。

（1）正中神经修复术后的康复护理措施 正中神经损伤将使手的精细功能受到严重影响，丧失技巧性活动的能力，如系鞋带、写字等。康复护理措施为：①修复术后，腕关节屈曲位固定3周，随后逐渐伸展腕关节至功能位；②主动活动训练；③用视觉来保护感觉丧失区；④感觉再训练；⑤日常生活辅助器具的使用。

（2）尺神经修复术后的康复护理措施 尺神经损伤主要影响运动功能。患者不能抓握较大的物品，拇指与示指不能完成侧，捏如开门时手持钥匙的动作。手尺侧缘的稳定性下降。康复护理措施为：①配戴掌指关节阻挡夹板，预防无名指、小指爪形指畸形；②用视觉代偿保护手尺侧缘皮肤感觉丧失区；③对神经无恢复者，可考虑重建内在肌功能手术。

（3）桡神经修复术后的康复护理措施 ①使用腕关节固定夹板，维持腕关节伸直、掌指关节伸直、拇指外展位，预防伸肌过牵；②进行肌肉功能训练，例如抓握和松弛动作。

四、健康教育

（1）加强安全常识教育，加强劳动防护，预防损伤。
（2）预防慢性疼痛。
（3）保护患手，避免再损伤。
（4）防止失用手、废用手的发生。
（5）定期复诊，接受必要的检查评定及康复锻炼指导。

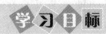

1. 简述手外伤后的并发症的防治与护理。
2. 手外伤后的功能障碍主要有哪些？

（段启龙）

第九节 关节炎及关节置换术后的康复及护理

学习目标

知识目标
1. 掌握关节炎及关节置换术后的康复护理方法。
2. 熟悉关节炎及关节置换术后的健康教育。
3. 了解关节炎及关节置换术的功能障碍及评定。
能力目标
学会关节炎及关节置换术康复护理及健康教育。

【引导案例】

女性，65 岁，5 年前因下楼梯时不慎扭伤左大腿，当时感左髋关节疼痛，活动受限，入当地医院诊断为"韧带拉伤"，服用药物治疗，效果欠佳，左腹股沟疼痛持续，行走时明显，跛行。近 1 个月以来，患者疼痛加重，跛行症状加重，拍片示左股骨头缺血性坏死，建议行全髋关节置换术。患者术后进行的康复处理措施有哪些？出院后需注意哪些事项？

关节炎患者常因疼痛、关节活动受限和畸形而影响工作、学习和日常生活。目前对于关节尤其是髋、膝关节严重障碍者可采取人工关节置换的方法进行医学治疗及康复。早期有效的康复治疗与护理，可以有效减少并发症，促进患者功能恢复。

一、关节炎的康复及护理

（一）概述

关节炎是泛指累及关节的各种炎症性疾病的统称。其病因复杂，受患关节主要表现为疼痛、肿胀、变形、运动障碍，甚至造成肢体畸形、形成残疾，影响患者的工作、学习和日常生活自理，进而导致心理异常。关节炎种类繁多，最为常见且易致残的有骨性关节炎、类风湿关节炎和强直性脊柱炎。

1. 骨性关节炎（osteoarthritis，OA） 是一种慢性退行性关节炎，又称为退行性关节病、增生性关节炎等。主要病变是关节软骨退行性改变和继发性骨质增生。临床特点为关节疼痛，负重或过度活动后加剧，休息后减轻，也有患者表现为"休息痛"。可伴有关节肿胀，活动受限及畸形等。多发病于 50 岁以后，以女性多见，常见于负重及活动多、磨损多的关节，膝关节发生率最高。其发病与遗传、内分泌、代谢、外伤、劳损等因素有关。

2. 类风湿关节炎（rheumatoid arthritis，RA） 是一种累及周围小关节为主的多系统炎症性的自身免疫性疾病。其基本病理改变为滑膜炎。临床特点是对称性、周围性多关节的慢性炎症，表现为关节疼痛和肿胀反复发作，逐渐导致关节破坏、强直和畸形，尤以掌指关节、近端指间关节和足趾关节多见。发病常伴有全身症状。炎症活动期清晨起床后有明显关节僵硬（晨僵）。本病发病隐渐，致残率高。好发年龄 20～45 岁，女性多见。其病因目前认为与感染、免疫、内分泌失调及受寒、受潮、劳累等因素有关。

3. 强直性脊柱炎（ankylosing spondylitis，AS） 是一种以中轴关节（脊柱和骶髂关节）慢性、非特异性炎症为主的全身性、进行性、风湿性疾病。其病理特点主要是附着点炎和滑膜炎。最早的病理变化发生在骶髂关节，逐渐向上波及胸椎和颈椎。晚期各关节发生骨性融合，韧带骨化，严重者可发生脊柱畸形（驼背）和关节强直。本病与遗传因素有关，好发于 16～20 岁，男性多于女性。病因不清，损伤、受凉、感染为诱发因素。

（二）主要功能障碍及评定

1. 功能障碍

（1）疼痛 疼痛常是患者最主要的主诉。

（2）关节活动受限　早期因疼痛可限制关节活动，缓解后恢复。后期因骨质破坏、关节畸形等使关节活动受限。

（3）肌力降低　疼痛、制动可导致肌力降低。

（4）ADL能力降低　疼痛、活动受限、关节畸形可影响ADL能力。

2. 一般评定项目

（1）疼痛的评定。

（2）关节活动范围（ROM）的评定。

（3）肌力的评定。

（4）步态分析。

（5）炎性活动性的评定。

（6）ADL能力的评定。

（7）残疾评定。

（三）骨性关节炎的康复护理措施

1. 发作期　康复护理的重点是消炎消肿、缓解疼痛，防止肌萎缩及粘连，保持关节活动度。

（1）合理休息与制动　一般无需卧床。患者病变关节的过度使用，会加剧疼痛，增加关节损伤的程度，因此需要合理休息，将关节活动与负荷限制在耐受范围之内。如为负荷关节或多关节受累时，应用抗炎药物不能控制症状，可限制关节活动，达到减轻负荷，保护关节的目的。固定时应维持正确姿势。

（2）药物应用　酌情使用非甾体类抗炎药物及中药，也可选用关节腔内注射治疗。

（3）物理疗法　可选用热疗、低中频电疗、水疗、药物离子导入等。

（4）运动疗法　视患者情况而定，活动量以不加重患者损伤为前提，如进行肌肉等长收缩练习，或在轻微帮助下的主动练习。关节活动范围应达到患者能忍受的最大活动度，活动后不应引起关节明显疼痛。

2. 缓解期　康复护理的重点是：缓解疼痛，增强肌力，增加关节稳定性，减轻关节负荷，防止复发和关节畸形。

（1）运动疗法

①关节活动度训练　利用徒手或康复器械进行减少关节应力负荷状态下的功能训练，如做关节体操时，上肢常采用摆动运动，下肢多采用坐位或者卧位进行训练。必要时也可采用恢复ROM的功能牵引治疗等。

②肌力训练　以关节不负重或少负重的等长练习为主。

③有氧运动　运动时应尽量避免或减少膝关节的负重。根据情况选择散步、自行车、游泳或传统体育疗法如太极拳等运动，可恢复肌力，减轻体重，减少关节负荷。

（2）关节防护　保持正确体位及关节正常对位对线，利用关节支持用具及能量节约技术减轻关节负荷，防止进一步磨损。通过适度运动如游泳、太极拳等增加关节稳定性。

（四）类风湿关节炎的康复护理措施

1. 急性期　康复护理的重点是减轻疼痛、消除炎症和预防功能障碍，改善患者全身健康情况。

（1）合理休息与制动　患者需合理卧床休息，并采用正确的体位以预防畸形。患有畸形多发性关节炎的患者应完全卧床休息，但应动静合理安排。卧硬板床，去枕或低枕，仰卧、侧卧交替，每天尽可能取俯卧位1~2次。仰卧时上肢置于外旋位，大腿中立位，髋、膝关节尽量伸直，双膝下垫枕头可缓解疼痛，但易使膝关节屈曲挛缩畸形。侧卧时避免颈椎过度前屈。足部应放置支撑架，以防止足下垂。

夹板固定可有效减轻疼痛和避免炎症加剧，但必须将关节固定于最佳功能位，见表5-11，夹板应每天去除1次，以进行适度训练。固定一般不超过3周。

表5-11　夹板固定各个关节姿势

病变关节	关节固定姿势	病变关节	关节固定姿势
手	掌指关节略屈曲呈25°，防止手指尺偏	髋	屈曲20°，轻度外展，不旋转
腕	伸腕30°~45°	膝	伸直0°位
肘	屈曲100°，前臂中立位	踝	屈曲90°位
肩	前屈30°，外展45°，外旋15°	足	正常位，跖趾关节稍屈曲，
脊柱	正常生理弧度		趾间关节伸直位

（2）药物应用　酌情使用非甾体类抗炎药物和激素药物，诊断明确者还可加用抗风湿药，如甲氨蝶呤、雷公藤等。需注意药物对肝、肾及胃肠道的损害。

（3）物理疗法　可有效止痛，改善血液循环，缓解肌肉痉挛等。可采用水疗、局部冷疗、紫外线、低中频电疗、蜡疗等。伴发热的患者不宜进行全身水疗。

（4）运动疗法　患者在卧床休息的同时进行床上小运动量关节体操、肌收缩交叉训练和等长肌肉收缩练习，鼓励固定于夹板的肢体行肌肉等长收缩练习，每小时练习2~3min。以防肌肉萎缩和关节畸形，强化关节伸肌肌力的训练也可预防畸形。如患者在运动后疼痛时间超过1h，说明运动过量，反而会导致症状加重。

2. 亚急性期　康复护理的重点是维持全身健康状况，防止疾病加剧，纠正畸形。

（1）适度休息与制动　逐渐减少卧床休息和夹板固定时间，最后仅在晚上使用夹板。

（2）运动疗法　当允许患者进行主动练习时，按下列程序进行：①卧床开始进行肌肉等长收缩练习和主动加助动练习；②坐位继续锻炼并逐渐增加时间；③站立位训练，重点是平衡练习；④在支持下进行走路练习或者使用轮椅代步；⑤使用拐杖练习行走。

（3）ADL能力训练　对于能力较差患者，鼓励进行进食、取物、梳洗、拧毛巾、穿脱衣物、上下楼梯等训练。改造生活设施，设计及使用自助具，改善生活自理能力。

3. 慢性期　康复护理的重点是缓解肌肉痉挛和疼痛，尽可能增加关节活动范围和提高肌力、耐力及身体协调平衡能力。

（1）运动疗法　手部体操可预防和矫正手指变形，提高手的功能，下肢重点是髋、膝、踝关节的功能练习。

①关节功能训练 编制体操或利用器械辅助运动。关节操可有效地预防关节僵硬，改善关节活动能力，恢复关节活动范围。做操时用力应缓慢，尽量达到关节最大的活动范围。为提高舒适性和训练效果，也可在温水中进行，适宜的温度有助于关节周围软组织松弛。

②肌力训练 可在关节能耐受的情况下，加强关节主动运动，适当进行抗阻力练习。等长收缩可使肌肉产生最大张力而对关节的应力最小，每日只要有数次的最大等长收缩就能保持或增加肌力和耐力。炎症已消失的患者可进行等张运动，水中等张运动可借助水浮力使关节的应力减少。

（2）物理治疗 可选用具有镇痛、消除肌肉痉挛、增加软组织伸展性作用的温热疗法。在患者进行运动疗法之前，也可先进行热疗，改善患处血供和松弛软组织。

①全身温热疗法 如湿热包裹法、温泉疗法、蒸气浴、中药浴、沙浴、泥疗等。可同时进行水中医疗体操、肢体抗阻运动、按摩，对关节功能的恢复和畸形的改善有良好地作用。

②局部温热疗法 如热袋、温水浴、蜡疗、红外线、高频电疗、微波，同时结合中草药熏洗或热敷，效果会更好。

③电热手套 可减轻疼痛，但不改善晨僵程度，亦不能阻止关节破坏。

（3）推拿疗法 给予适当手法，先使肌肉放松，然后逐渐松动关节，恢复软组织弹性。

（4）关节防护 保持正确体位及良好姿势，避免同一姿势长时间负重，避免过度使用小关节，避免关节长时间处于变形位置。利用关节支持用具及能量节约技术减轻关节负荷，减慢病情发展，防止关节和肢体挛缩。

（5）ADL 能力训练 应尽早开始，循序渐进。上肢可做大幅度的生活自理动作，如穿衣、铺床；下肢可做行走、骑自行车等活动。

4. 心理护理 类风湿关节炎多侵犯中、青年人群，可能造成严重残疾，增加家庭和社会负担。对患者心理干预有利于维护正常的免疫功能，同时使患者从悲观、抑郁状态中解脱出来，积极配合治疗和康复训练，可明显改善病程的自然预后，包括支持疗法、暗示疗法、心理疏导、合理的生活制度和适当的文体活动等。

（五）强直性脊柱炎的康复护理措施

1. 早期 康复护理的重点是控制炎症，缓解症状，保持肌力，防止肌肉萎缩。

（1）合理休息与制动 急性发作期应卧床休息，注意保持躯体平直。卧硬板床，仰卧位时去枕或用特制薄枕头，侧卧位时可置一合适枕头以保持头颈与躯干处于同一水平。膝下不放垫以免膝关节屈曲挛缩，每天应俯卧 2 ~ 3 次，每次 3 ~ 5min，渐增至每天 1h，以防止脊柱、髋、膝关节屈曲畸形。如炎症明显，可用夹板短期固定，需将关节固定于最佳功能位，夹板应每天去除，以进行关节活动。

（2）药物应用 非甾体类抗炎药物最常采用，可迅速改善患者腰、髋、背部疼痛和发僵，减轻关节肿胀和疼痛及增加活动范围。柳氮磺吡啶有助于于改善 AS 患者的外周关节炎。激素药物不能阻止病情的发展，不作常规用药。需注意药物对肝、肾及胃肠道的损害。

（3）物理疗法　急性期采用冷敷，缓解期可选用紫外线、红外线、磁疗、超短波、微波等。

（4）运动疗法　视患者情况而定，由急性期进行等长肌肉收缩开始逐渐转为等张收缩甚至抗阻运动，以防肌肉萎缩，保持肌力。鼓励深呼吸练习。

2. 晚期　康复护理的重点是保持关节活动度，防止脊柱、髋关节僵直畸形，增加肺活量，改善心肺功能。

（1）保持良好姿势　为预防或减轻驼背畸形，不论行、坐、站都应保持挺身。站立时，头部保持中位，下颌微收，不垂肩、不耸肩，腹内收，髋、膝、踝均取自然位。坐位时采用硬背直角靠椅，高度为双足底平置地面，膝呈90°屈曲。卧位时仰卧、侧卧交替，定期俯卧，也可通过骨盆牵引矫正脊柱畸形。

（2）运动疗法　目的在于保持关节活动度，矫正驼背畸形，增加胸廓活动度，主要包括三类。

①胸廓运动　增加胸廓活动度，防止僵直，保护呼吸功能，可进行呼吸运动、旋肩呼吸运动、扩胸运动等运动。

②脊柱运动　保持脊柱的正确姿势和灵活性，矫正驼背畸形，可进行上背部伸展体操、颈椎活动体操等运动。

③肢体运动　保持髋关节活动功能，防止肌肉萎缩，可进行下肢、尤其是髋关节的伸展、旋转、拉伸等运动。

此外，如病情稳定，无明显疼痛者，可选择适当体育活动如游泳（最理想的锻炼方法）、羽毛球等及传统体育如太极拳、气功等运动。

（3）ADL能力训练　晚期出现强直、驼背畸形影响患者日常生活活动，应指导患者穿衣、洗漱、如厕等锻炼或借助辅助用具。

3. 心理护理　患者出现强直、驼背畸形和活动障碍者，易产生自卑、悲观心理，应鼓励其树立信心，坚持功能锻炼，缓解疾病。

（六）健康教育

（1）让患者及家属掌握疾病相关知识，了解康复治疗与训练的重要性，鼓励患者建立与疾病做斗争的信心。坚持按医嘱服药和进行自我康复治疗，加强家庭护理。

（2）指导患者保护及合理使用关节，从而减轻劳损，缓解炎症及疼痛，预防关节变形。应遵循以下原则：姿势正确、劳逸结合、用力适度、以物代劳、以强助弱。

（3）注意和避免发病诱因。

（4）坚持适当的运动锻炼，以维持和改善关节的功能和减少并发症的发生。

（5）定期复诊，接受健康指导，继续坚持训练。

二、关节置换术后的康复护理

（一）概述

关节置换术是指用人工关节替代和置换病伤关节，是骨科手术领域中较为成功的手术之一，几乎全身活动关节均可被置换。目前，新材料、新技术在人工关节假体中得以广泛使用，延长了假体的使用寿命，同时又具有更好的生物学相容性。关节置换术后康复的目的是最大限度增加患者的活动能力及日常生活的功能，减少术后的并发症，为患者最终回归社会，重返工作岗位创造条件。现以关节置换术常见的全髋关节置换术（total hip replacement，THR）和全膝关节置换术（total knee replacement，TKR）为例，介绍关节置换术后的康复护理。

（二）主要功能障碍及评定

1. 功能障碍

（1）疼痛　早期主要表现为刀口疼痛，后期因活动性训练的增加而出现活动后疼痛。

（2）运动障碍　表现为关节活动受限、关节源性肌萎缩、肌力减退、站立平衡障碍、步行障碍等。

（3）ADL 能力下降。

2. 一般评定项目

（1）关节活动范围（ROM）的评定。

（2）疼痛的评定。

（3）肌力的评定。

（4）步态分析。

（5）肢体长度和围度的评定。

（6）关节功能的评定。

（7）ADL 的评定。

（8）X 线评定。

（三）全髋关节置换术后的康复护理措施

1. 术后第一周　康复护理的重点是减轻患者的症状，促进创口愈合，预防下肢深静脉血栓形成及关节粘连，维持关节活动度。

（1）体位摆放　维持患侧髋关节轻度外展中立位，可在双腿之间垫三角枕，穿防外旋鞋。避免患髋屈曲内收，翻身时手掌护住髋关节后方，避免髋关节后伸外旋，以防脱位。如患肢短缩畸形，应及时行拍片检查是否脱位。

（2）预防下肢深静脉血栓　做患侧踝关节主动屈伸活动，下肢肌肉的等长收缩练习，每小时练习 5～10min，以促进血运，减轻水肿，预防下肢深静脉血栓形成。

（3）关节活动度训练　术后 3d 开始进行患侧髋、膝关节被动活动，以维持关节活动度。外侧入路患者屈髋 15°～30°，后侧入路患者屈髋小于 10°，之后根据患者情况可进行膝下垫枕，做以膝为支点的伸膝及挺髋动作。

（4）ADL 能力训练　半坐起进行上肢日常活动练习，在他人的帮助下进行侧方移动，注意身体在侧方移动时下肢仍固定不动而造成的患髋内收。

（5）其他　选用合适的镇痛措施，观察刀口愈合的情况。指导患者正确有效咳痰，防止肺部感染。

2. 术后第二周　康复护理的重点是改善关节的活动度，加强患肢不负重下的主动运动，进一步提高肌力，增加床上自主活动能力。

（1）患髋、膝屈伸能力训练　患者在床上进行无痛范围下的患髋膝屈伸能力训练。屈髋度数为外侧入路45°～60°，后侧入路小于30°。

（2）体位转换训练　由于坐位容易导致关节脱位，因此床上半坐位需注意屈髋度数。患者坐的时间每次不宜超过半小时。卧－坐位训练坐起时上身不要前倾，髋关节高于膝关节。坐－站位训练患者健腿点地，患侧上肢拄拐，下肢触地，利用健腿和双手的支撑力挺髋站立。

（3）负重训练　患者负重训练应根据手术医师建议进行。可借助双拐或助行器内进行离床负重、转体训练等。

（4）其他　继续第一周康复护理项目。

3. 术后第三周　康复护理的重点是巩固训练效果，保持关节活动度，增强肌力，逐渐恢复患腿的负重能力，提高日常生活自理能力。

（1）关节活动度训练　指导患者在仰卧位下做双下肢空踩自行车活动，每组20～30次，每日1～2组，注意外侧入路患髋屈曲度数要小于90°。

（2）肌力训练　加强患侧股四头肌渐进抗阻训练，患侧髋膝关节屈伸活动练习。不断提高患侧下肢的肌力。

（3）步行训练　在平行杠内或使用助行器进行，可将步行周期分解进行训练，逐渐过渡到步行训练。

（4）改善及提高ADL能力　教会患者借助一些辅助设备独立完成日常的活动，如穿裤、穿鞋袜、洗澡等活动。减少患者患髋的弯曲度数。加高床、椅、坐厕的高度，安装扶手以方便患者坐立，浴室应做好防滑措施，以防摔倒。

4. 术后第四周至3个月　康复护理的重点是进一步增强肌力，提高患髋的活动范围与负重能力，改善步态，关节功能逐渐接近正常水平。

（1）肌力训练　可做梨状肌、臀中、小肌肌力训练，髂腰肌、股四头肌的收缩训练，臀大肌、股二头肌的等长收缩训练。

（2）髋关节的抗阻力运动训练　术后超过2个月的患者，根据患肢肌力减退的程度，有针对性地进行髋关节的屈曲、外展、后伸、外旋抗阻力训练。注意训练时肌肉在第2天无酸痛、无疲劳为度，使关节活动范围逐渐增加。

（3）步态训练　3个月内过障碍物时患腿为触地式部分负重，如上下楼梯时健腿先上，患腿先下。通过运动平板进一步练习，提高患者实地步行的能力，逐步过渡到弃杖步行。

（四）全膝关节置换术后的康复护理措施

1. 术后第一周　康复护理的重点是控制疼痛，促进创口愈合，预防下肢深静脉血栓形成及关节粘连，维持关节活动度。

（1）体位摆放与制动　术后固定术膝关节于伸直位，患肢适当抬高，弹力绷带包扎或穿弹力袜。

（2）预防下肢深静脉血栓　做踝与足趾关节的主动屈伸活动和患侧下肢的等长收缩练习。股四头肌和胭绳肌的定位收缩运动可维持肌纤维的活动及减轻肌肉痉挛和疼痛。

（3）关节活动度训练　术后根据患者疼痛、膝部引流管的渗出液情况尽早使用关节持续被动活动装置（CPM）。练习初期，屈膝不宜超过40°～45°，第一周内可增加至60°。术后2～3d拔出引流管后，条件允许，患者可坐于床边逐渐增加屈膝度。做髌骨滑移活动，可以促进髌骨在人工股骨关节面上的滑动。

（4）肌力训练　被动或主动的直腿抬高。伤口疼痛较轻时，股四头肌和腘绳肌肌力恢复至一定程度，在进行CPM锻炼的同时，进行膝关节主动屈伸活动。

（5）负重训练　根据手术医师指导，进行膝部部分负重训练。

（6）其他　选用合适的镇痛措施，观察刀口愈合的情况。指导患者正确有效咳痰，防止肺部感染。

2. 术后第二周　康复护理的重点是逐渐改善膝关节活动范围，至少达到0～90°；恢复肌力。

（1）体位摆放与制动　白天练习时可去除石膏托，夜间仍需固定患肢于伸直位。练习活动外时间，膝关节处于伸直位。术前膝关节屈曲畸形较为严重的患者，石膏托伸膝固定时间应持续至术后4～6周。

（2）关节活动度训练　继续CPM训练和膝关节主动屈伸训练，每天增加活动范围为10°，出院前应至少达到90°。由于此期软组织刚开始愈合，不宜采用剧烈的被动牵张增加膝关节活动范围，可采用股四头肌交互抑制训练。认知正常患者可行膝关节活动度练习。

（3）肌力训练　行股四头肌、腘绳肌等长收缩训练，仰卧位抗阻和不抗阻直腿抬高训练，坐位主动伸膝训练，髋关节活动度和肌力训练，健侧肢体及背、腹肌群训练。

（4）负重训练　根据手术医师指导，在平行杠内或使用助行器进行站立，逐渐增加负荷。

（5）基础治疗　训练后可给予局部冷敷，有助于止痛和消肿。

（6）其他　继续第一周康复护理项目。

3. 术后第三周至第六周　康复护理的重点是关节活动度训练和肌力的恢复。达到屈膝接近110°，主动伸膝到0°的目标。

（1）关节活动度训练　仍是训练的重点。俯卧位膝关节主动屈曲训练，低强度的长时间牵张或收缩－放松练习，以持续增加膝关节活动范围。利用逐渐降低坐垫高度的固定式自行车练习，以增加膝关节屈曲。若3周后膝关节屈曲仍小于70°～75°，可考虑麻醉下被动增加膝关节屈曲范围。

（2）肌力训练　主要进行股四头肌和腘绳肌的多角度等长运动和轻度抗阻练习。适当增加伸肌肌力练习，以避免伸肌力量不足而突然跪倒。

（3）负重训练　平衡杠内逐渐转移重心至术膝，过渡到扶拐练习。第3周进行步态训练，3周后使用拐杖行走，逐渐增加步行活动及上、下楼梯的训练。

4. 术后第七周至3个月　康复护理的重点是继续增强关节活动度和肌力训练，强化肌肉体能，改善膝关节稳定性和功能性控制。

（1）膝关节稳定性和功能性控制训练　行膝关节小弧度刺激动作训练，若允许完全负重可进行膝关节微蹲短弧度训练。

（2）肌力训练　仰卧位、俯卧位、侧卧位下的直腿抬高训练，增强髋关节肌力。尤其是髋后伸和外展肌肌力。

（3）步态训练　逐渐增加步行活动，恢复患者的步态和步行能力，防止摔倒。非手术侧上肢持拐，上楼梯动作次序是：非术腿→术腿→手杖。下楼梯动作次序是手杖→术腿→非术腿。

（五）健康教育

（1）避免剧烈运动，避免负荷过重，控制体重，防止继发损伤和劳损。

（2）制定合理的日常活动程序，尽量避免不必要的重复动作。

（3）全髋关节置换的患者应避免下蹲、盘腿坐、翘二郎腿等动作，以防人工髋关节脱位。

（4）全膝关节置换的患者应避免下蹲及过度扭曲膝关节等动作，以防膝关节受损。

（5）定期复诊，了解假体情况。接受健康指导，继续坚持训练。

目标检测

1. 简述关节置换术后康复护理措施。
2. 关节炎的功能障碍主要有哪些？

（段启龙）

第十节　截肢后的康复及护理

学习目标

知识目标
1. 掌握截肢后的康复护理方法。
2. 熟悉截肢后的健康教育。
3. 了解截肢后的功能障碍及评定方法。

能力目标
学会截肢后的康复护理及健康教育。

【引导案例】

男性患者，34岁，工作时不慎将右上肢卷入造纸机，导致右前臂粉碎性骨折，肌肉、血管、神经等组织严重损伤，无法修复。现场急救应如何处理？术后对其进行的康复处理措施有哪些？

截肢是一种破坏性手术，但也是一种建设性手术，早期有效的康复治疗与护理，可以有效减少并发症，促进患者功能恢复。尽早回归家庭，重返社会。

一、概述

截肢是指截除无生命或功能、或因局部疾病严重威胁生命的肢体，包括截骨（将肢体截除）和关节离断（从关节分离）。截肢常见的原因主要有严重外伤、肿瘤、周围血管疾患、严重感染等。

截肢按部位分为上肢截肢和下肢截肢，上肢截肢的类型有：肩胛带截肢、肩关节离断、上臂截肢、肘关节离断、前臂截肢、腕掌关节离断、掌骨截肢、指骨截肢。下肢截肢的类型有：半骨盆截肢、髋关节离断、大腿截肢、膝关节离断、小腿截肢、踝关节离断、足部截肢。

截肢造成永久性的肢体缺失，但通过残肢训练和安装假肢，从而代偿失去的功能，可以让患者生活自理，参加适当的工作。截肢手术时应尽可能考虑保留残肢功能及假肢的安装，截肢后应早期干预，帮助患者适应术后产生的一系列不良影响。截肢后的康复护理更是康复医学的重要内容，包括从截肢手术到术后处理、临时假肢的使用训练到永久性假肢的安装使用，直至患者重返家庭及社会的康复训练与护理。

二、主要功能障碍及评定

（一）主要功能障碍

截肢和使用假肢后可产生以下功能障碍及并发症：

（1）运动功能受到严重影响　包括患者的肌力、耐力、关节活动度、平衡与协调能力等。

（2）残端水肿、畸形、皮肤破溃、窦道、瘢痕、角化等，直接影响假肢的穿戴。

（3）残肢痛　残存的肢体存在疼痛。疼痛多在断肢的远端出现，可由残端循环障碍、骨刺和神经瘤引起。处理应首先去除病因，其次，镇痛对症治疗。

（4）幻肢痛　是一种在生理和心理方面的异常现象。患者截肢后仍感觉患肢存在，并且在该处发生疼痛。疼痛的性质有多种，如电击样、切割样、撕裂样、烧灼样等。为持续性疼痛，发作性加重。处理有物理治疗、中枢性镇痛药物、敏感点封闭、尽快穿戴临时假肢等。

（二）一般评定项目

1. 截肢患者全身状况评定　评定的主要目的是判断患者能否承受装配假肢后的康复功能训练和利用假肢活动的能力。

2. 残肢的评定

（1）皮肤情况　皮肤有无瘢痕、粘连、损伤、溃疡、皮肤病等。

（2）残肢外形　为了保证后期佩带假肢时能够全面的接触，全面承重，现多采用圆柱形。

（3）残肢长度　残肢的长度是指残肢起点至残肢末端之间的距离。残肢的长度对假肢的选择、安装和功能的发挥、稳定性、控制能力及能量消耗等均有非常大的影响。

（4）残肢肌力　应对主要肌群、肌力进行评定。一般肌力达 3 级以上才能安装假肢。

（5）关节活动度　测量残端临近关节活动度。注意髋关节有无屈曲及外展挛缩、伸直及内收活动受限、膝关节有无屈曲、伸直活动受限。

（6）残肢痛　严重者不能配戴假肢。

（7）幻肢痛。

3. 假肢的评定

（1）临时假肢的评定　临时假肢是在截肢术后，残肢定型尚未良好，为穿着训练制作的接受腔，也称之为训练用临时接受腔。其评定包括以下几点：①接受腔的合适程度的评定。②假肢悬吊情况的评定，唧筒现象（假肢上、下窜动）会严重影响代偿的功能。下肢可通过拍摄患者站立位残肢负重和不负重的 X 线片来判断，其距离变化不应超过2cm。③穿戴临时假肢后残肢情况的评定。④对线与步态评定、观察患者站立时有无向前或向后倾倒的感觉；行走步态是否出现异常，膝关节屈曲不足或过屈、过展等。

（2）永久假肢的评定　永久假肢又称正式假肢，是在残肢稳定后装配的假肢。其评定与临时假肢大部分相同。其中上肢假肢的评定重点在于日常生活活动精细活动的评定，如穿脱衣物、翻书、书写、进食等。下肢假肢的评定重点主要在于站立、行走等功能，尤其是步态的评定。

（3）装配假肢后整体功能康复的评定

Ⅰ级　完全康复。略有不适感，生活能完全自理，恢复正常工作。

Ⅱ级　部分康复。轻微的功能障碍，生活可自理，不能恢复原工作能力，如若工作则需更换工种。

Ⅲ级　完全自理。生活能完全自理，但不能参加正常工作。

Ⅳ级　部分自理。生活部分自理，需依赖他人。

Ⅴ级　仅外观、美容改善，功能无好转。

三、康复护理措施

（一）手术后的一般护理

主要以恢复活动、促进愈合和镇痛为主。早期活动有利于预防并发症，内容包括健肢的运动、腹背肌练习和呼吸练习等。

术后指导患者对残肢使用石膏绷带包扎，能有效减轻肿胀，促进残肢的收缩定型，减轻疼痛。术后2周待切口愈合拆线后改为软绷带包扎，注意先顺沿残肢长轴方向包绕2~3次，然后残肢远端开始斜向近端包扎，远端较紧而近端略松，需注意残端血运。全日包扎，每天需更换缠绕4~5次，夜间持续包扎不能去除。另外，对于已佩戴假肢患者，在脱掉假肢期间，残肢也应以弹力绷带包扎，以防残肢体积的可能增加而导致穿戴困难。

保持适当体位姿势，以防止关节挛缩，如肘下截肢，静止时肘关节应保持在屈曲45°位；膝上截肢髋关节保持伸直位内收位，以防出现屈曲外展畸形；膝下截肢残肢的膝关节尽量处于伸直位，以防出现屈膝挛缩畸形。

（二）使用假肢前的康复护理

1. 增加全身体能的运动训练　截肢都会造成患者全身体能明显下降，而截肢者穿戴假肢运动也要消耗更多的能量，截肢水平越高，耗能越大。体能训练并非只针对截肢肢体，也要注意进行躯干肌和未截肢肢体的强化训练。术后 1～3d 开始进行深呼吸和放松练习，随后在床上进行辅助的移动训练和翻身、坐起、上下床训练，以及进行各种适合患者的运动训练，如轮椅篮球、游泳、引体向上、残肢端负重训练、单腿站立训练、单腿跳等。

2. 残肢训练

（1）关节活动度训练 为避免关节挛缩畸形严重影响假肢的配戴，应尽早开始关节活动度训练。前臂截肢后应加强肩、肘关节活动，防止肘关节僵直；上臂截肢要早期训练肩关节活动，防止因肩关节挛缩而影响肩关节外展功能；小腿截肢，要注重膝关节的屈伸运动训练，尤其是伸直的运动训练，以防止发生膝关节屈曲畸形；大腿截肢后，要早期强调髋关节的内收和后伸运动训练，否则可发生髋关节屈曲、外展畸形。

（2）肌力训练 良好的肌力更易于控制假肢，而且可以防止残端肌肉萎缩。上臂截肢主要训练双肩关节周围肌力。前臂截肢应增强肘关节屈伸肌力，同时训练前臂残留肌肉。大腿截肢应加强髋伸肌、内收肌、内旋肌的肌力训练。小腿截肢主要训练股四头肌，同时要训练小腿残留的肌肉。

（3）增强残肢皮肤强度（特别是负重部分的皮肤）的训练 强化残端皮肤，提高残端皮肤的耐磨性。可以用治疗用泥按摩的方法对下肢截肢残肢端皮肤进行承重能力的训练，在垫子上进行站立负重训练，或直接在床上、地板上练习残端负重的步行。

（4）使用助行器的训练 特别应对截肢者进行使用拐杖的指导，合适的拐杖长度一般为身高减 41cm，注意纠正由于使用拐杖行走导致的身体前屈身姿势和残肢的屈曲位。

（5）健侧腿训练 单腿站立训练，可纠正骨盆倾斜、脊柱侧弯，防止在初装假肢时感到假肢较长，同时也加强了肌力训练。连续单腿跳，可增强健腿肌力，获得健侧支撑的平衡感和稳定性。健侧站立位的膝关节屈伸运动对于上、下台阶及转换姿势的稳定性十分重要。

3. 心理护理 截肢后患者的躯体外形破坏，功能丧失，对工作、学习、生活上带来极大影响，使患者在心理上和精神上受到严重创伤。应对患者积极的支持和心理疏导，帮助患者以最佳的心理状态面对现实，配合康复治疗与训练，尽早重返社会。

（三）穿戴和使用假肢的康复护理

1. 穿戴临时假肢的康复护理

截肢术后应尽早穿戴临时假肢，一般术后 3 周即可安装临时假肢，穿戴临时假肢后的康复训练如下。

（1）穿戴临时假肢的方法 大腿假肢的穿戴方法是利用一块绸子将残肢包裹，残肢插入接受腔后，绸子的尾端通过接受腔底部的气孔，牵拉绸子使残肢完全进入接受腔底部，最后将绸子拉出。如小腿假肢，残肢要穿袜套；当残肢萎缩，接受腔变松时，需要增加袜套的层数，但一般不超过 3 层。

（2）站立位平衡训练 一般在平行杠内进行，练习双下肢站立、健肢站立平衡、假肢侧站立平衡。要求假肢单腿站立能保持一定的时间，一次站立 5～10s 以上。

（3）步行训练

①迈步训练　只有当假肢侧单腿站立平衡时才能进行迈步训练，开始在平行杠内进行，双足间隔保持10cm左右。先是假肢侧迈步，过渡到假肢侧站立、健肢迈步。由双手扶杠到单手扶杠，由双杠内练习过渡到双杠外练习。

②步行训练　可用拐或步行器辅助，最后到独立步行、转弯、上下楼梯、过障碍物、地面上拾物训练以及跌倒后起立训练等内容。

2. 穿戴永久假肢的康复护理

（1）穿戴永久假肢的条件　①残肢成熟定型是最基本的条件，也就是经过临时假肢的应用，残肢弹力绷带的缠绕，残肢已无肿胀，皮下脂肪减少，残肢肌肉不再继续萎缩，连续应用临时假肢两周以上残肢无变化，接受腔适配良好，不需要再修改接受腔；②经过穿戴临时假肢后的各种康复训练已达到基本目的和要求，如上肢假肢要能完成日常生活活动中的基本动作；下肢假肢要具备最基本的行走功能。

（2）上肢假肢的使用训练　上肢假肢的使用训练远比下肢假肢的训练复杂和困难得多。基本操作训练方法从训练截肢者熟悉假肢和假肢控制系统开始，先训练手部开闭动作，然后再练习水平移动、垂直移动的动作，直到熟练为止。对肘关节以上截肢者使用假肢的训练，要注意增加肘关节的动作训练。对单侧上肢截肢的患者，先要进行利手交换的训练，使原来不是利手的健肢变成功能性更强的利手，而假手主要起到辅助手的作用。在病房或家庭环境中，让截肢者积极使用假肢，这对截肢者满意地接受假肢和提高假肢的实用性具有很好的效果。

（3）下肢假肢的训练　康复训练的重点在于对各种异常步态的矫正，形成正常步态。通过站立平衡训练、关节活动度训练、肌力训练，来防止髋关节挛缩、维持站立、行走平衡、形成正常的步态。有了良好的平衡能力和肌力，要鼓励下肢截肢者早日用假肢行走，并加强假肢应用的训练，提高假肢使用的协调性和灵活性。如果出现异常步态，可让患者利用镜子进行自我纠正。为适应不同的环境，还要让患者在特殊路面上，如石子路、沙地上进行步态练习。

3. 穿戴假肢后的注意事项

（1）保持适当的体重　体重增减超过3kg就会引起接受腔过紧，使接受腔变得不适合。而且体重越大，能耗越大，肥胖会使残肢对假肢的控制能力减弱，不利于发挥假肢的代偿功能。

（2）防止残肢肌肉萎缩　残肢萎缩对假肢接受腔的适配及功能发挥不利。

（3）防止残肢肿胀及脂肪沉积　在夜间或因某些原因而在一段时间不能穿戴假肢时一定要用弹力绷带包扎。

（4）保持残肢皮肤和假肢接受腔的清洁　保持残肢皮肤健康，残肢应每晚用水和肥皂清洗后擦干。残肢袜套、接受腔也要经常清理，保持清洁。

四、健康教育

（1）向患者介绍假肢的构造与功能，使患者建立、接受和使用假肢的思想。

（2）使患者了解使用假肢训练的目的、程序和内容，积极配合医护人员的康复护理训练。

（3）让患者了解穿戴假肢前后护理残肢的重要性，掌握具体护理方法。

（4）帮助患者重塑自信，积极投入到康复训练中去，尽早回归社会。

（5）定期复诊，了解肢体情况。接受健康指导，继续坚持训练。

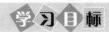

目标检测

1．简述截肢后的功能障碍。

2．简述截肢后的康复护理措施。

（段启龙）

第十一节　颈肩腰腿痛的康复及护理

学习目标

知识目标

1．掌握颈椎病、肩周炎、腰椎间盘突出症的康复护理内容。

2．熟悉颈椎病、肩周炎、腰椎间盘突出症患者的健康教育。

3．了解颈椎病、腰椎间盘突出症的治疗方法，颈椎病、肩周炎的病因。

能力目标

1．学会颈椎病、肩周炎、腰椎间盘突出症的康复护理。

2．能够对颈椎病、肩周炎、腰椎间盘突出症患者进行健康教育。

【引导案例】

黄某，女性，48 岁。肩部疼痛 1 个月，受凉及活动时加剧，近 1 周肩关节活动受限，不能梳头，后伸摸背困难。患者这个时候肩关节能否运动？治疗方法有哪些？护理要点是什么？生活中应该注意哪些方面？

颈、肩、腰、腿痛是常见病、多发病，严重影响患者的工作和生活。康复治疗是这些疾病恢复的主要方法，正确的康复护理与健康教育，可以有效减少复发，促进患者恢复。

一、颈椎病的康复及护理

（一）概述

1. 概念　颈椎病是指由颈椎骨质增生，韧带增厚、钙化或颈椎间盘退变、突出、脱出等颈椎退行性变化刺激或压迫颈椎周围的肌肉、血管、神经、脊髓所引起的一系列症状。常见于 40 ~ 60 岁，性别上无明显差异，长期从事伏案工作者发病率较高。

2. 病因　颈椎病是因颈椎间盘退行性改变以及其继发性改变所致。其他因素包括头颈部的慢性劳损、颈椎的先天性畸形、头颈部外伤或咽喉部炎症等诱发因素。

3. 分类及临床表现 依据受累部位及临床表现不同，临床上将颈椎病分为五型：神经根型、脊髓型、椎动脉型、交感神经型、混合型。

（1）神经根型 主要表现为肩背或颈枕部阵发性或持续性的隐痛或剧痛，并可向前臂和手指放射，患侧上肢发沉无力、握力减退或持物落地。

（2）脊髓型 多发生在 50 岁以上的男性，起病缓慢，下肢症状先出现如麻木、行走不稳、踩棉花感，既而出现自下而上的上运动神经元瘫痪，躯干有束带感受，大小便功能障碍，手的精细动作障碍，肢体伴不同程度瘫痪。

（3）椎动脉型 主要表现为头部过伸或转向某一方位时出现一过性眩晕、恶心、呕吐、耳鸣、记忆力减退，偶有猝倒。

（4）交感神经型 表现较复杂，常伴有头痛、面部麻木、无汗或多汗、眼花、视物模糊、畏光、耳鸣、听力减退、心前区疼痛不适、心律失常等。

（5）混合型 出现两型或两型以上症状者。

4. 并发症 颈椎病的常见并发症有偏瘫、截瘫、吞咽不畅、心动过速、腹胀便秘等。

5. 治疗

（1）颈椎牵引 颈椎牵引是治疗颈椎病的有效方法，常作为首选疗法。具有安全、简便、疗效肯定等优点，广泛应用于各类型颈椎病，但对严重的脊髓型颈椎病，颈椎节段不稳定的患者要慎用或禁用。一般常用颌枕吊带牵引、手动滑轮牵引或电动牵引。患者采用坐位，年老体弱或有眩晕、病情较重者也可仰卧位牵引。坐位牵引时头前屈 20°～30°，牵引重量通常从 3～5kg 开始，逐渐增加至 8～10kg 或更多，既要保证疗效，也要让患者能够耐受，一般不超过患者体重的 1/4 为宜。牵引时间每次 20～30min，多采用持续牵引，每天 1～2 次，一般 10d 为一个疗程。

（2）制动与运动 颈椎病患者急性期或手术后需要一定时期内制动，可以解除颈部肌肉痉挛，缓解疼痛，减少突出的椎间盘或骨赘对脊髓、神经及椎动脉的刺激；或使手术部位获得稳定，有利于手术创伤的恢复。急性期症状缓解后，可以指导患者进行相关的运动疗法，主要是颈肩部肌肉的锻炼，颈背部和肩关节活动范围的训练。每次 10～15min，每天 2～3 次，可指导患者长期坚持锻炼，以巩固疗效，减少复发。

（3）推拿治疗 颈椎病推拿也广泛应用于各类型颈椎病，但严重的脊髓型患者要慎用或禁用。可以缓解肌肉痉挛，减轻疼痛，从而达到缓解症状的目的。一般采用拿揉、捏法、点按、滚法等手法作用于颈、肩臂部，每天 1～2 次，每次15～20min。

（4）理疗及针灸 理疗是治疗颈椎病的传统方法，各种热疗法应用较多，如短波、微波疗法、红外线、蜡疗、局部热敷等。可以改善局部血液循环，解除肌肉痉挛，从而缓解症状。针灸和穴位注射也有一定的临床疗效。

（5）其他措施 临床治疗时也可以应用镇痛药、营养神经药物、血管扩张药等中西药物对症治疗，指导患者选择合适的枕头，养成良好的作息习惯，必要时可应用颈部矫形器，对缓解症状及减少复发有着积极的意义。

（二）主要功能障碍及评估

1. 功能障碍

（1）颈部肌肉、肌腱和韧带等软组织损伤，导致粘连和肌肉萎缩。

（2）颈部关节活动度变小、活动受限。

（3）头晕和上肢放射痛。

2. 一般评定项目

（1）病史　颈椎病多发生于长期从事低头伏案工作或长时间保持一个姿势工作的人，要询问职业、生活习惯和爱好等。

（2）临床表现　患者多有颈、肩、臂、背部疼痛，一侧或双侧手、臂部麻木，头痛、头晕、心慌、胸闷、多汗、上肢无力、走路不稳及大小便异常等症状。体格检查可有颈、肩、背部压痛，肌肉紧张，活动受限；上、下肢腱反射亢进或减弱，病理反射阳性；皮肤感觉异常；大小鱼际肌萎缩，上、下肢肌力减弱，肌张力增高。

（3）特征性检查　颈椎病时常需要进行一些特殊的物理检查，简介如下。

①椎间孔挤压试验（压顶试验）　令患者头偏向患侧，检查者左手掌放于患者头顶部，右手握拳轻叩左手背，则出现肢体放射性痛或麻木，表示力量向下传递到椎间孔变小，有根性损害；对根性疼痛严重者，检查者用双手重叠放于头顶，向下加压，即可诱发或加剧症状。当患者头部处于中立位或后伸位时出现加压试验阳性，称之为Jackson压头试验阳性。

②椎间孔分离试验（引颈试验）　患者端坐，检查者立于其身侧，双手分别托住患者枕部和下颌，向上牵引颈椎。如果出现上肢麻痛症状减轻为阳性。

③臂丛牵拉试验　患者低头，检查者一手扶患者头颈部，另一手握患肢腕部，作相反方向推拉，看患者是否感到放射痛或麻木，这称为Eaten试验。如牵拉同时再迫使患肢作内旋动作，则称为Eaten加强试验。

④上肢后伸试验　检查者一手置于健侧肩部起固定作用，另一手握于患肢腕部，并使其逐渐向后、外呈伸展状，以增加对颈神经根牵拉，若患肢出现放射痛，表明颈神经根或臂丛有受压或损伤。

⑤影像学检查　X线检查是诊断颈椎病的重要依据，一般可行颈椎侧位、双斜位片。CT检查可见椎间盘突出、后纵韧带钙化、神经根管狭窄等。MRI检查可以了解颈椎间盘突出类型、硬膜囊和脊髓受压情况，椎管狭窄等。

（三）康复护理措施

1. 选择合适的枕头　合适的枕头高度对防止颈椎病的发作和发展具有十分重要的意义。枕头不宜过高，一般仰卧时约该患者一平拳高，侧卧时一立拳的高度为宜，以确保颈椎的生理弯曲与支持性。枕头应有适当的弹性和可塑性，不要过硬，以木棉或谷物皮壳较好，也可以选择颈枕。

2. 维持正确体位　颈椎病的发生、发作与头部长期所处的位置很有关系。长期低头工作是颈椎病发生、发展、复发的重要原因之一，颈椎长期处于屈曲位，可导致椎间隙内压力增高、颈部肌肉、韧带、关节囊劳损诱发颈椎病。长期伏案工作应注意定期改变头颈部体位，每隔1～2h让头部向左、右转动数次；调整桌面和工作台的高度，原则上使头颈胸保持正常生理曲线标准；在日常生活中保持正确的站姿和坐姿，避免不良体位导致颈肌疲劳及慢性劳损。尤其注意避免床上屈颈看书、看电视，否则易引起发病或使病情加重。

3. 颈椎牵引的护理 颈椎牵引前告知患者疗法的原理和作用，减少恐惧感，取得主动配合。牵引过程中仔细观察患者的反应，一旦发现患者面色明显变化或大量出汗，或患者感到头晕、恶心、心慌、窒息感等，要立即停止牵引或调整牵引的重量、角度，观察患者的反应。必要时可以让患者暂停治疗，静卧休息，保持环境通风。

4. 颈围的使用 颈椎病急性发作时，使用颈围有制动和保护作用，可限制颈椎的异常活动，减轻颈椎的压力，有助于组织修复和症状缓解等。使用时应注意颈围高度要适宜，最好是量身定做；急性期过后应去除颈围，防止长期使用导致颈部肌肉萎缩、关节僵硬等。

5. 疼痛的护理 颈椎病患者颈、肩及上肢均可能出现疼痛、酸胀、麻木，可指导患者做颈椎医疗体操，不仅能减轻疼痛，也能有效防止复发；加强心理疏导，缓解患者的精神紧张，也可以帮助患者减轻心理压力，减轻疼痛。

（四）健康教育

（1）颈椎病是常见病、多发病。常反复发作，影响正常生活和工作，患者应该引起足够的重视。同时颈椎病是良性疾病，绝大多数经积极治疗，正确预防，可以减缓疾病的进一步发展，不会引起瘫痪等，而接受手术治疗。

（2）日常生活工作中，要注意保持正确的体位，纠正不良体位。对长时间低头、仰头或单向转颈者，定时做颈部运动。

（3）注意颈部保暖，避免各种原因引起的颈部损伤。

（4）加强对颈椎病预防和保健知识的教育，引起人们足够的重视，减少颈椎病的发病率，预防复发。

（5）帮助患者消除不良情绪，认真配合康复治疗护理，并鼓励患者积极进行自我康复训练，树立战胜疾病的信心。

二、肩周炎的康复及护理

（一）概述

1. 概念 肩周炎全称肩关节周围炎，俗称凝肩、冻结肩、五十肩。多发于50岁以上的中老年人。是一种肩关节周围的肌肉、韧带、关节囊、滑膜囊等软组织的慢性炎症导致的关节内、外粘连，阻碍肩关节活动的病变。临床上按发病过程分为急性期、慢性期和功能恢复期。

2. 病因

（1）肩关节软组织退行性改变 本病多发于50岁左右的中老年人，此时肩关节周围软组织蜕变，承受外力的能力减弱，修复能力变差，容易造成慢性损伤。

（2）慢性损伤 长期过度活动，姿势不良，受凉等因素促使疾病发生。

（3）肩关节损伤 肩部肌肉拉伤、扭伤或上肢骨折等，容易导致肩周组织废用性萎缩、粘连等，出现本病。

（4）肩外因素　有心、肺、胆囊疾病及颈椎病等可发生肩部牵涉痛，使肩部肌肉长期痉挛、缺血，产生局部无菌性炎症，或因疼痛肩部活动减少，最终导致肩周炎的发生。

3. 临床表现　多为中老年人患病，常无明显病因，开始肩痛轻，逐渐加重，受凉或活动时疼痛明显，夜间常疼痛不能正常睡眠。病情发展，出现肩关节活动障碍，以外展、外旋、后伸和上举受限最明显。久病可见肩臂部肌肉萎缩，患侧上肢无力等症状。部分患者有自愈倾向。

4. 治疗　肩周炎的治疗主要是采用综合措施缓解疼痛和恢复肩关节的运动功能。根据疾病分期和患者的具体情况，可采取以下措施。

（1）药物治疗　急性期疼痛明显者，可酌情选用消炎镇痛药治疗，如芬必得、氨糖美辛、阿司匹林等。如有明确压痛点，可用皮质醇和局部麻醉剂作痛点封闭。

（2）理疗　理疗在肩周炎的治疗中广泛应用，常采用超声波、超短波、微波、电脑中频及局部热敷等，每次15min，每日1次，10～14d为一疗程。有助于解除肌肉痉挛、消炎止痛。

（3）针灸、推拿　推拿按摩对解除肌肉痉挛，缓解疼痛，松解肩周粘连具有一定疗效，急性期多采用和缓放松的手法，恢复期一般多用弹拨、拿揉和关节运动类手法，以恢复肩关节的活动范围。针灸、封闭、局部拔罐等，也经常应用于本病的治疗。

（4）运动疗法　运动疗法是预防和治疗肩关节活动障碍的最重要的方法，能改善关节活动度和恢复肩部肌群力量，减轻关节周围软组织粘连。以肩关节活动度训练为主，适合于恢复期和慢性期的患者。常采用徒手体操运动来练习，可在无痛或轻痛范围内作患肩的主动内旋、外旋、外展、环转、上举等活动练习，如躯体前屈位下的前后、内外、绕臂摆动，提重物摆动、爬墙，早晚练习各一次。也可以用体操棒、肋木、滑轮装置等作肩关节各活动方向的训练。肩臂无力患者应做肌力恢复练习。

（5）关节松动术　关节松动术可以缓解关节疼痛，关节活动受限或关节僵硬，严格掌握手法的操作要求，肩周炎各期都可以应用。常用的关节松动手法有：肩关节的摆动、牵引、挤压、旋转、滚动和滑动等，可以减轻患者疼痛肿胀，缓解肌肉肌腱痉挛，消除肩关节纤维性粘连，逐渐扩大关节活动范围。

（二）主要功能障碍及评定

1. 功能障碍

（1）肩部肌肉、肌腱和韧带等软组织损伤，导致粘连和肌肉挛缩。

（2）肩关节活动度变小、活动受限。

2. 一般评定项目

（1）肩关节周围炎多发生于50岁以上的老年人，女性多见。要询问年龄及职业，日常生活中肩关节的负重和活动情况。

（2）症状　患者肩、臂、背部疼痛，肩关节活动度变小或者几乎不能活动，遇冷加重。

（3）肩关节活动度的评定　对肩部的前屈、后伸、外展、内收、外旋、内旋活动度进行评定。

（4）影像学检查　X平片早期无改变，病程长者可见到肩部骨质疏松，肩峰下见到钙化阴影。X平片虽能看到骨结构的变化，如骨折、骨质增生、骨肿瘤等，有时也能看到钙化性肌腱炎，但对于肩关节盂唇撕裂、关节囊病变、肩关节不稳、肩袖撕裂等不能作出诊断。MRI对软组织的分辨率高，比CT更清楚，而且可作多层次多方位的扫描，能对肩袖组成的肌肉、肌腱的变化清晰显像。

（三）肩周炎的康复护理

1. 急性期　注意制动与休息，用三角巾悬吊上肢以减轻肩部的活动，充分休息，但每天坚持肩关节活动数次，防止盂肱关节周围软组织因制动而发生挛缩、粘连。

2. 慢性期及恢复期

（1）运动疗法的护理　治疗前向患者介绍治疗的目的及康复作用，治疗方法的感受和反应，帮助患者做好治疗前的准备工作，如穿着合适的衣服、排空大小便等注意事项。安排患者的病房训练项目及合理训练频次，以保证康复训练的效果。

（2）肩关节按摩和关节松动术的护理　治疗前告知疗法的作用和反应，以消除患者的顾虑和恐惧等不良心理反应，治疗后注意观察患者局部情况，如有疼痛加重，明显肿胀等，及时向医师、治疗师反映并给予处理。

（3）物理因子治疗　治疗过程中防止烫伤，注意询问和观察患者的反应和一般状况。

3. 心理护理　肩周炎患者疼痛和活动障碍比较明显，经过治疗，大都可以痊愈。应向患者说明疾病的特点和恢复的过程，引导患者放松紧张情绪，以帮助其缓解疼痛，鼓励患者合理、积极地训练，促进早日康复。

（四）健康教育

（1）工作生活中，要劳逸结合，肩部运动要适量，避免因肩部过度劳累引起的损伤。

（2）注意肩部的保暖，避免肩部受寒、受湿。

（3）提高患者自我控制和自我处理疼痛的能力。

（4）加强自我保护，避免关节损伤、劳损及外伤等，一旦损伤应及时治疗，以免遗留后遗症；避免肩关节长期不活动，如因疼痛而自我制动，导致肩周炎的发生。

（5）坚持体育锻炼，如游泳，打羽毛球、太极拳，做健身操等。

三、腰椎间盘突出症的康复及护理

（一）概述

1. 概念　腰椎间盘突出症是因椎间盘劳损变性、纤维环破裂或髓核脱出等，刺激或压迫脊神经、脊髓等引起的一系列综合征的总称。多发生于青壮年，$L_4 \sim L_5$、$L_5 \sim S_1$间隙的发病率最高。

2. 病因

（1）腰椎间盘的退行性改变　随着年龄的增长，纤维环的坚韧程度的降低，髓核的含水量的降低，弹性下降，椎间盘变薄，结构松弛、失稳。

（2）外力的作用　长期反复的弯腰、扭转等外力造成的轻微损害，日积月累地作用于腰椎间盘加重了退变的程度，也是椎间盘突出的诱发因素。

（3）其他因素　受凉，受寒、湿可诱发；妊娠、脊柱发育异常、脊柱滑脱症及脊柱骨折和脊柱手术史者也可以发生。

3. 临床表现　临床中按髓核突出的程度可分为膨出、突出及脱出三种类型。腰痛和一侧下肢放射痛、腰部运动障碍、腰椎脊柱姿势改变、主观麻木感、患侧下肢温度下降等为腰椎间盘突出症的常见临床表现。部分患者可见马尾神经压迫症，出现大小便障碍、鞍区感觉异常。

4. 治疗

（1）药物治疗　即兴发作期可根据疼痛程度选择消炎、镇痛药，如乙酰氨基酚、双氯芬酸钠等。局部有水肿时可加用脱水药，如甘露醇。

（2）腰椎牵引　通过牵引可增加腰椎间隙，降低椎间盘内压，促进膨出的椎间盘回缩；可改善了局部的血液循环，缓解肌痉挛。主要适用于存在神经根刺激症状时，多用自动牵引床平卧牵引，每次牵引 20 ~ 30min，每日 1 ~ 2 次。

（3）按摩治疗　按摩治疗是我国治疗腰椎间盘突出症最常用的疗法之一，手法丰富，有擦、揉、推、滚、按、搓、抖、拍打、扳等，作用不尽相同。每次治疗 15 ~ 20min，手法宜由轻而缓到重而快，然后又回到轻而缓。

（4）运动疗法　运动疗法可增强椎间盘突出症患者的腰腹肌力量，提高腰椎稳定性，有利于稳定病情和巩固疗效。症状初步缓解后宜尽早开始卧位腰腹肌运动，但要避免腰椎明显屈曲或过伸的动作，至少持续 3 个月，以后适当进行巩固性锻炼。神经根症状消失后应开始恢复脊柱活动度的练习。

（5）手术治疗　正规非手术治疗 2 ~ 3 个月不能控制症状且患者不能忍受，或出现马尾神经损害症状者，可以考虑手术治疗。

（二）主要功能障碍及评定

1. 功能障碍

（1）腰部肌肉、肌腱和韧带等软组织损伤，导致粘连和肌肉挛缩。

（2）腰椎活动度变小，活动受限。

（3）下肢放射痛。

2. 一般评定项目

（1）患者可出现腰痛和一侧下肢放射痛、腰部运动障碍、腰椎脊柱姿势改变、主观麻木感、患侧下肢温度下降。

（2）相关检查

①在 L_4 ~ L_5、L_5 ~ S_1 间隙、棘突旁有明显压痛，用力按时可见疼痛向下肢放射。

②直腿抬高试验及加强试验　检查时嘱患者仰卧，两下肢伸直，医师一手置于膝关节上，使下肢保持伸直，另一手将下肢抬起。正常人可抬高 70°以上，如抬高不到 30°，即出现由上而下的放射性疼痛，为直腿抬高试验阳性。在此基础上将患者下肢抬高到最大限度后，放下 10°约左右，在患者不注意时，突然将足背屈，若能引起下肢放

射痛即为加强试验阳性。

③拇趾背伸或跖屈力减弱或消失。

④屈颈试验　患者仰卧，也可端坐或者直立位，检查者一手置于患者胸部前，另一手放于枕后，缓慢、用力地上抬其头部，使颈前屈，若下肢出现放射痛，则为阳性。

⑤挺腹试验　患者处于仰卧位，两手置于体侧，以枕部及两足跟为着力点，将腹部向上抬起，如可感到腰痛及患侧下肢放射痛，即为阳性。如不能引出疼痛，可在保持上述体位的同时，深吸气并保持30s，至面色潮红，患肢放射痛即为阳性；或在挺腹时用力咳嗽，出现患肢放射疼痛者也为阳性。

（三）腰椎间盘突出症的康复护理

1. 非手术治疗的康复护理

（1）卧床休息及限制活动　患者取平卧位，特别是垫高小腿使髋和膝屈曲、髂腰肌放松的平卧位，可使椎间盘内压降至最低水平，有利于消肿，使症状缓解。选用硬板床，卧床时间以2~3周为宜。过久的卧床会引起肌萎缩、骨质疏松，还可能造成心理障碍，不利于功能恢复。早期起床后宜站立与卧位交替，取坐位时宜使椅背后倾20°左右，并在腰后置靠垫以维持腰椎的生理性前凸。

（2）佩戴腰围　急性发作时，用内置钢条支撑的弹力腰围固定，固定期间应在护士的指导下每天适时脱下腰围进行适当的针对性训练，并尽量缩短腰围使用时间。

2. 手术后的康复护理

（1）加强心理护理　要让患者从思想上认识到术后必须密切配合康复护理，才能达到治疗的最佳效果。术后症状缓解明显者不能盲目乐观而随意活动，一定要与医护人员配合；术后症状无较大改善者，不能过于焦虑，因病情轻重不同，恢复所需要的时间也不相同。因此，应经常巡视病房，多与患者交流沟通，给以安慰和必要的解释。介绍同种疾病患者治疗成功的例子，以减少顾虑与担忧，增强战胜疾病的信心，认真坚持治疗。

（2）注意卧床休息　腰椎间盘突出症术后患者需要卧床休息，卧床时间可根据患者的年龄、身体素质及手术方法而定，一般为3~4周。术后4~6h内平卧，不宜过早翻身，以免引起伤口活动性出血。4~6h以后可由护士协助翻身。翻身方法为：护士一手置于患者的肩胛部，另一手置于患者的髋部，两手同时用力，保持脊柱在一条轴线上。3~7d以后可根据患者的体质，结合病情考虑是否可主动翻身或需要协助翻身。

（3）防止神经根粘连　术后早期直腿抬高练习是防止神经根粘连的有效措施。术后麻醉消失后，即应在应用镇痛药物的前提下，协助患者做直腿抬高，初次由30°开始，逐渐加大抬腿幅度。第3天后应鼓励患者做主动直腿抬高动作。

（4）术后活动　向患者讲明术后活动的目的及重要性，鼓励患者主动进行锻炼。术后卧床期间应坚持四肢活动锻炼，如扩胸、足踝及膝关节的活动。这不仅可以有效地预防肌肉萎缩，而且对增强机体血液循环、提高免疫状态、促进愈合、预防并发症等均有益。术后1周可在床上开始腰背部锻炼，提高腰背肌力，增强脊柱稳定性。

（四）健康教育

（1）在日常生活中注意维持正确的站姿、坐姿、劳动姿势，保持正常的腰椎生理前凸。

（2）适当的运动可预防腰椎间盘突出症的发生。对腰椎间盘突出症患者，可增强腰腹肌力量，以增加腰椎的稳定性，巩固疗效，避免复发。

（3）避免引起腰椎间盘损伤的动作。如在腰椎侧弯或扭转时突然用力，直腿弯腰搬物等。

（4）腰痛患者避免穿高跟鞋，以软底平跟鞋为宜。

知识链接

　　颈、肩、腰、腿痛常见多发，并且每个年龄阶段都会发病，流行病学研究表明，目前在全世界范围内，腰、肩、腿病已经成为发病率最高的职业性疾病。大约有70%左右的人在其一生中会发生颈、肩、腰、腿痛。因此，如何防治颈、肩、腰、腿疼，应当成为高度关注的问题。应该从生活、工作、劳动、体育活动中加强防范。如低头或坐位等固定一个姿势超过1h以上，应该活动、锻炼。弯腰拾物、拖地、搬抬重物时尽可能两腿分开，支点在两大腿上，以减轻对腰椎的压力。枕头最高不超过11cm，床不可太软，以保证颈、腰部的正常生理曲度。坐位时，臀部尽可能后坐，保证腿部受力，不翘二郎腿。加强生活防护，避免感受风寒、潮湿。减肥、减轻体重对关节、腰椎的压力。避免不良动作，养成良好的睡姿、站姿、坐姿。加强主动锻炼，如慢跑、游泳、放风筝、爬山、倒走、瑜伽、健身操等。定期体检颈椎、腰椎、膝关节，尽可能早发现初期病变，采取正规的诊疗措施，防止疾病的进一步发展和一些并发症的出现。

目标检测

1．简述颈椎病的临床分型、肩周炎的分期。

2．颈椎病、肩周炎、腰椎间盘突出症的康复护理有哪些内容？

3．简述颈椎病、腰椎间盘突出症的治疗方法。

4．如何对颈椎病、肩周炎、腰椎间盘突出症患者进行健康教育？

（罗光会）

第十二节　冠心病的康复及护理

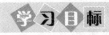

知识目标

1．掌握冠心病不同时期康复护理目标及康复护理措施。

2．熟悉冠心病患者主要功能障碍及康复功能评定。

3．了解冠心病患者的健康教育。

能力目标

能对不同时期冠心病患者实施康复护理措施。

【引导案例】

男性，60岁，急性心肌梗死后7周，体力明显下降。曾有冠心病史10年，7周前突发急性心肌前壁梗死，经住院治疗病情稳定，无明显合并症，但由于卧床1个半月，目前轻度活动自觉心慌、乏力。简要说明对该患者如何进行康复护理？患者出院后对其进行的康复处理措施有哪些？

冠心病是当今威胁人类健康的主要疾病之一，并且呈逐年上升趋势，冠心病患者具有不同程度的功能障碍，通过对冠心病患者的康复治疗和康复护理，能够提高其生活质量，降低发病率和病死率。

一、概述

（一）概念

冠状动脉粥样硬化性心脏病指冠状动脉粥样硬化使血管腔狭窄或阻塞，它和冠状动脉功能性改变（痉挛）一起，统称冠状动脉性心脏病，简称冠心病，亦称缺血性心脏病。冠状动脉粥样硬化性心脏病是动脉粥样硬化导致器官病变的最常见类型，也是严重危害人类健康的常见病，在我国近年来呈增长趋势。

（二）危险因素及诱因

1. 重要危险因素 为血脂蛋白异常、高血压、糖尿病、吸烟、肥胖、血同型半胱氨酸增高、体力活动少、高龄和男性等。

2. 常见诱因 劳累、情绪激动、饱食、受寒、急性循环衰竭等。

（三）临床分型

按照世界卫生组织发表的命名和诊断标准对冠心病分类如下。

1. 隐匿型或无症状性冠心病 又称无症状性心肌缺血，指确有心肌缺血的客观证据（心电活动、左室功能、心肌血流灌注及心肌代谢等异常），但缺乏胸痛或与心肌缺血相关的主观症状。

2. 心绞痛型 心绞痛是冠状动脉供血不足，心肌急剧的、暂时的缺血与缺氧所引起的临床综合征。其特点为阵发性的前胸压榨性疼痛，疼痛主要位于胸骨后部，可放射至心前区与左上肢，常发生于劳力或情绪激动时，持续数分钟，休息或用硝酸酯制剂后消失。

（1）稳定型心绞痛 即稳定型劳力性心绞痛，指由心肌缺血缺氧引起的典型心绞痛发作，其临床表现在1~3个月内相对稳定。

（2）不稳定型心绞痛 胸痛的部位、性质与稳定型心绞痛相似，包括以下类型。

①恶化型心绞痛 原为稳定型心绞痛，在1个月内发作的频率增加、程度加重、时限延长、诱发因素变化、硝酸类药物缓解作用减弱。

②初发型心绞痛 1个月内新发生的心绞痛，并因较轻的负荷所诱发；或有过稳定型心绞痛已数月未发，再次发生的时间未到1个月。

③自发性心绞痛 是指休息状态下或轻微活动时诱发的心绞痛，如卧位心绞痛、中间综合征及常在清晨或夜间发作的和发作时S-T段抬高的变异型心绞痛。

④继发性不稳定型心绞痛 由于贫血、感染、甲状腺功能亢进、心律失常等原因

诱发的心绞痛。

3. 心肌梗死型　心肌梗死是心肌缺血性坏死。在冠状动脉病变的基础上，发生冠状动脉血供急剧减少或中断，使相应的心肌急性缺血导致心肌坏死，属冠心病的严重类型。

4. 缺血性心肌病型　是指由于长期心肌缺血导致心肌局限性或弥漫性纤维化，从而产生心脏收缩和（或）舒张功能受损，引起心脏扩大或僵硬、充血性心力衰竭、心律失常等一系列临床表现的综合征。

5. 猝死型　指由于冠心病引起的不可预测的突然死亡，世界卫生组织规定发病后6h内死亡者为猝死，半数患者生前无症状。目前认为心脏骤停的发生是由于在动脉粥样硬化的基础上，发生冠状动脉痉挛或栓塞，导致心肌急性缺血，造成局部电生理紊乱，引起短暂的严重心律失常（特别是心室颤动）所致。

（四）临床分期

根据冠心病康复治疗措施的特征，国际上一般将康复治疗分为三期。

1. Ⅰ期　指急性心肌梗死或急性冠脉综合征住院期康复，经皮腔内冠状动脉成形术（PTCA）或冠状动脉旁路移植术（CABG）术后早期康复也属于此列，发达国家此期已经缩短到3～7d。

2. Ⅱ期　指患者出院开始，至病情稳定性完全建立为止，时间5～6周。由于急性阶段缩短，Ⅱ期的时间也趋向于逐渐缩短。

3. Ⅲ期　指病情处于较长期稳定状态，或Ⅱ期过程结束的冠心病患者，包括陈旧性心肌梗死、稳定型心绞痛及隐性冠心病。PTCA或CABG后的康复也属于此期。康复程序一般为2～3个月，自我锻炼应该持续终生。有人将终生维持的锻炼列为第Ⅳ期。

二、主要功能障碍及评定

冠心病除了由于心肌供血不足直接导致的心脏功能障碍以外，还可产生一系列继发性躯体和心理障碍，它主要引发患者以下几个方面的功能障碍。

（一）主要功能障碍

1. 心血管功能障碍　患者活动后心脏负荷增加、耗氧增加，造成已存在冠状动脉粥样硬化的心肌缺血。同时，冠心病的发生又可限制患者的体力活动，从而使心血管系统适应性降低，导致循环功能减退。

2. 呼吸功能障碍　冠心病患者由于膈肌活动度降低，通气及换气功能障碍，运动能力和耐力降低。长期心血管功能障碍可导致肺循环功能障碍，降低了肺血管和肺泡气体交换的效率，从而易诱发或加重缺氧症状。

3. 代谢功能障碍　脂肪和能量物质的相对或绝对摄入过多及缺乏运动是代谢功能障碍的基本原因。同时缺乏运动还可导致胰岛素抵抗，除了引起糖代谢障碍外，还可促使形成高胰岛素血症和高脂血症。

4. 全身运动耐力减退　冠心病患者由于缺乏运动可导致机体摄氧能力和氧化代谢能力降低，从而造成全身运动耐力的减退。

5. 心理行为障碍　冠心病患者常伴有不良生活习惯或心理障碍等，同时，长期的卧床制动会增加患者的恐惧和焦虑情绪，这些负面的心理行为也是影响患者日常生活和治疗的重要因素。

（二）康复评定

1. 病史和体格检查及实验室检查　临床常规的病史采集、体格检查、有关的化验、心电图、超声心动图、核医学检查、冠脉造影等，是全面评价患者病情的重要信息来源，也是康复评定的重要内容。

2. 运动试验　运动试验是评价心功能和制定康复方案的主要依据。运动试验能定量地了解身体和心肌需氧代谢能力以及在心率、血压增加时的耐受能力，对冠心病康复治疗具有非常重要意义，为制定运动处方、指导患者恢复日常生活活动和作业性活动提供客观依据。

3. 生活质量评价　生活质量（quality of life，QOL）评价是对患者的疾病、体力、心理、情绪、日常生活及社会活动等进行综合评价方法。通常以问卷形式，在康复治疗前后，由患者填写。康复治疗是以提高患者的生活质量为宗旨，所以，对患者生活质量进行量化评价，越来越具有重要意义，已成为康复评价中重要内容，它不仅能反映疾病的康复疗效，还能反映康复治疗的社会效应。

三、康复护理措施

（一）Ⅰ期、Ⅱ期康复

通过适当活动，减少或消除绝对卧床休息所带来的不利影响，逐步恢复一般生活活动能力。

1. 床上活动　活动一般从床上的肢体活动开始，包括呼吸训练。吃饭、洗脸、刷牙、穿衣等日常生活活动可以早期进行。肢体活动一般采用捏气球、皮球或拉皮筋等，强调活动时呼吸自然、平稳。

2. 呼吸训练　呼吸训练主要指腹式呼吸。吸气时腹部隆起，让膈肌尽量下降；呼气时腹部收缩，把肺的气体尽量排出，呼气与吸气之间要均匀连贯，不可憋气。

3. 坐位训练　坐位是重要的康复起始点，开始坐时可以有依托，例如把枕头或被子放在背后，或将床头抬高，适应之后可逐步过渡到无依托坐位。

4. 步行训练　步行训练从床边站立开始，先克服体位性低血压。在站立无问题之后，开始床边步行，在疲劳或不适时及时上床休息。注意避免上肢高于心脏水平的活动，此类活动的心脏负荷增加很大，常是诱发意外的原因。

5. 大便　患者大便务必保持通畅。如果出现便秘，应该使用通便剂。尽早让患者坐位大便，禁忌蹲位大便或在大便时过分用力。患者有腹泻时也需要注意严密观察。

6. 上下楼　下楼的运动负荷不大，上楼的运动负荷主要取决于上楼的速度，每上一级台阶可以稍事休息，以保证没有任何症状。

7. 康复方案调整与监护　可以在心电监护下开始所有的新活动。如果患者在训练过程中没有不良反应，活动时心率增加 < 10 次/分，次日训练可以进入下一阶段；心率增加在 20 次/分，继续同一级别的运动；心率增加超过 20 次/分，或出现任何不适，则退回到前一阶段运动甚至停止运动训练。

8. 心理康复与常识宣教 患者在急性发病后，往往有焦虑和恐惧感。需对患者进行医学常识教育，使其了解冠心病的发病特点、注意事项和预防再次发作的方法，强调戒烟、低脂低盐饮食、规律的生活等。

（二）Ⅲ期康复

巩固Ⅰ、Ⅱ期康复成果，控制危险因素，改善或提高体力活动能力和心血管功能，恢复发病前的生活和工作。

（1）此期可以在康复中心完成，也可以在社区进行。康复护理人员结合患者病情、合作态度、社会地位和环境情况，制定一个患者乐于接受，与其愿望、生活习惯相适应的方案，同时取得患者家庭的合作，帮助患者恢复发病前的生活和工作。

（2）运动方式最常用的方式包括：步行、登山、游泳、骑车、我国传统形式的拳操等。慢跑曾经是推荐的运动，但是其运动强度较大，运动损伤常见，因此近年来已经不主张使用。

（三）性功能障碍及康复

指导患者进行适宜的性活动，有助于恢复身心健康。在恢复性生活前应该经过充分的康复训练，如果能耐受心率为 110～120 次/分的运动，而不出现心绞痛或严重呼吸困难，就可以恢复性生活。教育患者采用放松姿势和方式，避免大量进食后进行。

四、健康教育

（1）出院后应继续按医嘱服药。发生心绞痛时请立即舌下含服硝酸甘油，如疼痛比以往频繁、程度加重、服用硝酸甘油不缓解，伴有出冷汗、恶心、呕吐等症状时，就应及时由家属护送到医院，警惕心肌梗死的发生。

（2）规律性发作的劳累性心绞痛，可于外出活动或大便前数分钟含服硝酸甘油。

（3）掌握和自我监测药物副作用，如服药过程中出现不适，应暂停服药并到医院就诊；外出时请随身携带急救药品，以便需要时能及时找到；硝酸甘油见光易分解，应放在棕色瓶内，每6个月更换1次，以防药物受潮、变质而失效。

（4）调整日常工作量，劳逸结合，避免过劳，适当进行体育锻炼，增加生活自理能力，肥胖者应控制体重。

（5）饮食应摄入易消化、低热量、低胆固醇、低盐、高纤维素饮食，少食多餐，避免进食过饱，不饮用浓茶、咖啡。

（6）预防便秘，保持大便通畅，禁用力排便，多食用富含纤维素的蔬菜、水果，便秘时可食用蜂蜜、香蕉等食物，必要时遵医嘱给予缓泻剂。

（7）戒烟，少饮酒；保持乐观、松弛的精神状态，避免紧张、焦虑、情绪波动或发怒。

（8）注意气候变化，应随天气变化及时增减衣物，冷天注意保暖，避免冷风刺激。寒冷季节注意保暖，避免感冒。

（9）洗澡时应让家属知道，且不宜在饱餐或饥饿时进行，水温勿过冷或过热，时间不宜过长，门不要上锁，以防发生意外。

（10）定期进行心电图、血糖、血脂检查，积极治疗高血压、糖尿病、高脂血症。

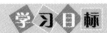

1. 简述冠心病的主要功能障碍。
2. 冠心病康复的分期。
3. 简述冠心病Ⅰ、Ⅱ期康复护理的措施。

(李 卓)

第十三节　慢性阻塞性肺疾病的康复及护理

学习目标

知识目标
1. 掌握慢性阻塞性肺疾病患者的主要功能障碍、康复治疗及护理。
2. 熟悉慢性阻塞性肺疾病的康复评估内容，慢性阻塞性肺疾病患者的健康教育。

能力目标
1. 学会慢性阻塞性肺疾病患者的康复护理。
2. 学会慢性阻塞性肺疾病患者的健康教育。

【引导案例】

男性，68岁。于20年前出现咳嗽、咳痰，痰呈白色黏液状，痰量较少，每当受凉时，痰呈黄色脓痰，每年发作2～3次，口服或静脉使用抗生素后，咳嗽、咳痰能够缓解。于15年前又开始咳嗽、咳痰每年冬季发作，每次持续约3个月余。于4年前出现咳嗽、咳痰症状加重，同时伴有活动后胸闷、气急，休息后能够缓解，有时伴心悸。平时经常服用止咳化痰药和支气管扩张气雾喷剂，上述症状时重时轻。请问你将对该患者采取怎样的康复护理措施？

慢性阻塞性肺疾病是一组慢性、进行性呼吸道损害并引起气流受阻的疾病，具有高患病率、高致残率和高病死率的特点。通过对该病患者有效地康复治疗及护理，可以有效减少并发症，促进功能恢复，提高生活质量。

一、概述

慢性阻塞性肺疾病（chronic obstructive pulmonary disease，COPD）简称慢阻肺，是一种具有气流受限特征的可以预防和治疗的疾病，气流受限不完全可逆，呈进行性发展，与肺部对香烟烟雾等有害气体或有害颗粒的异常炎症反应有关。当慢性支气管炎、肺气肿患者肺功能检查出现气流受限，并且不能完全可逆时，则能诊断为COPD。

COPD的发病机制尚未完全明了，目前普遍认为COPD以气道、肺实质和肺血管的慢性炎症为特征。吸烟、职业性粉尘和化学物质、空气污染、感染、社会经济地位等是引起COPD的危险因素。COPD的病理特征是气道炎症和破坏、肺实质膨胀、弹性丧失和肺血管壁增厚，病理生理特征为黏液高分泌、纤毛功能失调、呼气的气流受限、肺过度充气、气体交换异常、肺动脉高压和肺心病。COPD的临床表现为慢性咳嗽、咳痰、气短或呼吸困难、喘息和胸闷，可能会发生全身性症状，如体重下降、食欲减退、外周肌肉萎缩和功能障碍、精神抑郁和（或）焦虑等。

二、主要功能障碍及评定

（一）主要功能障碍

1. 有效呼吸降低　COPD患者呼吸运动障碍，有效通气量降低，呼气末残留在肺部的气体增加，影响了气体交换功能；长期慢性炎症，呼吸道分泌物引流不畅，加重了换气功能障碍，通气/血流比例失调，导致缺氧和二氧化碳潴留；严重的缺氧引起血管痉挛，引发缺氧性肺动脉高压，导致肺心病；患者有不同程度的驼背，肋软骨钙化，限制了胸廓的活动，肺功能进一步下降，有效呼吸降低。

2. 病理性呼吸模式　COPD患者肺通气功能障碍，肺组织弹性日益减退，影响了患者平静呼吸过程中膈肌的移动，减少了肺的通气量；为了弥补呼吸量的不足，患者通过增加呼吸频率提高氧的摄入，严重时胸大肌、三角肌等辅助呼吸肌参与呼吸活动，形成病理性呼吸模式，这种呼吸模式造成正常的腹式呼吸难以建立，进一步限制有效呼吸。

3. 呼吸肌无力　呼吸困难及病理式呼吸模式的产生，使活动量减少，有效呼吸降低，影响膈肌、肋间肌、胸大肌等呼吸肌的运动，失代偿后产生呼吸肌无力。

4. 体能消耗增加和活动能力减弱　由于呼吸肌失代偿，本不参与呼吸的肌群参与呼吸运动，气短、气促使患者颈肩背部甚至全身肌群紧张，体能进一步消耗；患者因恐惧出现劳累性气短，限制自身活动，有的长期卧床，丧失了日常活动及工作能力。

5. 心理障碍　患者因长期患病，有效通气功能下降，机体供氧不足，产生乏力、气短、精神紧张，部分患者喘息，影响休息和睡眠，产生焦虑、抑郁、紧张、烦躁等心理障碍，甚至出现各种神经精神症状。

（二）评定

1. 肺功能评定

（1）肺活量（VC）　尽力吸气后缓慢而完全呼出的最大空气容量，是最常用的指标之一，随病情严重性的增加而下降。

（2）FEV_1　指尽力吸气后尽最大努力快速呼气，第一秒所能呼出的气体容量。FEV_1占用力肺活量（FVC）比值，即一秒率（$FEV_1/FVC\%$）与COPD的严重程度及预后相关良好。

Ⅰ级：轻度 $FEV_1/FVC < 70\%$，$FEV_1 \geqslant 80\%$预计值。

Ⅱ级：中度 $FEV_1/FVC < 70\%$，$50\% \leqslant FEV_1 < 80\%$预计值。

Ⅲ级：重度 $FEV_1/FVC < 70\%$，$30\% \leqslant FEV_1 < 50\%$预计值。

Ⅳ级：极重度 $FEV_1/FVC < 70\%$，$FEV_1 < 30\%$预计值，或 $FEV_1 < 50\%$预计值，伴慢性呼吸衰竭。

2. 运动能力评定

（1）平板或功率车运动试验　通过活动平板或功率踏车进行运动试验获得最大吸氧量、最大心率、最大代谢当量（METS）值、运动时间等相关量化指标来评定患者运动能力，也可通过平板或功率踏车运动试验中患者的主观用力程度分级（Borg 计分）等半定量指标来评定患者运动能力。

（2）定量行走评定　让患者步行 6 分或 12 分，记录其所能行走的最长距离。对于不能进行活动平板运动试验的患者可行此项检查，以判断患者的运动能力及运动中发生低氧血症的可能性。采用定距离行走，计算行走时间，也可以作为评定方式。

3. 日常生活能力评定　日常活动能力是衡量患者病情严重程度的指标，也是评价患者治疗效果最重要的指标。一些患者即使肺功能不能继续改善，但是由于异常呼吸模式的纠正以及日常生活活动能力和技术的训练，仍然可以有较好的日常生活活动能力。

0 级：虽存在不同程度的肺气肿，但活动如常人，对日常生活无影响，活动时无气短。

1 级：一般劳动时出现气短。

2 级：平地步行无气短，速度较快或登楼、上坡时，同行的同龄健康人不觉气短而自己有气短。

3 级：慢走不及百步即有气短。

4 级：讲话或穿衣等轻微动作时即有气短。

5 级：安静时出现气短、无法平卧。

此外，功能评定还包括呼吸肌力量评定（最大吸气压及最大呼气压），上、下肢肌肉力量评定，心理状态评定，营养状态评定，生活质量评定等。

三、康复护理措施

（一）呼吸训练

1. 放松训练法　可以采用放松姿势，以放松紧张的辅助呼吸肌群，减少呼吸肌耗氧量，缓解呼吸困难症状。

2. 腹式呼吸法　通过增加膈肌和腹肌活动以改善呼吸功能。患者用自己的一只手放在胸部，另一只手放在腹部，用鼻吸气并尽量将腹部向外膨起（用放在胸部的手控制胸部不动）顶住腹部的手，屏气 1～2s，以使肺泡张开，进入肺的空气均匀分布，然后，腹部的手轻轻施加压力，患者用口慢慢呼出气体，以增加肺活量。呼气的时间应是吸气时间的 2～3 倍。

3. 缩唇式呼吸法　缩唇呼吸训练可增加呼气时气道内压力，防止小支气管过早塌陷，减少肺内残气量。嘱患者用鼻吸气，然后半闭口唇慢慢呼气，10～15s 后尽量将气呼出，吸与呼之比为 1:2 或 1:3。缩唇大小程度和呼气流量，以能使距口唇 15～20cm 处与口唇同高度水平的蜡烛火焰随气流倾斜而不熄灭为宜。每次训练 10～15min，每日训练 2 次。

4. 缓慢呼吸法　这是与呼吸急促相对而言的缓慢呼吸。这一呼吸有助于减少解剖死腔，提高肺泡通气量。因为当呼吸急促时，呼吸幅度必然较浅，潮气量变小，解剖死腔所占的比值增加，肺泡通气量下降，而缓慢呼吸可纠正这一现象，但过度缓慢呼吸可增加呼吸功，反而增加耗氧，因此每分呼吸频率宜控制在 10 次左右。通常先呼气后吸气，呼吸方法同前。

（二）排痰训练

1. 指导有效咳嗽　有效咳嗽是帮助过多的支气管分泌物由起到排出的技术，增加分泌物清除效率，改善通气功能。方法：进行深吸气，以达到必要的吸气容量；吸气末短暂屏气，使气体在肺内得到最大的分布，同时气管到肺泡的驱动压尽可能保持持久，关闭声门，以进一步增强气道中的压力；随之通过提高腹内压来增加胸膜腔内压，使呼气时能增强高速气流；当肺泡内压力明显增高时，突然将声门打开，形成由肺内冲出的高速气流，使气管内分泌物移动，身体稍前倾、连续咳嗽数次将痰液咳到咽部附近，再迅速用力咳嗽将痰液排出体外。

2. 胸部叩击　利用叩击和震颤使黏稠的痰液脱离支气管壁。力法：治疗者手指并拢，掌心成杯状，运用腕动力量在引流部位胸壁上双手轮流叩击拍打 30 ~ 45s，患者可自由呼吸。叩击拍打后，手按住胸壁部加压，治疗者整个上肢用力，此时嘱患者作深呼吸，在深呼气时作颤摩振动，连续作 3 ~ 5 次，再作叩击，如此重复 2 ~ 3 次，再嘱患者咳嗽以排痰。

3. 体位引流　采用体位排痰法，体位引流借助重力影响，帮助支气管内分泌物排出进行引流。其方法是根据病灶位置，变换体位，一般采用 90° 侧卧位，头低脚高位，枕头放于季肋下侧卧位等，使其倾斜的角度在 14° ~ 15°，深呼吸 10 ~ 15 分，若引流的痰液排出不多，可同时进行腹式呼吸，常可增加引流液的排出，分泌物少者，每天上、下午各引流 1 次，痰量多者宜每天引流 3 ~ 4 次，餐前进行为宜，或早晨起床、睡觉前等。

（三）体力训练

指导以医疗体育为主的有氧运动等方法，可增强患者的体力康复，改善心肺功能。有步行、爬斜坡、上下楼梯及慢跑等。开始运动 5 ~ 10min，每天 4 ~ 5 次，适应后延长至 20 ~ 30min，每天 3 ~ 4 次。其运动量由慢至快，由小至大逐渐增加，以身体耐受情况为度。

（四）舒适体位

指导患者保持舒适的体位，用坐位或半坐位，将枕头放在后背中间，有利于肺扩张。

（五）心理行为矫正

COPD 患者焦虑、沮丧、不能正确对待疾病，可进一步加重患者的残障程度，因此心理及行为干预是非常必要的，指导患者学会放松肌肉，减压及控制惊慌可有助于减轻呼吸困难及焦虑。

四、健康教育

（1）介绍呼吸道疾病知识　包括呼吸道解剖、生理、病理、药物的作用和副作用药物剂量及正确使用、症状评估以及各种预防发作的措施等。

（2）介绍康复治疗的意义、方法、注意事项。

（3）戒烟　各种年龄及各期的COPD患者均应戒烟。戒烟有助于减少呼吸道黏液的分泌，降低感染的危险性，减轻支气管壁的炎症，使支气管扩张剂发挥更有效的作用。

（4）预防感冒　COPD患者易患感冒，继发细菌感染后使支气管炎症状加重。可采用按摩、冷水洗脸、食醋熏蒸、增强体质等方法来预防感冒。

（5）适当运动锻炼　保持适当的运动锻炼，可以有效预防病情再发。

（6）正确使用氧气疗法　长期低流量吸氧（小于5L/min）可提高患者生活质量，使COPD患者的生存率提高2倍。在氧气使用过程中要预防火灾及爆炸，在吸氧过程中应禁止吸烟。

目标检测

1．简述慢性阻塞性肺疾病的主要功能障碍。

2．简述慢性阻塞性肺疾病康复护理的措施。

3．简述慢性阻塞性肺疾病康复的健康教育。

（李　卓）

实　　训

实训一　关节活动度评定

【实训目的】

掌握关节活动度评定的方法与步骤。

【实训用具】

通用量角器、治疗床、治疗凳等。

【实训步骤与内容】

（一）教师讲解用通用量角器进行关节活动度评定的方法与步骤

嘱学生在测量时应严格按照规定，以解剖学立位时的肢位作为零起始位（前臂的运动以手掌面呈矢状位为0°），量角器的轴心一般应与关节的运动轴一致，固定臂与构成关节的近端骨长轴平行，移动臂与构成关节的远端骨长轴平行，固定臂与关节近端肢体保持固定不动，移动臂随着关节远端肢体的移动而移动到关节活动的终末端，最后在量角器刻度盘上读出关节活动度，并记录。

（二）分组练习几个主要关节的活动度评定方法

1. 肩关节

（1）屈曲、伸展

体位：坐位、立位，臂置于体侧，肘伸展。

轴心：肩峰。

固定臂：通过肩峰的垂直线与躯干平行。

移动臂：与肱骨长轴平行或一致。

正常活动范围：屈曲0°~180°，伸展：0°~50°。

（2）外展、内收

体位：坐位、立位，臂置于体侧，肘伸展，前臂旋后，手掌朝向前方，肱骨充分外旋，防止因肱三头肌紧张限制运动的完成。

轴心：肩峰。

固定臂：通过肩峰与躯干平行。

移动臂：与肱骨长轴平行或一致。

正常活动范围：外展0°~180°，内收0°~45°。

（3）内旋、外旋

体位：坐位或仰卧位，肩关节外展90°，肘关节屈曲90°，掌心向下。

轴心：尺骨鹰嘴。

固定臂：通过尺骨鹰嘴与地面垂直。

移动臂：与尺骨纵轴一致。

正常活动范围：外旋0°~90°，内旋0°~90°。

（4）水平屈曲、水平伸展

体位：坐位，肩关节外展90°，伸肘，手掌向下。

轴心：肩峰。

固定臂：通过肩峰的冠状面的投影线（外展90°的肱骨轴线）。

移动臂：与外展90°后在水平面上运动的肱骨长轴一致或平行。

正常活动范围：水平屈曲0°～135°，水平伸展0°～30°。

2. 肘关节屈曲、伸展

体位：坐位或立位，上臂紧靠躯干，伸肘，前臂旋后。

轴心：肱骨外上髁。

固定臂：与肱骨长轴一致或平行。

移动臂：与桡骨长轴一致或平行。

正常活动范围：屈曲0°～150°，伸展0°，过伸0°～10°。

3. 髋关节

（1）屈曲、伸展

体位：仰卧位或侧卧位，测定伸展时呈俯卧位。

轴心：股骨大转子。

固定臂：通过股骨大转子，与躯干的纵轴平行。

移动臂：与股骨纵轴一致。

正常活动范围：屈曲，（膝伸展位）0°～90°、（膝屈曲位）0°～125°；伸展，0°～15°。

（2）外展、内收

体位：仰卧位，髋关节无屈曲、伸展、旋转，膝关节伸展位，测内收时，对侧下肢伸直抬高。

轴心：髂前上棘。

固定臂：与两侧髂前上棘的连线垂直。

移动臂：与股骨纵轴一致。

正常活动范围：外展0°～45°，内收0°～30°。

（3）内旋、外旋

体位：仰卧位或俯卧位，膝关节屈曲90°，仰卧位时，被测定下肢在床边自然下垂，另一侧下肢在床上呈膝立位。

轴心：髌骨下缘。

固定臂：通过髌骨下缘与地面的垂直线。

移动臂：与胫骨纵轴一致。

正常活动范围：外旋0°～45°，内旋0°～45°。

4. 膝关节屈曲、伸展

体位：俯卧位，髋关节无内收、外展、屈曲、伸展、旋转。

轴心：股骨外侧髁。

固定臂：与股骨纵轴一致。

移动臂：与胫骨纵轴一致。

正常活动范围：屈曲 0°～135°，伸展 0°。

（三）让学生相互测量以上几个关节的活动度并记录。

（马　红）

实训二　徒手肌力评定

【实训目的】

掌握徒手肌力评定的方法、程序。

【实训用具】

通用量角器、治疗床、治疗凳等。

【实训步骤与内容】

（一）教师讲解徒手肌力评定的方法

即根据受检肌肉或肌群的解剖及功能，让受检者处于不同的受检位置，让其在减重、抗重力或抗阻力的状态下做一定的动作，并使动作达到最大的活动范围，根据肌肉活动能力及抗重力或抗阻力情况来评定肌力的级别。

（二）分组练习几个主要关节各肌群的徒手肌力评定方法

1. 肩关节周围肌群

（1）肩关节前屈

[主要受检肌肉] 三角肌前部纤维及喙肱肌。

[运动范围] 0°～180°。

[检查体位与方法]

患者取坐位，上肢垂于体侧，前臂旋前位（手掌面向下），做肩关节前屈动作。检查者一手固定患者肩胛骨，另一手于患者上臂远端均匀施加压力。

[评级]

5级与4级　如果患者能抗充分阻力完成全范围前屈运动，肌力为5级；如能抗部分阻力完成上述动作，肌力为4级。

3级与2级　上肢不能抵抗阻力，但能抗重力完成全范围前屈动作，肌力为3级；不能抗重力，可令患者侧卧，检查者用手支托上臂远端或让受检上肢在滑板上滑动，完成肩关节屈曲，肌力为2级。

1级与0级　如患者不能在滑板上滑动，但可触及三角肌前部肌纤维及喙肱肌的收缩，肌力为1级；未触及肌肉收缩，肌力为0级。

（2）肩关节后伸

[主要受检肌肉] 背阔肌、大圆肌及三角肌后部。

[运动范围] 0°～50°。

[检查体位与方法] 患者坐位或俯卧位，上肢内收、内旋靠近体侧，固定患者肩胛骨，于上臂远端均匀施加阻力，嘱其向后方伸展上肢。

[评级]

5 级与 4 级　如果患者能抗充分阻力完成全范围后伸动作，肌力为 5 级；如能抗部分阻力完成上述动作，肌力为 4 级。

3 级与 2 级　如患者上肢不能抗阻力，但能克服重力后伸抬起上肢，肌力为 3 级；患者侧卧，受检上肢放于滑板上（或用悬吊带把上肢吊起），固定患者肩胛骨，患者上肢可在滑板上滑动，后伸肩关节，肌力为 2 级。

1 级与 0 级　如患者不能在滑板上滑动，后伸肩关节，但可触及背阔肌、大圆肌及三角肌后部肌纤维的收缩，肌力为 1 级；未触及肌肉收缩，肌力为 0 级。

（3）肩关节外展

[主要受检肌肉]　三角肌中部及冈上肌。

[运动范围]　0°～180°。

[检查体位与方法]　患者坐位，上肢垂于体侧，检查者一手固定肩胛骨，另一手于上臂远端均匀施加阻力，令患者掌心向下，外展上肢。

[评级]

5 级与 4 级　如果患者能抗充分阻力完成全范围外展动作，肌力为 5 级；如能抗部分阻力完成上述动作，肌力为 4 级。

3 级与 2 级　如果患者上肢不能抵抗任何阻力，但能克服重力而外展，肌力为 3 级；患者取仰卧位，受检上肢置于床面上，嘱其外展上肢，如肩可主动沿床面滑动外展，肌力为 2 级。

1 级与 0 级　不能完成动作，但可触及三角肌中部及冈上肌区域肌肉收缩，肌力为 1 级；未触及肌肉的收缩，肌力为 0 级。

（4）肩关节内旋

[主要受检肌肉]　肩胛下肌、大圆肌、胸大肌及背阔肌。

[运动范围]　0°～90°。

[检查体位与方法]　患者俯卧位，上臂外展 90°，肘关节屈曲，前臂在床缘外下垂，检查者一手固定患者肩胛骨，另一手于前臂远端均匀施加阻力，嘱其前臂向后上方抬起。

[评级]

5 级与 4 级　如果患者能抗充分阻力完成全范围内旋动作，肌力为 5 级；如能抗部分阻力完成上述动作，肌力为 4 级。

3 级与 2 级　如患者不能抵抗阻力，但能克服重力而向后抬起前臂，肌力为 3 级；患者整个上肢垂于床缘外，置于外旋位，检查者固定肩胛骨，如患者能内旋肩关节，肌力为 2 级。

1 级与 0 级　如不能内旋肩关节，但可触及肩胛下肌、大圆肌、胸大肌及背阔肌区域肌肉收缩，肌力为 1 级；未触及肌肉的收缩，肌力为 0 级。

（5）肩关节外旋

[主要受检肌肉]　冈下肌及小圆肌。

[运动范围]　0°～90°。

［检查体位与方法］患者取俯卧位，肩外展90°，肘关节屈曲，前臂垂于床缘外，检查者一手固定患者肩胛骨，一手于前臂远端均匀施加阻力，令患者尽力向前上方抬起前臂，外旋肩关节。

［评级］

5级与4级　如果患者能抗充分阻力完成全范围外旋动作，肌力为5级；如能抗部分阻力完成上述动作，肌力为4级。

3级与2级　如患者前臂不能抗任何阻力活动，但能克服重力向前抬起前臂，肌力为3级；患者整个上肢垂于床缘外，置于内旋位，检查者固定肩胛骨，如患者能外旋肩关节，肌力为2级。

1级与0级　如不能外旋肩关节，但可触及冈下肌及小圆肌区域肌肉收缩，肌力为1级；未触及肌肉的收缩，肌力为0级。

2. 肘关节周围肌群

（1）肘关节屈曲

［主要受检肌肉］肱二头肌、肱肌及肱桡肌。

［运动范围］0°~150°。

［检查体位与方法］患者坐位，上肢垂于体侧，检查者一手固定患者上臂，另一只手于前臂远端均匀施加阻力，嘱其屈曲肘关节。测肱二头肌时前臂取旋后位，测肱肌时前臂取旋前位，测肱桡肌时前臂置于中立位。

［评级］

5级与4级　如果患者能抗充分阻力完成全范围肘关节屈曲动作，肌力为5级；如能抗部分阻力完成上述动作，肌力为4级。

3级与2级　如患者前臂不能抵抗阻力活动，但能克服重力抬起前臂，肌力为3级；患者取坐位，肩外展90°，检查者支托受检上肢，患者可完成肘关节屈曲动作，肌力为2级。

1级与0级　肘关节不能屈曲，但可触及肱二头肌、肱肌及肱桡肌区域肌肉收缩，肌力为1级；未触及肌肉的收缩，肌力为0级。

（2）肘关节伸展

［主要受检肌肉］肱三头肌及肘肌。

［运动范围］150°~0°。

［检查体位与方法］患者俯卧位，上臂平放于床面，肩外展，屈曲肘关节，前臂在床缘外下垂。检查者一手固定上臂，一手于前臂远端均匀向下施加阻力，嘱其做伸直肘关节动作。

［评级］

5级与4级　如果患者能抗充分阻力完成全范围肘关节伸展动作，肌力为5级；如能抗部分阻力完成上述动作，肌力为4级。

3级与2级　患者前臂不能抵抗任何阻力，但能克服自身重力，伸直肘关节，肌力为3级；患者取坐位，肩外展、屈肘，检查者支托受检上肢，患者可完成肘关节伸展动作，肌力为2级。

1 级与 0 级　如肘关节不能伸展，但可触及肱三头肌及肘肌区域肌肉收缩，肌力为 1 级；未触及肌肉的收缩，肌力为 0 级。

3. 髋关节周围肌群

（1）髋关节屈曲

［主要受检肌肉］髂腰肌。

［运动范围］0°～125°。

［检查体位与方法］患者坐于床边，两小腿下垂，两手把持床边固定躯干。检查者一手固定患者骨盆，一手于大腿远端施加阻力，嘱患者屈膝、屈髋。

［评级］

5 级与 4 级　如果患者能抗充分阻力完成全范围髋关节屈曲动作，肌力为 5 级；如能抗部分阻力完成上述动作，肌力为 4 级。

3 级与 2 级　患者不能抵抗阻力，但可克服重力屈曲髋关节，肌力为 3 级；患者侧卧，检查者托起上侧下肢（或应用悬吊带把下肢吊起），受检肢体在下方放于床上，固定患者骨盆，嘱其屈曲受检髋关节，如果患者可完成屈髋动作，肌力为 2 级。

1 级与 0 级　如果髋关节不能活动，但可于腹股沟处触及髂腰肌收缩，肌力为 1 级；未触及肌肉的收缩，肌力为 0 级。

（2）髋关节伸展

［主要受检肌肉］臀大肌及腘绳肌。

［运动范围］0°～15°。

［检查体位与方法］患者俯卧位，检查者固定患者骨盆，在大腿远端后侧施加阻力，嘱患者伸展髋关节。如单独检侧臀大肌肌力，应让患者屈膝抗阻。

［评级］

5 级与 4 级　如果患者能抗充分阻力完成全范围髋关节伸展动作，肌力为 5 级；如能抗部分阻力完成上述动作，肌力为 4 级。

3 级与 2 级　不施加阻力，患者抬腿可克服重力而伸展髋关节，肌力为 3 级；患者侧卧，检查者托起上侧下肢（或应用悬吊带把下肢吊起），受检肢体在下方放于床上，固定患者骨盆，嘱其伸展受检下肢髋关节，在无重力情况下，患者可伸展髋关节，肌力为 2 级。

1 级与 0 级　髋关节不能伸展，但可于臀部及坐骨结节下方触及肌肉活动，肌力为 1 级；未触及肌肉的收缩，肌力为 0 级。

（3）髋关节内收

［主要受检肌肉］内收肌群（包括内收长、短肌，内收大肌，股薄肌及耻骨肌）。

［运动范围］0°～30°。

［检查体位与方法］患者侧卧位，受检侧下肢位于下方，两腿伸直，检查者托住非受检侧下肢（或应用悬吊带把下肢吊起），嘱患者受检髋关节内收，阻力加于大腿远端内侧。

［评级］

5 级与 4 级　如果患者能抗充分阻力完成全范围髋关节内收动作，肌力为 5 级；如能抗部分阻力完成上述动作，肌力为 4 级。

3级与2级　不施加阻力，患者可抬下侧腿克服重力而内收髋关节，肌力为3级；患者仰卧，两腿分开45°，固定骨盆及非受检侧下肢，嘱患者受检下肢向对侧内收，在不用克服重力的情况下，如果患者可内收髋关节，肌力为2级。

1级与0级　如不能内收髋关节，但可于股内侧部触及肌肉活动，肌力为1级；未触及肌肉的收缩，肌力为0级。

（4）髋关节外展

［主要受检肌肉］臀中肌、臀小肌及阔筋膜张肌。

［运动范围］0°~45°。

［检查体位与方法］患者侧卧，受检侧位于上方，腿伸直，对侧腿在床面上半屈膝，固定患者骨盆，令患者受检髋关节外展，阻力加于膝关节外侧（检查臀中、小肌时，髋关节应稍过伸展位，膝关节应屈曲；检查阔筋膜张肌时，髋关节宜屈曲45°，膝关节应伸直）。

［评级］

5级与4级　如果患者能抗充分阻力完成全范围髋关节外展动作，肌力为5级；如能抗部分阻力完成上述动作，肌力为4级。

3级与2级　患者不能抗阻力，但可克服重力外展髋关节，肌力为3级；患者仰卧，固定其骨盆及非受检侧下肢，嘱患者外展髋关节，在不克服重力情况下可外展大腿，肌力为2级。

1级与0级　髋关节不能外展，但可于股骨大转子上方及髂骨外侧部触及臀中、小肌收缩，于臀部外侧及膝关节外上方触及阔筋膜张肌收缩，肌力为1级；未触及肌肉的收缩，肌力为0级。

（5）髋关节外旋

［主要受检肌肉］股方肌，梨状肌，闭孔内、外肌及臀大肌。

［运动范围］0°~45°。

［检查体位与方法］患者坐位或仰卧，小腿垂于床缘外，双手把持床边，固定骨盆防止臀部移动。检查者一手于膝关节上方固定大腿，另一手于踝关节上方内侧施加阻力，嘱其小腿向内摆（使髋关节外旋）。

［评级］

5级与4级　如果患者能抗充分阻力完成全范围髋关节外旋动作，肌力为5级；如能抗部分阻力完成上述动作，肌力为4级。

3级与2级　患者不能抗阻力，但可克服重力摆动小腿使髋关节外旋，肌力为3级；患者仰卧，双腿在床上伸直，固定骨盆，在不克服重力情况下，如能外旋髋关节，肌力为2级。

1级与0级　如不能髋关节外旋，但可于股骨大转子后触及外旋肌群的收缩，肌力为1级；未触及肌肉的收缩，肌力为0级。

（5）髋关节内旋

［主要受检肌肉］臀小肌及阔筋膜张肌。

［运动范围］0°~45°。

［检查体位与方法］患者坐位或仰卧，小腿垂于床缘外，双手把持床边，固定骨盆防止臀部移动。检查者一手于膝关节上方固定大腿，另一手于踝关节上方内侧施加阻力，嘱其小腿向外摆（使髋关节内旋）。

［评级］

5级与4级　如果患者能抗充分阻力完成全范围髋关节内旋动作，肌力为5级；如能抗部分阻力完成上述动作，肌力为4级。

3级与2级　患者不能抗阻力，但可克服重力摆动小腿使髋关节内旋，肌力为3级；患者仰卧，双腿在床上伸直，固定骨盆，在不克服重力情况下可内旋髋关节，肌力为2级。

1级与0级不能内旋髋关节，但可于股骨大转子上方，前上棘的后方及下方等处触及肌肉收缩，肌力为1级；未触及肌肉的收缩，肌力为0级。

4. 膝关节周围肌群

（1）膝关节屈曲

［主要受检肌肉］腘绳肌（包括股二头肌、半腱肌及半膜肌）。

［运动范围］0°～135°。

［检查体位与方法］患者俯卧位，双下肢伸直，检查者一手固定患者骨盆，另一手于小腿下端后侧向下施加阻力，嘱患者屈曲膝关节（检查股二头肌时，同时外旋小腿；检查半腱肌、半膜肌时同时内旋小腿）。

［评级］

5级与4级　如果患者能抗充分阻力完成全范围膝关节屈曲动作，肌力为5级；如能抗部分阻力完成上述动作，肌力为4级。

3级与2级　患者不能抗阻力，但可克服重力屈曲膝关节，肌力为3级；患者取侧卧位，受检侧腿在下方，膝关节伸展位，检查者托住上方肢体（或应用悬吊带吊起），在不克服重力情况下如可屈曲受检膝关节，肌力为2级。

1级与0级　患者不能屈曲膝关节，但可于腘窝两侧触及肌腱活动，肌力为1级；未触及肌肉的收缩，肌力为0级。

（2）膝关节伸展

［主要受检肌肉］股四头肌。

［运动范围］135°～0°。

［检查体位与方法］患者坐位或仰卧，膝关节屈曲，小腿垂于床缘外，患者双手把持床沿，以固定躯干，检查者一手固定骨盆，一手在踝关节上方施加阻力，嘱患者用力伸直膝关节。

［评级］

5级与4级　如果患者能抗充分阻力完成全范围膝关节伸展动作，肌力为5级；如能抗部分阻力完成上述动作，肌力为4级。

3级与2级　患者不能抗阻力，但可克服重力抬起小腿伸展膝关节，肌力为3级；取侧卧位，受检侧腿在下方，膝关节屈曲，检查者托住上方肢体（或用悬吊带把下肢吊起），在不克服重力情况下如可伸直膝关节，肌力为2级。

1 级与 0 级　如患者不能伸展膝关节，但可于髌骨下方及大腿前面触及肌腱及肌肉的收缩，肌力为 1 级；未触及肌肉的收缩，肌力为 0 级。

[注意事项]

1. 要求学生穿着宽松衣裤，以方便关节活动，使测试结果准确。

2. 严格按规范操作，养成严谨的学习态度。

3. 爱护测量工具，小心使用，忌盲目操作。

（马　红）

实训三　体位转换训练

【实训目的】

1. 熟悉体位转换的要求。

2. 掌握脊髓损伤、偏瘫患者良肢位的摆放。

3. 掌握脊髓损伤、偏瘫患者的翻身法及从卧位到坐位、从坐位到站位转换法。

4. 理解体位转换的康复意义。

【实验用具】

床及床上用品、软枕、小枕头、沙袋、轮椅、浴巾等。

【实验步骤】

（一）翻身法

1. 脊髓损伤患者的翻身方法（以 C_6 脊髓损伤为例）

（1）全辅助下翻身　将床单卷起，至患者的体侧，一人固定患者头部；听口令一起将患者移向一侧，将翻向侧上肢外展；听口令一起将患者翻向一侧，在背后、头、双上肢和下肢间垫上枕头。

（2）独立翻身　双上肢向身体两侧用力的摆动，头转向翻身侧；同时双上肢用力甩向翻身侧，带动躯干旋转而翻身；位于上方的上肢用力前伸，完成翻身动作。

2. 偏瘫患者的翻身

（1）主动转换法　向健侧翻身训练方法如下：健侧足置于患足下方；患者双手交叉，双侧上肢向头的上方上举（肩关节屈曲约 90°）；双侧上肢肘关节伸展，在头的上方做水平摆动；双上肢向健侧摆动的同时，利用惯性将躯干上部向健侧旋转；操作者可协助骨盆旋转完成翻身动作。

（2）一人协助患者翻身法　患者仰卧位，双手交叉相握于胸前上举或放于腹部，双膝屈曲，双足支撑于床面上；操作者站在病床一侧，先将患者两下肢移向近侧床缘，再移患者肩部，然后一手扶托肩部，一手扶托髋部，轻推患者转向对侧。如果在此卧位下进一步翻转，则可成为俯卧位；整理床铺，使患者舒适并维持功能位。

（3）两人协助患者翻身法　患者仰卧，双手置于腹上或身体两侧；操作者站在床的同侧，一人托住患者颈肩部和腰部，另一人托住患者臀部和腘窝后，两人同时抬起患者移向自己，然后分别扶住肩、腰、臀、膝部，轻推患者转向对侧；整理床铺，使患者舒适并维持功能位。

（二）从卧位到坐位转换法

1. 脊髓损伤患者从卧位到坐位转换法

（1）从仰卧位到长坐位　患者仰卧位，双上肢置于身体两侧，肘关节屈曲支撑于床面上；操作者站于患者侧前方，以双手扶托患者双肩并向上牵拉；指导患者利用双肘的支撑抬起上部躯干后，逐渐改用双手支撑身体而坐起；整理床铺，使患者保持坐位舒适。

（2）从长坐位到仰卧位　患者长坐位，从双手掌支撑于床面开始，逐渐改用双侧肘关节支撑身体，使身体缓慢向后倾倒；操作者用双手扶持患者双肩，以保持倾倒速度，缓慢完成从长坐位到仰卧位的转换；整理床铺，使患者舒适并保持功能位。

2. 偏瘫患者从卧位到坐位转换法

（1）从仰卧位到床边坐位　患者仰卧，将患侧上肢放于腹上，健足放于患侧足下；操作者位于患者健侧，双手扶于患者双肩，缓慢帮助患者向健侧转身，并向上牵拉患者双肩；患者同时屈健肘支撑抬起上部躯干，随着患者躯体上部被上拉的同时患者伸健肘，用手撑床面，健足带动患足一并移向床沿，两足平放于地面；整理呈功能位。

（2）从床边坐位到仰卧位　患者端坐于床沿，健侧上肢握住患侧上肢于腹部，健侧腿放于患侧腿下，呈交叉状；操作者位于患者前方，双手扶住患者双肩，缓慢让患者向健侧倾斜；患者健侧上肢屈肘，支撑身体的同时，健侧腿带动患侧腿上抬，操作者一手协助将患者双下肢移至床上，另一只手仍扶住患者控制身体继续向后倾，自腰部向上至头部依次慢慢放于床、枕上；整理床铺，使患者舒适并保持功能位。

（三）从坐位到站位转换法

1. 脊髓损伤患者站起训练

（1）四肢瘫患者的辅助站起　操作者用手托住患者的臀部，患者用双上肢勾住操作者的颈部，操作者用双膝固定患者的双膝，操作者重心后移站起时将患者臀部向前上方托起，抱住患者臀部，使其保持立位。

（2）截瘫患者配戴矫形器站起　位于轮椅前部，将躯干尽量前屈，双手握杠；双手同时用力，将身体拉起，臀部向前，将髋关节处于伸展位，保持站立。

2. 偏瘫患者站起训练

（1）辅助站起　患者端坐呈功能位，双足着地，力量较强的足在后，躯干前倾；操作者面向患者站立，两足分开与肩同宽，用双膝夹紧患者双膝外侧以固定，双手扶托其双髋或拉住患者腰带，将患者向前、向上拉起；患者双臂抱住操作者颈部或双手放在操作者肩胛部，与操作者一起向前、向上用力，完成抬臀、伸腿至站立；调整患者重心，使双下肢直立承重，维持站立平衡。

（2）独立站起　双足着地，双手交叉，双上肢充分伸展，身体前倾；当双肩向前超过双膝位置时，立即起臀，伸展膝关节，站起。

（罗光会）

实训四　日常生活活动能力训练

【实训目的】

1. 掌握进食训练的方法。

2. 掌握更衣训练的方法。

3. 熟悉个人卫生及入浴训练的方法。

【实验用具】

训练床、前开襟上衣、套头上衣、裤子、牙刷、牙膏、肥皂、毛巾、指甲刀等。

【实验步骤】

（一）进食训练

1. 进食的体位训练　首先训练患者使用健侧手和肘部的力量坐起，或由他人帮助和使用辅助设备等坐起并维持坐位平衡。

2. 抓握餐具训练　首先可以从抓握木条或是橡皮开始训练，继之用勺子或筷子。

（二）更衣训练

1. 穿、脱开身上衣　穿衣时先将健侧手找到衣领，将衣领朝前平铺在双膝上，将患侧袖子垂直于双腿之间，患手伸入袖内→将衣领拉到肩上→健手转到身后，将另一侧衣袖拉到健侧斜上方→穿入健侧上肢→系好扣子。脱衣时应将患侧脱至肩以下→拉健侧到肩下→两侧自然下滑甩出健手→再脱患手。

2. 穿、脱套头上衣　患手穿好袖子拉到肘以上→再穿健手侧的袖子→最后套头。脱衣时，先将衣身脱至胸部以上→健手将衣服拉住→在背部从头脱出→脱出健手→脱患手。

3. 穿、脱裤子　截瘫患者穿裤时，取坐位，将下肢穿进裤子，再取卧位，抬高臀部，将裤子提上，穿好。偏瘫患者穿裤时取坐位，将患腿屈膝、屈髋放于健腿上→套上裤腿→拉至膝以上，放下患腿→健腿穿裤腿，拉至膝以上→站起向上拉至腰部→整理。脱裤时与上面动作相反，先脱健侧，再脱患侧。

4. 穿、脱袜子和鞋　双手交叉将患侧腿抬起置于健侧腿上→用健手为患足穿袜子或鞋→将患侧下肢放回原地，全脚掌着地，重心转移至患侧→将健侧下肢放在患侧下肢上方→穿好健侧的袜子或鞋。脱袜子和鞋顺序相反。

（三）个人卫生训练

1. 洗脸、洗手　将脸盆放于面前正中间，用健手洗脸、洗手。拧毛巾时，将毛巾绕在水龙头上或患侧前臂上，用健手将其拧干。洗健手时，需将脸盆固定住，患手贴脸盆边缘放置（或将毛巾固定在脸盆边缘），擦过香皂后，健侧手及前臂在患手（或毛巾）上搓洗。

2. 刷牙　借助身体将牙膏固定，用健手将牙膏盖子打开，使用健手刷牙。

3. 剪指甲　偏瘫患者剪健侧指甲时需要对指甲刀进行改造。可将大号指甲刀固定在基座上，把刀柄加长、加宽。把改造的指甲刀放在桌面，用患手按下刀柄来剪健侧指甲即可。

（李　颖）

实训五 运动疗法

【实训目的】

1. 熟悉维持与改善关节活动度被动运动训练方法。
2. 熟悉维持与改善关节活动度助力运动训练方法。
3. 熟悉不同肌力水平肌力训练方法。

【实训用具】

PT床、PT凳、沙袋、上下肢CPM被动运动训练仪、关节牵引装置、运动悬吊装置、滑轮装置、划船器、自行车练习器、肩、肘、腕、指、髋、膝、踝关节练习器等常用关节活动度训练器械；哑铃、拉力器、肌力训练弹力带、股四头肌训练器、组合肌力训练器等常用肌力训练器械。

【实训步骤】

（一）教师讲解并示范关节可动范围内的活动、关节松动术、关节功能牵引、上下肢CPM被动运动训练仪使用方法及各种常用关节活动度训练用仪器的使用方法

1. 关节可动范围内的活动 患者仰卧于PT床，教师讲解示范四肢可动范围被动运动训练方法，对于不能主动运动的关节，每一个关节，每一个方向都要进行，范围要尽可能大，动作缓慢、小心地根据患者疼痛感觉控制用力程度，切忌施行暴力。每天应活动关节1~2遍，每遍让所有受限关节和可能受限关节至少做3次全范围的运动。

2. 关节松动术 教师讲解示范，使患者处于一种舒适、放松无疼痛的体位，通常为卧位或坐位，尽量暴露要治疗的关节并使其充分放松。治疗者位于需要治疗的关节一侧，一手固定关节近端，另一手握住关节的远端，采用牵引、挤压、滑动、摆动等手法，对四肢关节施行松动术。

3. 关节功能牵引 教师讲解示范，操作时将受累关节近端肢体固定，在远端肢体按需要的方向（屈、伸、内收、外展、内旋、外旋）用适当重量进行牵引。牵引中肌肉逐步松弛，牵引力持续、集中作用于粘连与挛缩组织。牵引重量以引起可耐受的酸胀感，但无显著疼痛或肌肉痉挛为度。每次牵引15min左右，每日数次。

4. 主动助力运动 教师讲解示范，滑轮练习是利用滑轮和绳索，以健侧肢体帮助患侧肢体活动；悬吊练习是利用挂钩、绳索和吊带组合将患肢悬吊起来，使其在去除肢体重力的前提下主动活动，类似于钟摆样运动；器械练习是利用杠杆原理，以器械为助力，带动活动受限的关节进行活动，如肩关节练习器、肘关节练习器、踝关节练习器等。

5. 分组练习维持与改善关节活动度的训练方法 四人一组，一人扮演患者，轮流转换角色，对上、下肢主要关节进行被动运动和助力运动训练，练习时间20min。

（二）教师讲解并示范肌力训练方法

1. 肌力训练需根据患者现有的肌力水平选择训练方法，当肌力0~1级时采用被动运动，可由人力或器械进行肌肉的刺激，如揉、捏、被动活动或肌肉电刺激。当肌力为1~2级时常用助力运动，可进行徒手助力或悬吊助力运动。应强调主观用力，只给

予最低限度的助力。当肌力达 3 级时常用主动运动，可进行对抗肢体重力的主动运动。当肌力达 3 级以上时采用抗阻运动，应由主动运动逐渐发展到抗阻运动，常用训练方法有：①渐进抗阻训练，指抗阻运动强度逐渐增加的运动锻炼方法。训练前先测定锻炼肌肉的 10RM。每天训练 3 组 10 次运动，每组运动先后运用 10RM 的 50%、75% 和 100%，每组间休息 1min。也有人采用相反的顺序，即按照 10RM 的 100%、75% 和 50% 顺序进行肌肉收缩。以后每周重测 10RM 值，这样使负荷随肌力而渐增。②等长抗阻运动，训练时让肌肉对抗阻力做等长收缩，不产生关节运动，只产生较大的张力以改善肌力。常用于骨折固定后、关节炎以及因疼痛而关节不能活动者。等长抗阻运动是增强肌力最有效的方法。训练中肌肉全力收缩并维持 6s，每遍训练 3 次，中间休息 2～3min，每天训练 1 遍。③短暂最大负荷运动，这是一种等长运动和等张运动相结合的训练方法，在最大负荷下以等张收缩完成关节运动，接着做等长收缩 5～10s，然后放松，如此重复 5 次，并每次增加负荷 0.5kg，等长收缩不能维持 5s，则不加大负荷。

2. 分组练习肌力训练方法　四人一组，一人扮演患者，轮流转换角色，练习被动运动、助力运动、主动运动、抗阻运动肌力训练，练习时间 20min。

（李　颖）

实训六　物理因子治疗

【实训目的】

1. 了解直流电疗法、调制中频电疗法、红外线疗法、超声波疗法、石蜡疗法使用的设备用具情况。

2. 学会直流电疗法、调制中频电疗法、红外线疗法、超声波疗法、石蜡疗法的操作方法。

【实训用具】

1. 直流电疗法　直流电疗机（电压在 100V 以下，能输出 50～100mA 直流电），电极（铅片电极或导电橡胶电极），电极的衬垫（多层吸水的柔软绒布制成，厚 1cm）。

2. 调制中频电疗法　电脑调制中频电疗仪。

3. 红外线疗法　红外线辐射器、太阳灯、光浴器。

4. 超声波疗法　超声波治疗机、耦合剂、水槽、水囊、漏斗、声头接管、反射器。

5. 石蜡疗法　熔点为 50～56℃ 的白色医用石蜡、电热熔蜡槽、耐高温塑料布、木盘或搪瓷盘、铝盘、搪瓷筒、搪瓷盘、铝勺、排笔、保温棉垫、0～100℃ 温度计、刮蜡小铲刀、毛巾等。

【实训步骤】

（一）直流电疗法

（1）检查患者皮肤　检查皮肤有无感觉障碍或者破损、破溃等情况，如有抓伤、擦伤，应贴医用胶布或涂抹凡士林油；如治疗部位毛发过多，宜剃去或用温水浸湿；如发现患者皮肤感觉丧失或损伤严重，则不宜在此部位治疗。

（2）选择金属极板和衬垫　根据治疗部位选择金属极板及衬垫。金属极板要擦拭干净，并使之半坦，用导线连于电疗机的输出端，保证连接紧密。衬垫要微温而湿润，以利于导电及吸收电极板下的电解产物。

（3）放置衬垫　将衬垫紧贴皮肤，其上放置金属极板，然后盖以绝缘胶布或塑料布，根据情况用沙袋、尼龙搭扣、绷带或借患者身体重力将电极固定稳妥。

（4）做好解释　开机前向患者说明通电时产生的各种感觉，有轻微的针刺感和蚁走感是正常的。

（5）检查直流电疗机　确保电疗机的指针和输出旋钮处于零位，检查转向开关指向是否正确，导线连接的极性是否正确无误，电表倍数开关所指的量程应适合治疗量的要求，然后再开机。

（6）开机　先开总开关，再开分开关，然后徐徐转动电位器逐渐增加电流量，直到输出电流达到适宜的治疗强度。①治疗剂量：成人为 $0.05 \sim 0.1 \mathrm{mA/cm^2}$，最高可达 $0.5 \mathrm{mA/cm^2}$；小儿一般为 $0.02 \sim 0.03 \mathrm{mA/cm^2}$；老年人治疗时电流密度酌减。②疗程：$15 \sim 30$ 分/次，每日或隔日一次，$10 \sim 20$ 次为 1 个疗程。

（7）治疗完毕，应先缓慢向逆时针方向转动电位器，将电流降到零位，再关闭电源，取下固定带和电极等，最后检查皮肤有无异常。

（二）调制中频电疗法

（1）将仪器接通电源，选择适宜大小的电极板和衬垫，或涂抹导电胶，再接上输出导线与仪器连接。

（2）将电极放在患者裸露的治疗部位上，用沙袋或固定带固定电极。

（3）开启电源，根据疾病诊断和医嘱，按动程序处方键，选择治疗所需的处方。

（4）检查输出旋钮，使之处于"0"位，然后调节治疗时间，进入倒计时状态。

（5）调节电流输出，使之达到治疗所需的适宜电流强度。治疗过程中，电极下可有麻刺、震颤、肌肉收缩感，可按患者的感觉和耐受程度调节电流量，一般为 $0.1 \sim 0.3 \mathrm{mA/cm^2}$。

（6）治疗完毕，将剂量旋钮转至"0"位，关闭电源，取下电极。

（7）每个处方治疗 $15 \sim 20 \mathrm{min}$，每日 1 次，$10 \sim 15$ 次为 1 个疗程。

（三）红外线疗法

主要介绍红外线局部照射的方法。

（1）照射前，操作者需要阅读处方，了解治疗项目、部位、时间、次数等，并向患者说明治疗目的、方法及治疗时的正常感觉，若出现异常情况不要乱动，应及时告知医护人员。

（2）开灯前，应先检查灯泡、灯罩是否固定好，辐射板有无破损，支架是否稳固。接通电源后，碳棒红外线灯、TDP 灯需预热 $5 \sim 10 \mathrm{min}$。

（3）患者取适当体位，裸露治疗部位的皮肤，将灯头移至照射部位的上方或侧方，使灯头中心垂直对准病变部位。灯头与治疗部位的距离视灯的功率而定，功率在 500W 以上，灯距应在 $50 \sim 60 \mathrm{cm}$；功率为 $250 \sim 300 \mathrm{W}$，灯距在 $30 \sim 40 \mathrm{cm}$；功率在 200W 以下，灯距约 20cm。

（4）治疗过程中，以患者舒适温热感为宜，一般照射温度不应超过45℃，每次照射时间为20～30min，每日1～2次，15～20次为1个疗程。

（5）治疗结束，将灯关闭，移开灯头，检查皮肤，擦去照射部位的汗水，患者在室内休息10min后方可离开。

（四）超声波疗法

1. 直接治疗法

（1）移动法　①在治疗部位皮肤上涂上耦合剂，声头轻压接触身体；②接通电源、调节治疗时间及输出剂量后，操作者在声头上稍加压力并缓慢移动声头，可以做环形移动或直线移动；③移动速度根据声头面积和治疗面积进行调整，一般为2～3cm/s；常用强度为0.5～2.5W/cm^2，每次治疗时间5～10min，适用于表面平坦部位的治疗；④治疗结束时，将超声输出调回"0"位，关闭电源，取出声头；⑤每日或隔日治疗1次，10～15次为1个疗程。

（2）固定法　①在需要治疗部位的皮肤上涂上耦合剂；②治疗时超声治疗机声头必须与患者体表紧密接触，以适当压力固定在治疗部位；③治疗剂量宜小，常用剂量在0.1～0.5W/cm^2，每次治疗时间3～5min，常用于痛点、穴位、神经根和小部位的超声治疗。开通、关闭电源顺序及疗程与移动法相同。

2. 间接治疗法

（1）水下法　①使用水槽或水盆，内盛37～38℃的不含气泡的温水作为介质；②将患者需要治疗的部位浸入水中，超声治疗机声头放入水中对准治疗部位固定好，声头距离患者治疗部位皮肤1～2cm；③接通电源，调节治疗时间及输出剂量，声头做缓慢往返移动；④注意擦掉声头表面产生的气泡，适用于治疗表面凹凸不平的部位，如手、足、踝、肘等部位。治疗剂量、时间、疗程、关闭电源顺序与直接治疗法的移动法相同。

（2）水囊法　①将不含气体的水囊置于体表凹凸不平的治疗部位，水囊与皮肤及声头之间均涂以耦合剂；②将声头以适当压力置于水囊上，接通电源，调节治疗时间及输出剂量，治疗时声头、水囊、患者皮肤三者需紧密接触；③适用于体表不平的部位如眼睛、面部、关节、会阴部等。治疗剂量、时间、疗程、关闭电源顺序与直接治疗法的固定法相同。

（五）石蜡疗法

1. 蜡饼法　此法适用于躯干或肢体等较大面积的治疗。将加热后完全熔化的蜡液倒入搪瓷盘或铝盘内，蜡液厚2～3cm，自然冷却至石蜡初步凝结成块时（表面45～50℃），用小铲刀将蜡块取出，敷于治疗部位，外包塑料布、棉垫保温。每次治疗20～30min，治疗完毕，将取下的蜡块立即用急流水冲洗后，放回蜡槽内。每日或隔日治疗1次，15～20次为1个疗程。

2. 浸蜡法　此法主要适用于手足部的治疗。将熔蜡槽内的蜡熔化并恒温在55～65℃时，患者手足浸入蜡液后立即提出，蜡液在手足皮肤的表面冷却形成一薄层蜡膜，如此反复浸入、提出数次，直到蜡膜厚达0.5～1cm，成为手套或袜套样，然后再持续浸入蜡液中。注意再次浸蜡时蜡的边缘不可超过第一层蜡膜边缘，以免烫伤。治疗完毕，患者将手或足从蜡液中提出，将蜡膜剥下放回蜡槽内。每次治疗时间与疗程与蜡饼法相同。

3. 刷蜡法　此法适用于表面不平的部位或面部治疗。将加热后完全熔化的蜡液冷却到 55～65℃ 时，用排笔蘸蜡液后在治疗部位迅速而均匀地涂刷，使蜡液在皮肤表面冷却成膜，如此反复涂刷，直到蜡膜厚 0.5～1cm 时，外面再包一块热蜡饼，或继续将蜡涂刷到 1～2cm 厚，然后用塑料布、棉垫包裹保温。每次刷蜡层的边缘不要超过第一层，以免烫伤。治疗完毕，将蜡块取下、蜡膜剥下，清洁患者皮肤及蜡块，把蜡块放回蜡槽内。每次治疗时间和疗程与蜡饼法相同。

（陈　睿）

实训七　作业疗法，轮椅及助行器的使用

【实训目的】

1. 熟悉作业疗法常用器具，并学会使用。

2. 熟悉轮椅和各种助行器的结构。

3. 学会轮椅的使用方法。

4. 学会调整各种拐杖的高度。

5. 掌握持拐杖和助行架行走的基本步态。

【实训学时】2 学时。

【实训用具】

作业疗法常用器具、轮椅、手杖、肘杖、腋杖、前臂支撑杖、助行架等。

【实训步骤与内容】

（一）认识作业疗法常用器具

OT 桌、作业训练器、模拟作业工具、堆杯、上螺丝、上螺母、手平衡协调训练器、腕部功能训练器、上肢推举训练器、肩抬举训练器、分指板、铁棍插板、木插板、套圈、砂磨板及附件、功能牵引网架、滚桶、平衡板、手指阶梯、钻笼、钻滚筒、蹦跳床、巴氏球、弹跳球、花生球、波波池、几何图形插板、认知拼装图片、认知拼装积木、粘木、仿真水果、橡皮泥、防洒碗、取物器、训练用厨具、日常活动训练用具等。（图实－1）

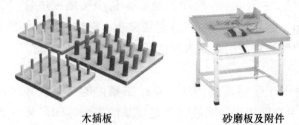

木插板　　　　　砂磨板及附件　　　　　巴氏球

图实－1　作业疗法常用器具

在作业治疗实验室让学生认识这些器具，记住它们的名称和用途，并练习如何使用。

（二）观察轮椅并说出其结构组成

普通轮椅的结构主要由轮椅架、轮（大轮、小轮）、刹车装置、座靠和脚踏板五部分组成。（图实－2）

（三）学习轮椅的使用

1. 打开与收起　打开轮椅时，双手掌分别放在座位两边的横杆上（扶手下方），同时向下用力即可打开；收起时先将脚踏板竖起，然后，双手握住座垫中央两端，同时向上提拉。

2. 操作流程

（1）上车　将展开的车平放在地上；扳动刹车，刹住左、右后轮；把脚踏板收起，移近轮椅，扶住左、右扶手，慢慢做到坐垫上；人坐上轮椅之后，展开脚踏板，放脚到脚踏板上，系好安全带；松开刹车即可推行。

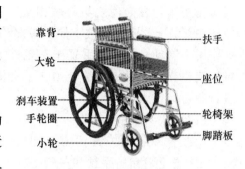

图实－2　普通轮椅结构

（2）下车　刹住刹车；翻起脚踏板；双脚踩稳地面；松开安全带；手握扶手或由护理人员搀扶站离轮椅。

注意：严禁踩踏脚踏板上、下轮椅；严禁未刹车上、下轮椅。

3. 操作技巧

（1）前进与后退　前进时，先坐稳，松开刹车，抬头向前看，上身前倾，双上肢后伸，稍屈肘，双手紧握手轮圈的后半部分，同时向前推并伸直肘关节，然后放开手轮圈，反复重复该动作，使轮椅前进；后退时，稍扭头向后看，双手紧握手轮圈的前半部分同时向后推，待伸直肘关节放开手轮圈，如此重复进行。

（2）独立上、下台阶　上台阶时，患者先将小轮跷起，使轮椅保持后轮平衡，将小轮置于台阶上，然后稍后退使小轮至台阶边缘，再用力驱动，上大轮；下台阶时，倒退着下，身体前倾，先下大轮，再下小轮。（图实－3、图实－4）

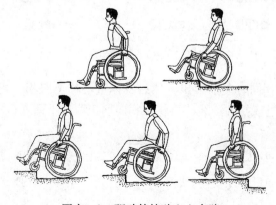

图实－3　驱动轮椅独立上台阶

（3）推轮椅上、下台阶　　上台阶时，操纵者把轮椅手柄向后下方拉，脚踩后倾杆，小轮先上台阶，提手柄向前上方，顺势将大轮推上台阶；下台阶时，倒退下，先轻轻推下大轮，再推下小轮。

（4）驱动轮椅上、下斜坡　　上坡：身体前倾，双手分别置于手动圈顶部之后，腕关节背伸，肩关节屈曲并内收向前推动车轮，通过转换车轮方向使之与斜坡相交，还能使轮椅在斜坡上立足。下坡：伸展头部和肩部，并应用手制动，可将双手置于车轮前方或在维持腕关节背伸时将一掌骨顶在手动圈下方进行制动。

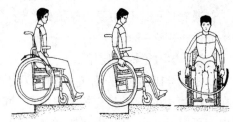

图实-4　驱动轮椅独立下台阶

（四）认识各种助行器

1. 拐杖　　常用的有：手杖、肘杖、腋杖和前臂支撑杖等。

手杖，包括单脚手杖和多脚手杖；肘杖，结构上有肘套；腋杖，有腋托；前臂支撑杖，有平台式前臂托和把手。

2. 助行架　　有步行式助行架和轮式助行架两种，其支撑面积大，稳定性好。

（五）学会调整各种拐杖的高度

1. 手杖　　站立，屈肘30°，掌心到地面的垂直距离为手杖的合适高度，或把手平股骨大转子。

2. 肘杖　　肘杖的前臂套应在肘与腕中点稍上方，把手平股骨大转子。

3. 腋拐　　腋拐的腋托高度是从患者的腋前襞到足外侧15cm处地面的距离或腋前襞垂直到地面的距离再加5cm，把手平股骨大转子。

（六）学会持拐杖和助行架行走的基本步态

1. 持双拐步行

（1）摆至步　　双拐同时向前迈出，然后身体重心移至双拐，再将双腿向前摆至双拐稍后方。（图实-5）

图实-5　摆至步

（2）摆过步　　双拐同时向前迈出，然后身体重心移至双拐，再将双腿用力向前摆出，使双足着地点超过双拐的连线，再将双拐向前迈取得平衡。（图实-6）

图实-6　摆过步

（3）交替式两点步　左拐与右足同时向前迈出，然后右拐与左足再向前迈出，如此交替行进。（图实-7）

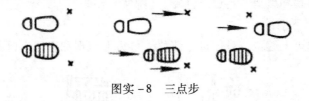

图实-7　交替式两点步

（4）三点步　双拐先向前迈，然后患腿迈出，最后健腿迈出。如持单拐行走，拐一般放在健侧，步态同前。（图实-8）

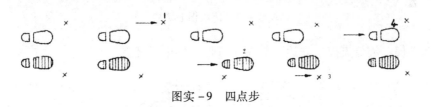

图实-8　三点步

（5）四点步　先迈左拐，再迈右足，然后迈右拐，最后迈左足。（图实-9）

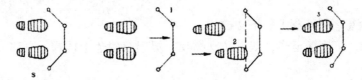

图实-9　四点步

2. 步行式助行架步态　先提起助行架放在上肢前方远处，再迈患腿，最后迈出健腿与患腿在同一水平。（图实-10）

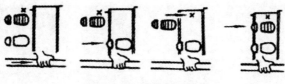

图实-10　步行式助行架步态

3. 持拐上、下楼梯

（1）持单拐上、下楼梯

①上楼梯　患手持拐，健手扶楼梯扶手，先上移健手，再迈上健腿，然后迈上拐杖，最后迈上患腿。（图实-11）

图实-11　持单拐上楼梯

②下楼梯　患手持拐，健手扶楼梯扶手，先下移健手，再迈下拐杖，然后迈下患腿，最后迈下健腿。（图实－12）

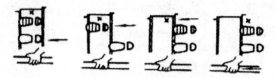

图实－12　持单拐下楼梯

持单拐也可不扶楼梯，健手持拐，上楼梯时，先迈上健腿，再同时迈上拐和患腿；下楼梯时，先下移拐和患腿，再迈下健腿。（图实－13）

（2）持双拐上下楼梯

①上楼梯　先迈上健腿，身体重心前移，再迈上双拐和患腿。（图实－14）

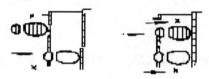

图实－13　持双拐上楼梯

②下楼梯　健腿支撑，先迈下双拐和患腿，再迈下健腿。

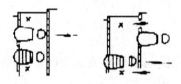

图实－14　持双拐下楼梯

（3）截瘫患者持双拐上、下楼梯

①上楼梯　可用摆至步，双上肢支撑拐，提起双腿迈上楼梯，再移上双拐与双腿在同一台阶上。

②下楼梯　可用摆至步，先移下双拐，再迈下双腿与双拐在同一台阶上。

［注意事项］

（1）要求学生穿着宽松衣裤，运动鞋或平底鞋，以方便练习持助行器行走。

（2）爱护各种训练用具，切忌盲目操作，避免损坏用具。

（3）练习操纵轮椅时要注意安全，加强保护，防止发生意外伤害。

（高　娜）

实训八　脑卒中、脊髓损伤的康复护理

【实训目的】

1. 掌握脑卒中、脊髓损伤患者的功能障碍特点、康复护理评估与康复护理方法。

2. 熟悉颅脑损伤的康复分期和不同时期的康复目标。

3. 学会对脑卒中、脊髓损伤患者进行正确的康复护理评估与康复护理。

【实训用具】

格拉斯哥昏迷量表、各种认知功能评定用具、PT床、直立床、减重步态训练仪、各种运动训练器械、认知功能训练用具、普通轮椅、手杖、腋杖、助行器、米尺、衣裤、袜子和鞋、自助具等。

【实训步骤】

（一）脑卒中的康复护理

（1）教师讲解脑卒中主要功能障碍的评定及不同时期的康复护理措施。

（2）学生分别扮演护士和患者，分组练习脑卒中主要功能障碍的评定及不同时期的康复护理措施。

1. 主要功能障碍及评定

（1）严重程度评估　用格拉斯哥昏迷量表、盖尔维斯顿定向力及记忆遗忘检查等方法确定颅脑损伤的严重程度。

（2）认知功能评估　评定感知、记忆、注意等功能。

（3）运动功能评估　肌力评估使用Lovett徒手肌力检查法；确定运动功能恢复情况及分期用Brunnstrom偏瘫运动功能6阶段评估法。

（4）日常生活活动能力评估　用Barthal指数、功能独立性评定。

（5）言语功能评估　与患者交谈，让患者阅读、书写及采用标准化量表。

2. 康复护理

（1）急性期康复护理

①定时变换体位和保持良好的肢位。

②关节被动活动。

（2）恢复期的康复护理

①抑制肌痉挛训练的护理　继续通过对抑制躯干肌、上肢肌和下肢肌的痉挛训练，改变其异常模式，恢复正常模式。

②转移训练的护理

a. 床边坐起训练

从患侧坐起：先翻向患侧卧位，指示患者用患侧前臂支撑坐起。必要时护理人员一手放在患侧头部，另一手扶住患侧下肢，给予协助使其坐起。

从健侧坐起：先翻向健侧卧位，患侧上肢放于体前，健侧下肢置于患侧下肢的下面，指导患者用健侧上肢支撑慢慢坐起。必要时护理人员给予适当协助。

b. 床边坐立位训练 患者坐于床边，双足平放在地面，身体前倾，将重心前移至双下肢。护理人员要面向患者前方站立，将患者双上肢搭在自己肩上，护理人员用双手扶住患者腰部给予协助，同时用自己的膝部抵住患侧膝部，以利于其站立。如患者下肢力量恢复较好时也可让患者独立站起，即：患者双足分开一脚宽，Bobath 握手伸肘，上肢伸展前伸，身体前倾，重心移至双下肢，抬头向前，慢慢伸髋、伸膝站起。

c. 床－轮椅转移训练 将轮椅放于患者健侧与床成 30°～45°角，锁好手闸，竖起脚踏板，患者在床边站起，健手扶床，以健足为轴旋转身体，直至臀部正对轮椅方可坐下。轮椅－床转移同上述原则。

③平衡训练的护理 平衡训练包括坐位和站立位的左右、前后平衡训练。

④步行训练的护理 在步行训练前先做准备活动（如重心转移、前后迈步等）。一般先杠内步行，再训练独立步行。

⑤上、下阶训练的护理 上、下台阶是日常生活中不可缺少的活动，可先将健双手抓紧扶手，按上台阶先上健侧腿，下台阶先下患侧腿；先练两足一阶，再练一足一阶的原则，循序渐进。

⑥作业治疗 主要目的是提高其日常生活活动能力和适应社会生活能力，包括 ADL、认知和手的精细动作的训练等。

（二）脊髓损伤的康复护理

（1）教师讲解脊髓损伤主要功能障碍的评定及不同时期的康复护理措施。

（2）学生分别扮演护士和患者，分组练习脊髓损伤主要功能障碍的评定及不同时期的康复护理措施。

1. 主要功能障碍及评定

（1）损伤水平评定 神经损伤水平确定主要是根据关键性的运动或感觉特征来确定，损伤程度评定根据 ASIA 的程度分级和 Frankel 的分类法。

（2）运动功能的评定 采用 ASIA 代表性肌肉的运动评分法。

（3）感觉功能的评定 采用 ASIA 的感觉指数评分来评定感觉功能，选择 $C_2 \sim S_5$ 共 28 个节段的关键感觉点，分别检查身体两侧各点的痛觉和轻触觉。

（4）日常生活活动能力评估 用 Barthal 指数、功能独立性评定。

2. 康复护理

（1）轮椅减压训练

①C_5 损伤的患者将一侧上肢放在靠背后面，肘关节伸展与轮椅把手锁住，躯干侧屈、旋转、前屈，片刻后再换另一侧。双侧上肢轮流进行。

②C_6 损伤患者躯干向一侧倾斜，对侧臀部离开椅面减轻压力，稍待片刻后再换另一侧。

③胸椎损伤患者利用双上肢支撑轮椅扶手或轮椅使臀部悬空进行减压。

（2）床－轮椅间的转移训练

①利用滑板转移 轮椅与床成 30°夹角，制动（俗称刹车或刹闸），卸下靠近床侧的扶手，将滑板架于床和轮椅之间，患者通过一系列的支撑动作转移到床上。

②侧方转移　轮椅与床成30°夹角，制动。一手支撑床面，一手支撑远离床侧的轮椅扶手，同时向下用力撑起躯干转移到床上。

③垂直转移　轮椅与床成90°夹角，距离床边约30cm处制动。分别将手腕置于对侧膝下，通过屈肘动作将下肢抬至床面。打开轮椅制动闸，向前驱动轮椅至紧贴床缘，制动。双手扶住轮椅扶手向上支撑，向前移动到床上。

④平行转移　轮椅与床平行放置，制动。卸下靠近床侧扶手，将双腿抬至床面，外侧腿交叉置于内侧腿上，应用侧方转移的方法从轮椅转移到床上。

（3）使用助行器的步行方式

①应用步行式助行器及前方有轮式助行器步行　训练时先向前移动助行架的一侧，再移动另一侧；前方有轮式助行器则提起助行架向前推即可。提起助行架放在上肢前方的远处，向前迈出一侧下肢，落在架子两后脚连线水平附近，再迈上另一下肢。如此反复向前移动。

②持腋杖步行

摆至步：双腋杖同时向前伸出，患者身体重心前移至腋杖，利用上肢支撑力使双足离地，将双腿向前摆至双腋杖的稍后方。

摆过步：双腋杖同时向前伸出，患者支撑把手，身体重心前移，用力向前摆动身体，使双足超过腋杖的着地点，再将腋杖向前移动取得平衡。

四点步：先伸出左腋杖，迈右腿，伸出右腋杖，迈左腿完成一个步行周期，如此反复进行。

两点步：伸出一侧的腋杖和对侧的足，再伸出另一侧的腋杖与相对应的足，如此交替进行。

（4）日常生活活动能力的训练

①四肢瘫患者　使用自助具或独自完成吃饭、洗漱和穿上衣，当在床上可进行时，就可过渡到轮椅水平。如病情允许，裤子的穿、脱应在床上完成。

②截瘫患者　独立完成吃饭、洗漱和穿、脱衣裤，首先在床上，然后再轮椅上进行。

（陈　睿）

参 考 文 献

[1] 王安民. 康复护理 [M]. 北京: 人民军医出版社, 2010.

[2] 吴敏. 康复护理学 [M]. 上海: 同济大学出版社, 2008.

[3] 励建安. 临床运动疗法 [M]. 北京: 华夏出版社, 2005.

[4] 张绍岚. 康复功能评定 [M]. 北京: 高等教育出版社, 2008.

[5] 王安民. 康复功能评定 [M]. 上海: 复旦大学出版社, 2009.

[6] 曹伟新, 李乐之. 外科护理学 [M]. 北京: 人民卫生出版社, 2006.

[7] 蔡文志, 马金. 康复护理学 [M]. 北京: 人民军医出版社, 2012.

[8] 卫芳盈. 病证康复学 [M]. 北京: 高等教育出版社, 2007.

[9] 王维治. 神经病学 [M]. 北京: 人民卫生出版社, 2006.

[10] 挥晓平. 康复疗法评定学 [M]. 北京: 华夏出版社, 2008.

[11] 邱志军. 康复护理 [M]. 2 版. 北京: 科学出版社, 2007.

[12] 尤黎明, 吴瑛. 内科护理学 [M]. 北京: 人民卫生出版社, 2007.

[13] 燕铁斌. 现代骨科康复评定与治疗技术 [M]. 北京: 人民军医出版社, 2006.

[14] 王荣俊. 康复护理技术实训 [M]. 北京: 人民军医出版社, 2012.

[15] 关骥. 临床康复学 [M]. 北京: 华夏出版社, 2006.